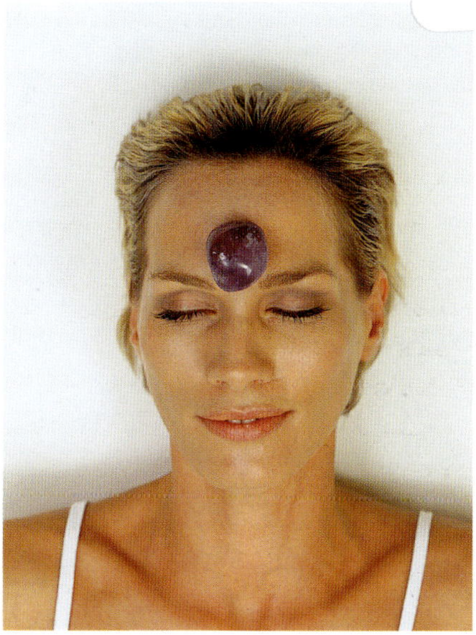

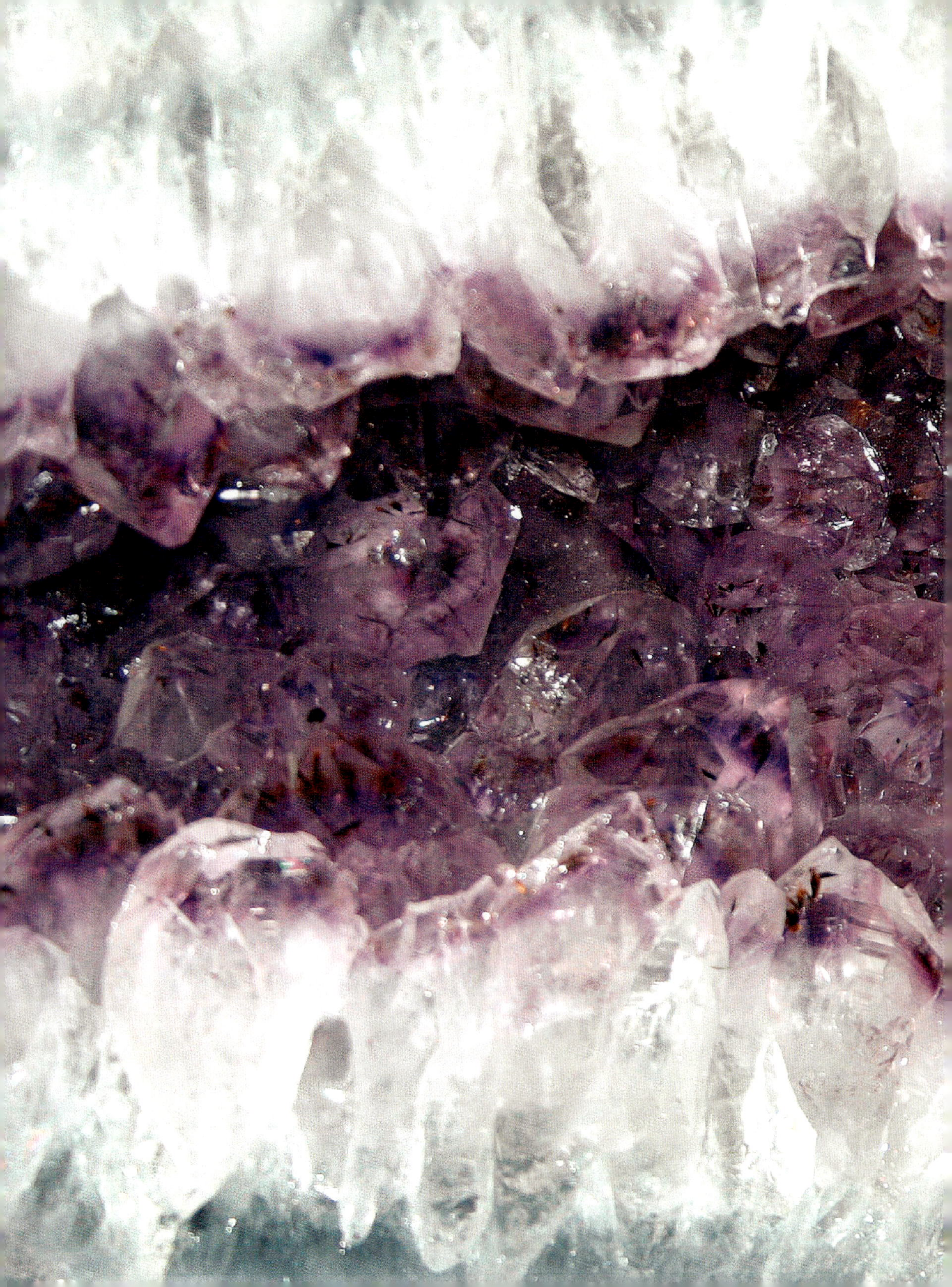

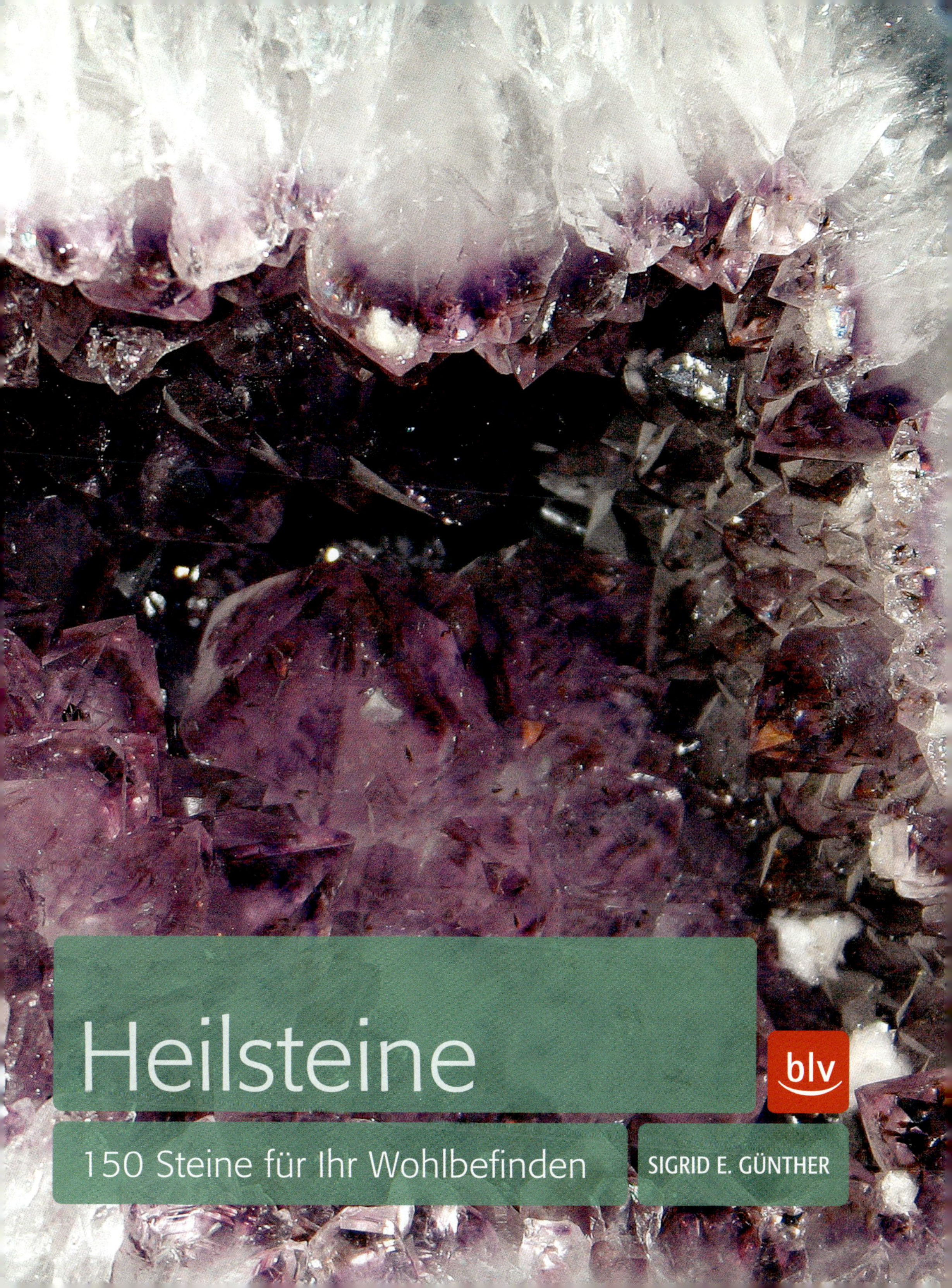

Heilsteine

150 Steine für Ihr Wohlbefinden

SIGRID E. GÜNTHER

blv

Was Sie in diesem Buch finden

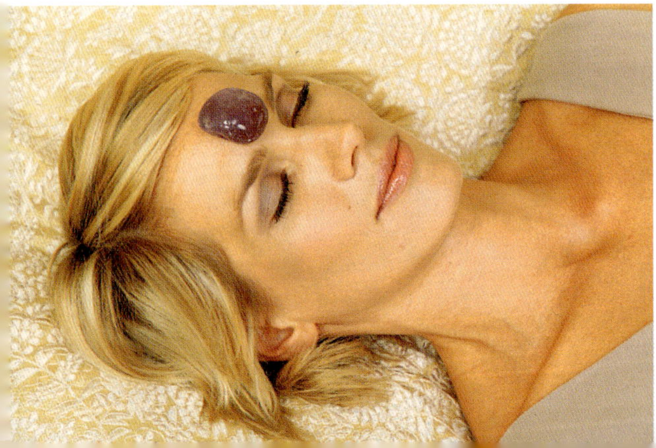

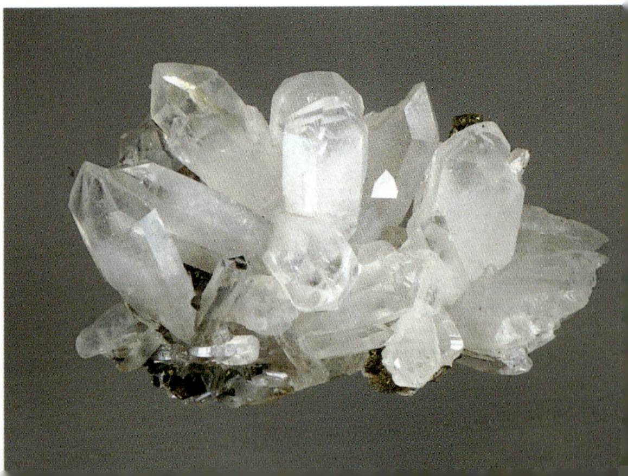

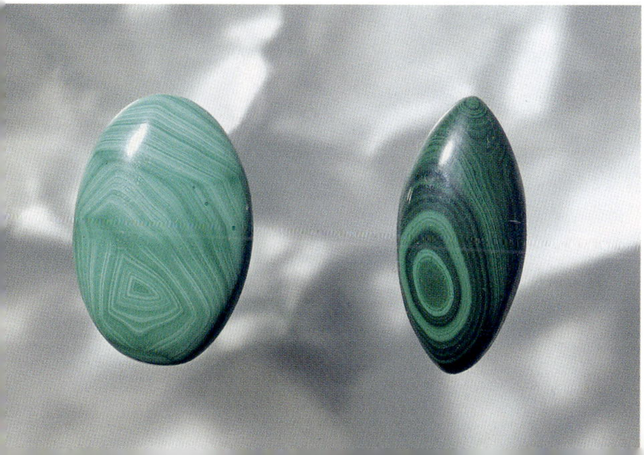

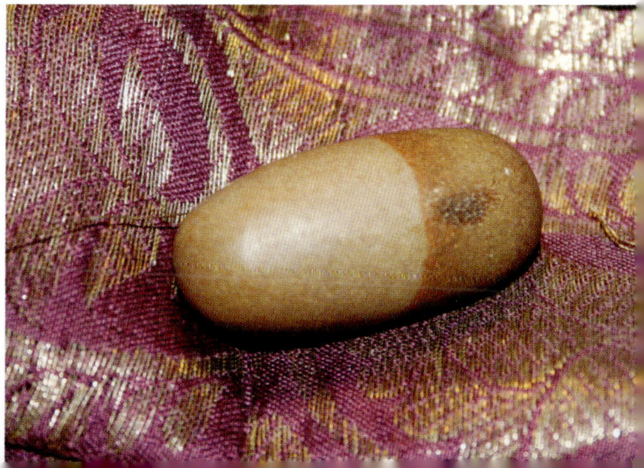

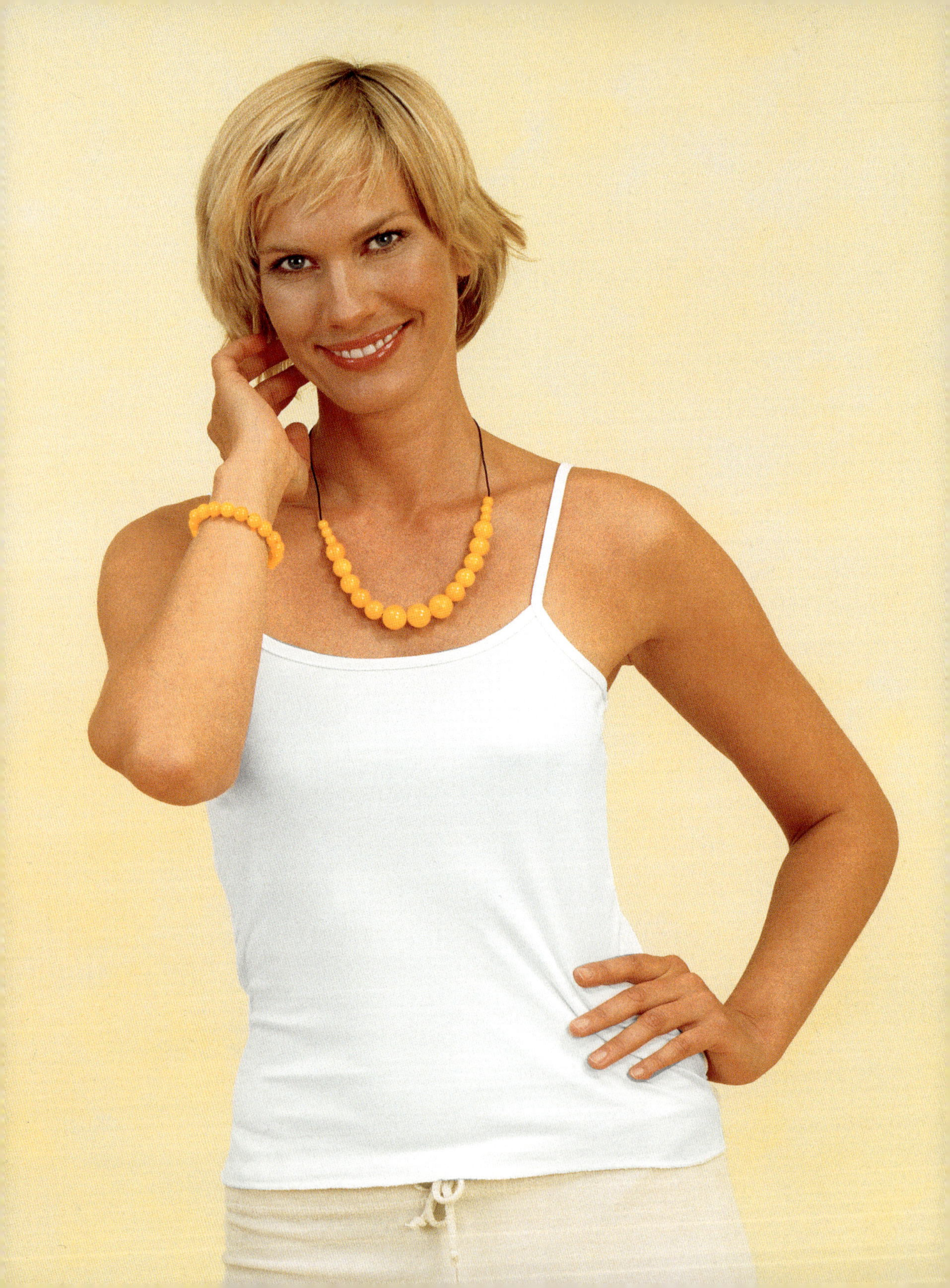

Edle Steine mit heilender Kraft

Wie in der heutigen Zeit der Umgang mit dem Computer, so selbstverständlich waren für unsere Vorfahren die Garten- und Feldarbeit sowie das Sammeln von Kräutern, Früchten und Pilzen. Die Menschen setzten ihr Wissen über die Heilkräfte der Natur bei allen möglichen Beschwerden ein. Noch intensiver beschäftigten sich bereits vor Jahrhunderten Nonnen und Mönche mit der Naturheilkunde. Sie bauten nicht nur Heilkräuter an, sie studierten auch alte Schriften, u. a. über die natürlichen Heilwirkungen von Steinen.
Ähnlich wie bei Heilkräutern stellt die Anwendung von Heilsteinen – oder auch »heilenden Metallen« – den Versuch dar, Beschwerden sanft zu behandeln, und ist damit eine (oft) sinnvolle Ergänzung anderer alternativer oder klassisch-medizinischer Therapien.

Mythos oder Wahrheit?

Edle Steine und Metalle, ob in natürlichem oder bearbeitetem Zustand, erfreuen Menschen aller Kulturkreise seit jeher. Ihre schillernden Farben und ihr Funkeln verleihen Kirchenaltären genauso wie Kaiserkronen, Wandvertäfelungen in Schlössern oder wertvollen Ziergefäßen einzigartige Pracht. Und als Schmuck schmeicheln Edelsteine, Silber, Gold und Platin unserer Haut.

Darüber hinaus verbanden die Menschen mit Edelsteinen und Metallen schon früh heilende und sogar magische Kräfte. Bei vielen Völkern wurden bereits vor Jahrtausenden Edelsteine bzw. Amulette aus Stein oder Metall zum Schutz vor Krankheiten und bösen Mächten getragen.

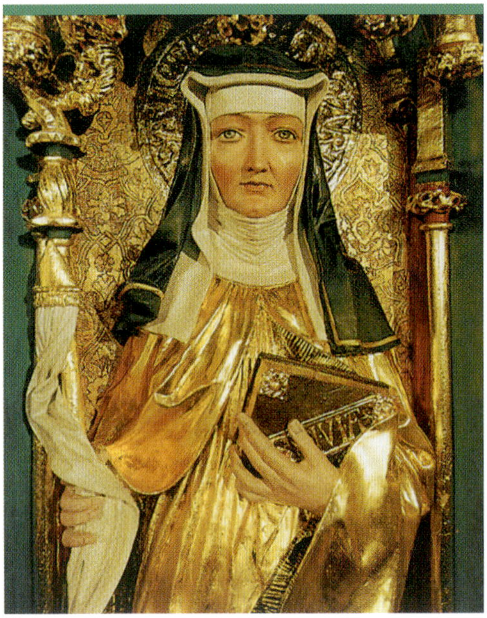

Hildegard von Bingen (1098–1179). Altar-Figur in der Rochuskapelle, Bingen.

Überliefert sind beispielsweise die Schriften der hl. Hildegard von Bingen (1098–1179). Die Benediktinerin gründete zwischen 1147 und 1150 das Kloster Rupertsberg bei Bingen. Sie hatte schon als Kind Visionen, die sie später niederschrieb und der Nachwelt zugänglich machte. Außerdem verfasste sie naturkundliche Bücher über Pflanzen, Tiere und Mineralien, in denen sie das Wissen ihrer Zeit sowie ihre eigenen Erfahrungen in der Heilung Kranker hinterließ. Der hl. Hildegard wird eine erhebliche Anzahl von Wunderheilungen mit Hilfe edler Steine nachgesagt.

Aber können Edelsteine bzw. ihre Farben wirklich heilen? Gesund bleiben oder gar werden, indem man Edelsteine auflegt, mit ihrer Hilfe meditiert oder sie einfach nur als Schmuck trägt – das klingt für den kritischen Menschen von heute fast schon zu wunderbar. Tatsächlich aber können das physikalische Gesetz der Schwingungsresonanz und die Homöopathie gute Erklärungsansätze liefern.

Energie und Schwingungen

Im physikalischen Sinn besteht alle Materie aus Energie und ihren Schwingungen. Menschen, Tiere, Pflanzen und auch Metalle, Steine oder Farben schwingen jeweils auf ihre individuelle Art und beeinflussen dadurch wiederum die

Schwingungen in der Umgebung. Jede Schwingung, die auf eine andere trifft, bewirkt also eine Resonanz. Harmonische Schwingungen von außen, d.h. Schwingungen, die unseren eigenen ähnlich sind, wirken positiv. Disharmonische Schwingungen, die von außen auf uns treffen, wirken negativ. Sie können unsere eigene Schwingung in Unordnung bringen und uns krank machen. Das gilt übrigens auch für (die Macht der) Gedanken!

Hier setzt die Homöopathie an. Homöopathische Heilmittel basieren auf pflanzlichen, tierischen oder auch mineralischen Auszügen. Diese werden in einem komplizierten Verfahren immer weiter verdünnt und »geschüttelt«. Zuletzt ist der pflanzliche, tierische oder mineralische Ausgangsstoff im Heilmittel gar nicht mehr nachweisbar. Nur seine Schwingungen haben sich auf das Heilmittel übertragen. Nimmt der erkrankte Patient es ein, rufen diese Schwingungen bei ihm eine Resonanz hervor. Diese besteht im besten Fall in der Wiederherstellung der normalen körpereigenen Schwingung und damit der Gesundung.
Energieschwingungen, die von bestimmten Steinen und ihren Farben ausgehen, bilden die »Basis« der Edelstein-Heilkunde. Und wie es in der Homöopathie fast immer mehrere Mittel gibt, die sich alternativ für die Behandlung einer bestimmten Krankheit eignen, so hält auch die Edelstein-Heilkunde in der Regel mehrere »Rezepte« zur Behandlung ein und derselben Krankheit bereit. Selbst ohne gleich Heilkundi-

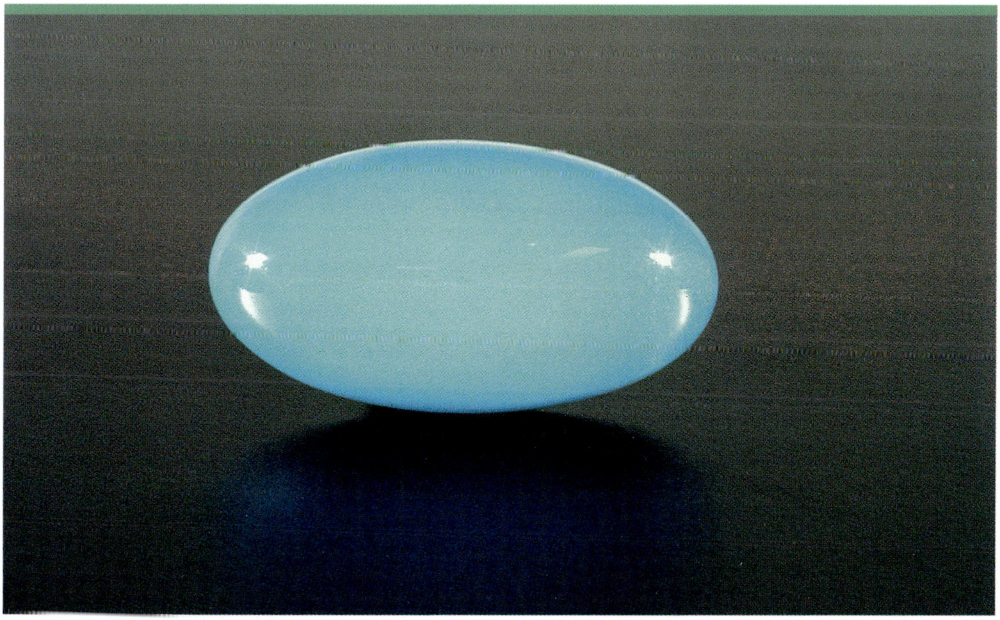

Türkis kann gegen Rheuma, aber auch bei Atemwegsbeschwerden und Asthma helfen. Und er gilt als starker Schutzstein, zum Beispiel vor schwarzmagischen Angriffen.

ger sein zu müssen, kann jeder die Heilkraft bestimmter Edelsteine – sowie einiger Metalle – für sich entdecken und nutzen: natürlich nicht als Ersatz, sondern als sinnvolle Ergänzung einer ärztlichen Behandlung. Wobei es auch Ärzte gibt (allerdings nur wenige), die die Kraft der Edelsteine in ihre Heilversuche einbinden.

Welcher Edelstein kann mir helfen?

Wie aber findet man den Edelstein, der die ersehnte Hilfe bringt? Da helfen fachkundiger Rat, Intuition, Experimentierfreude – und Geduld.

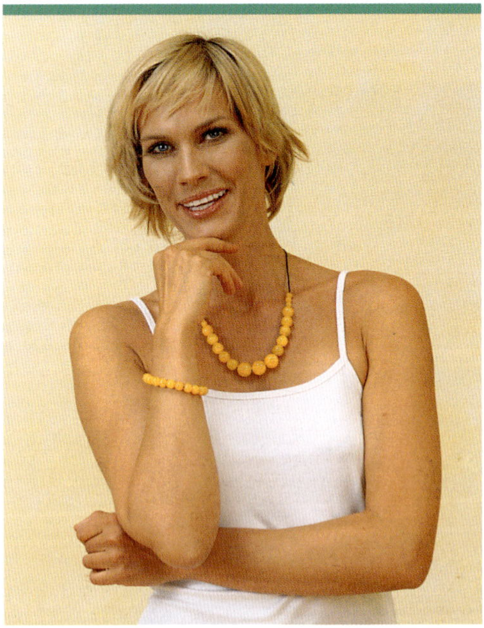

Edelstein-Schmuck verleiht Ausstrahlung und Kraft, so wie dieses Kraftband aus gelbem Bernstein mit dazu passender Kette. (Siehe die Ausführungen zu »Powerbeads« rechts.)

Denn manchmal muss man erst den einen oder anderen Heilstein ausprobieren, bevor man sein Ziel erreicht. Nicht jeder Stein, der zum Beispiel gegen Rheuma wirken soll, hilft auch jedem Rheumatiker. Stein und Mensch bzw. ihre Schwingungen müssen nämlich miteinander harmonieren, um einen Genesungsprozess in Gang zu bringen. Bei dem einen Rheumatiker wirkt vielleicht der blaue Saphir heilsam, andere werden mit einem Bernstein, einem Chrysopras oder einem Türkis mehr Erfolg haben.

Dieser Ratgeber macht Sie mit den wichtigsten Edelsteinen sowie Metallen und ihren möglichen Heilwirkungen bekannt. So können Sie eine Vorauswahl treffen und dann gezielt die Wirkung dieser schönen Edelsteine und Metalle testen. Außerdem erfahren Sie alles Wichtige über die verschiedenen Möglichkeiten der Edelstein-Heilanwendung und die richtige Pflege Ihrer Edelsteine.

Daneben wurden ausgewählte Edelsteine schon seit alters bestimmten Tierkreiszeichen und Monaten zugeordnet. Sie sollten und sollen den unter dem jeweiligen Tierkreiszeichen bzw. im betreffenden Monat geborenen Trägern Glück und Wohlbefinden bescheren. Entsprechende Informationen dürfen daher in diesem Buch ebenfalls nicht fehlen.

Die Übersichten auf den Seiten 46 und 47 zeigen Ihnen eine Auswahl der am häufigsten genannten Glückssteine: Denn im Laufe der Jahrhunderte haben sich viele Varianten der Zuordnung von Steinen zu Geburtsmonaten bzw. Tierkreiszeichen entwickelt …

Edelsteine und Edelmetalle – reiches Angebot, richtige Auswahl

Besonders hochwertigen Platin- und Goldschmuck sowie kostbare Edelsteinketten, -armbänder und -ringe können Sie in guten Juweliergeschäften erwerben. Echten Schmuck in mittleren Preislagen gibt es zudem in den Spezialabteilungen großer Kaufhäuser sowie in diversen Schmuckläden. Dort werden z.T. auch unbearbeitete bzw. rundpolierte Schmuck- und Edelsteine (Schmeichelsteine oder Handschmeichler) angeboten, die Sie zu Heilzwecken einsetzen können. Vorwiegend findet man diese Steine jedoch bei Mineralienhändlern: in Spezialgeschäften oder auf Märkten bzw. Börsen. Und mit viel Glück stößt man vielleicht sogar bei Wanderungen auf interessante Steine: etwa im Gebirge auf schöne Quarze oder z. B. am Ostseestrand auf Feuerstein oder Bernstein.

Powerbeads

Unabhängig von vergänglichen Modetrends bieten Schmuck- und Mineralienhändler vielfach auch die so genannten Powerbeads (»Kraftbänder«) an. Als Powerbeads werden vor allen Dingen Armbänder bezeichnet, bei denen kleine, in der Regel kugelförmig geschliffene Schmucksteine oder auch kleine Kristalle auf ein Gummiband aufgezogen wurden. So liegen die Steine rund um das Handgelenk direkt auf der Haut. Die Powerbeads stammen aus der buddhistischen Tradition. Und ihnen werden, wie Mineralien im Allgemeinen, bestimmte Wirkungen auf Seele, Geist und Körper zugeschrieben. Zudem gibt es kleine Powerbeads für die Finger.

Der Intuition vertrauen

Kaum jemand kann sich der Faszination von Steinen entziehen. Haben Sie mal Kinder beobachtet, die auf einem Flohmarkt einen Stand mit Mineralien entdecken? Die kriegen Sie da nicht mehr weg. Oder denken Sie an Ihre eigene Kindheit: Haben Sie nicht auch irgendwann selbst mit Euphorie Steine, Muscheln oder Schneckenhäuser gesammelt? Auch wenn sich das bei Erwachsenen manchmal verliert, unsere Beziehung zu Mineralien ist einfach naturgegeben.

Deshalb geht die Edelstein-Heilkunde davon aus, dass man den »richtigen« Heilstein intuitiv finden kann: indem man ihn wie ein Kind nach »Bauchgefühl« auswählt. Stehen Sie vor einer Auslage von edlen Steinen, können und sollten Sie das Exemplar auswählen, von dem Sie sich besonders angezogen fühlen. Auch bei der bewussten Auswahl eines Steins – etwa zu bestimmten Heilzwecken – sollten Sie sich noch gefühlsmäßig leiten lassen und sich dem mit der schönsten Farbe und Form zuwenden. Liegt der Stein gut in der Hand und nimmt dazu noch sehr schnell Ihre Körperwärme auf, dann ist er schon mit großer Wahrscheinlichkeit der richtige persönliche Begleiter für Sie!

Edelsteine, Farben und ihre Energie

Edelsteine – und auch Metalle – bestehen aus Energieschwingungen. Und ihre Schwingungsenergie beeinflusst wiederum unseren Körper und Geist. Dabei wirken die edlen Steine vor allem über ihre speziellen Strukturen sowie über ihre Inhaltsstoffe und Farben.

Kristallformen

Die meisten Mineralien weisen bestimmte Kristallformen auf, d.h. die Atome, Moleküle bzw. Ionen sind nach einem festen System im Kristall angeordnet, das auch sein Aussehen und seine Beschaffenheit (wie z.B. die Härte) ausmacht. Ein Kristall ist ein dreidimensionaler Körper – begrenzt von mehreren Flächen. Die gegenseitigen Positionen dieser Flächen lassen sich mit Hilfe eines 3-achsigen Koordinatensystems ausdrücken. Das Achsenkreuz im Koordinatensystem ist typisch für das jeweilige Kristallsystem und unterscheidet sich von dem anderer Kristallsysteme durch die Länge der Achsen und die Achsenschnittwinkel. Man kennt 7 Kristallsysteme, denen jeweils bestimmte Mineralien zugeordnet sind (siehe Tabelle).

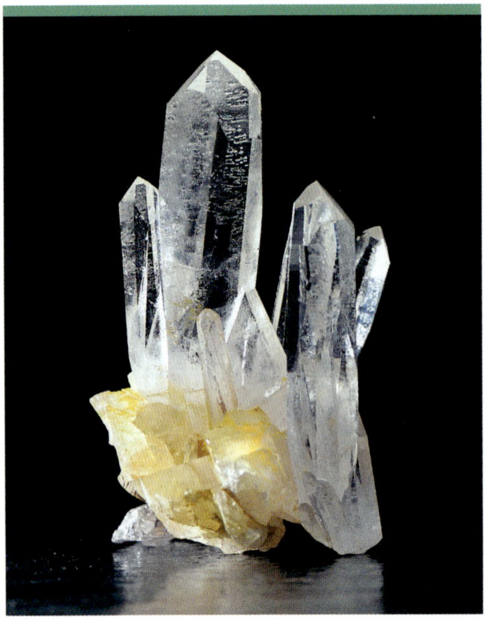

Der Bergkristall gehört – wie alle Quarze – zum trigonalen Kristallsystem.

Mineralien, die ohne gesetzmäßige Anordnung sind und deshalb in kein Kristallsystem eingeordnet werden können, bezeichnet man als amorph. Amorphe Mineralien sind z.B. Bernstein, Chrysokoll, Obsidian und Opal. Und diese insgesamt 8 Kristallformen (7 gesetzmäßig angeordnete und 1 amorphe) stehen wiederum in Resonanz zu den unterschiedlichen Charakterzügen der Menschen. So soll das wohlgeordnete Kristallsystem kubischer Mineralien dem wohlgeordneten Lebensstil des planenden Menschen entsprechen und diesen daher auch eher ansprechen, während das amorphe, also unstrukturierte Mineral eher den spontanen, kreativen bis chaotischen Typ anziehen soll.

Doch nicht nur die jeweilige Struktur, auch die jeweiligen Inhaltsstoffe und vor allem die Farbe verursachen bestimmte Schwingungsenergien, die innerhalb der ganzheitlichen Kraft des betreffenden Steins eigene Wirkungen auf uns Menschen entfalten. Daher wird uns ein Stein nie allein aufgrund seiner Struktur »in seinen Bann ziehen«.

Inhaltsstoffe

Zu den Inhaltsstoffen gehören je nach Mineral bestimmte Mineralstoffe und Spurenelemente, die – in kleinen Mengen bis winzigen Spuren – in der Regel auch für den menschlichen Körper wichtige oder sogar lebensnotwendige »Bausteine« darstellen. Und Heilsteine geben sie in Form von Schwingungsenergie an uns ab – eine ideale Ergänzung also zur Aufnahme von Mineralstoffen und Spurenelementen über die Nahrung! Zu den in Mineralien enthaltenen Mineralstoffen und Spurenelementen gehören: Aluminium, Beryllium, Bor, Calcium, Chrom, Eisen, Fluor, Gold, Kalium, Kupfer, Magnesium, Mangan, Nickel, Phosphor, Schwefel, Silber, Silicium, Titan, Vanadium und Zink. (Obwohl Nickel häufig Allergien auslöst, kann es in kleinsten Mengen – also als Spurenelement – durchaus gesundheitsfördernd sein.)

Edelsteinfarben

Einige der genannten Mineralstoffe und Spurenelemente verursachen ihrerseits die Farben der Edelsteine. So bewirkt z. B.

- Chrom die rote Farbe des Rubins und des roten Spinells, aber auch das Grün von Hiddenit, Grossular, Uwarowit und Verdelith sowie (gemeinsam mit Vanadium) das besondere Grün des Smaragds.

Die sieben Kristallsysteme

Kubisches Kristallsystem	Diamant, Fluorit, Granat, Lapislazuli, Magnetit, Pyrit, Sodalith, Spinell u. a.
Tetragonales Kristallsystem	Apophyllit, Vesuvian, Zirkon u. a.
Hexagonales Kristallsystem	Apatit, Aquamarin, Smaragd, Sugilith u. a.
Trigonales Kristallsystem	Calcit, Dioptas, Hämatit, Holzstein, Koralle, Korund (Rubin, Saphir), Magnesit, Quarz (Achat, Amethyst, Aventurin, Bergkristall, Chalcedon, Chrysopras, Citrin, Falkenauge, Heliotrop, Jaspis, Karneol, Milchquarz, Moosachat, Morion, Onyx, Rauchquarz, Rosenquarz, Sarder, Tigerauge), Rhodochrosit, Turmalin u. a.
Orthorhombisches Kristallsystem	Chrysoberyll, Peridot, Perle, Topas u. a.
Monoklines Kristallsystem	Azurit, Brasilianit, Jade (Jadeit und Nephrit), Malachit, Mondstein, Orthoklas, Spodumen (Hiddenit und Kunzit), Staurolith u. a.
Triklines Kristallsystem	Labradorit, Rhodonit, Sonnenstein, Türkis u. a.

- Eisen die blaue Farbe des Aquamarins und des blauen Spinells sowie (gemeinsam mit Titan) das Blau des Saphirs, das Grün des Peridots, das Gelbgrün des Chrysoberylls und die gelbliche Farbe des Citrins.
- Kupfer das Blau von Azurit, Chrysokoll und Türkis sowie das Grün von Dioptas und Malachit und das Blaugrün des Amazonits.
- Mangan das Rosa von Kunzit, Rhodochrosit und Rhodonit sowie das Orange von Spessartin.
- Nickel das Apfelgrün von Chrysopras.
- Titan das Schwarz des Turmalins.

Inhaltsstoffe und Farben der edlen Steine stehen also in engem Zusammenhang.

Äußerlich kommt die spezielle Schwingung eines Edelsteins über die jeweilige Form inklusive Härte und Dichte sowie am deutlichsten über die jeweilige Farbe zum Ausdruck. Und gemäß der wissenschaftlich bestätigten Farbenlehre beeinflussen die Farben wiederum die Psyche und das körperliche Wohlbefinden der Menschen. Interessant ist, dass man bei der Edelsteintherapie – analog zu den extrem verdünnten homöopathischen Mitteln – gerade mit besonders kleinen Farbresonanzen große Wirkungen erzielen kann.

Die Wirkung von Farben

Farben allgemein und insbesondere auch die der edlen Steine können u. a. die nachstehend beschriebenen Wirkungen haben:

- **Rot** wirkt stark anregend, durchblutungsfördernd und blutdrucksteigernd und gilt daher auch als aktivierend und erotisierend. In Experimenten wurde gezeigt, dass bei Menschen, die sich – mit verbundenen Augen – in einem rot gestrichenen Raum aufhielten, die Körpertem-

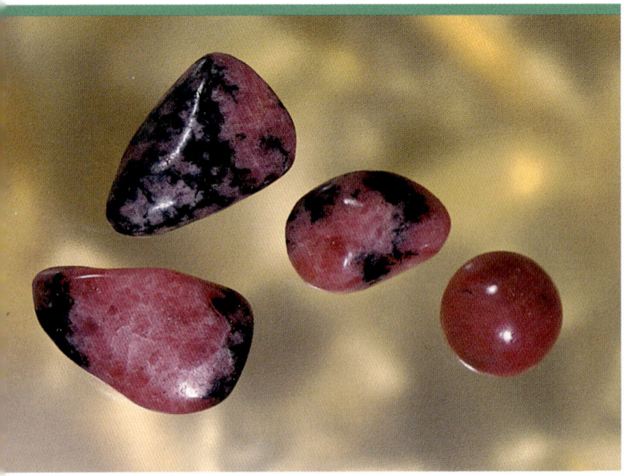

Wird auch Mangankiesel genannt: der Rhodonit mit seinem kräftigen Rosa.

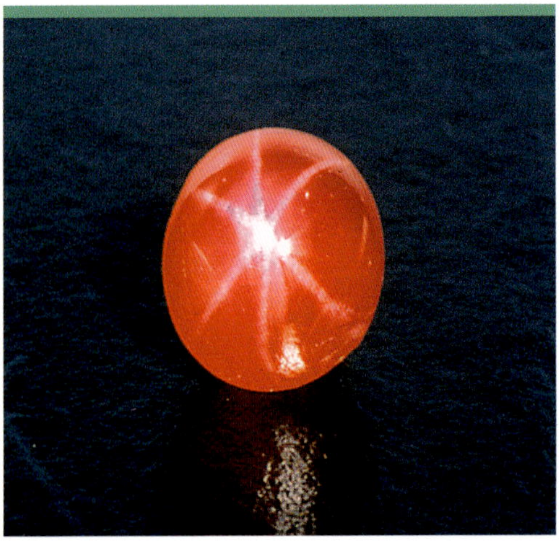

Chrom bewirkt das wunderschöne Rot des Sternrubins.

peratur stieg. Im blau gestrichenen Raum fiel sie… Deshalb: Wer zur Trägheit neigt, dem können zum Beispiel rote Edelsteine zu mehr Energie verhelfen. In der Nacht sollten diese Steine jedoch zugunsten eines gesunden Schlafes nicht getragen werden. (Das gilt bis auf wenige Ausnahmen übrigens auch für Steine in anderen Farben.) Und wer schon »unter Strom steht« und/oder hohen Blutdruck hat, meidet rote Steine am besten auch tagsüber.

■ **Rosa** dagegen steht für Sanftmut, Liebe und Harmonie und wirkt – wie Grün – positiv auf den Herzbereich.

■ **Orange** (Mischung aus Rot und Gelb) wirkt nervenstärkend sowie allgemein kräftigend. Damit spendet diese Farbe Energie und Lebensfreude, sie regt Drüsentätigkeit und Stoffwechsel an (u.a. Einfluss auf Nieren, Blase und Geschlechtsorgane). Orangefarbene Edelsteine können wie eine Bestrahlung mit orangefarbenem Licht sogar dabei helfen, Depressionen zu vertreiben. Deshalb sind sie auch Melancholikern zu empfehlen.

■ **Gelb** stärkt ebenfalls die Nerven, regt die Drüsentätigkeit an und fördert Appetit und Verdauung (Einfluss auf Magen, Leber, Gallenblase, Nieren).

■ **Grün** (Mischung aus Gelb und Blau) sorgt für Entspannung und Erholung. Es beruhigt die Nerven und das Herz und fördert die Durchblutung und die Regeneration. Dafür stehen auch grüne Edelsteine. Zudem kann diese Farbe bei Augen- und Bronchialerkrankungen sowie Geschwüren helfen.

■ **Blau** ist zwar als »kühle« Farbe bekannt, wirkt aber noch entspannender als Grün und fördert auch den gesunden Schlaf. Blaue Edelsteine können Kopfschmerzen, Unruhe, Angst und nervöse Herzbeschwerden sowie Atemwegserkrankungen lindern und sollen gegen Hauterkrankungen helfen. Sie sind für nervöse Menschen ein gutes »Gegenmittel« – sie tragen die Steine am besten tagsüber bei sich. Außerdem öffnen uns intensive Blautöne für das Wesentliche und für tiefe Erkenntnisse.

■ **Violett** (Mischung aus Blau und Rot) beruhigt noch stärker als Blau. Es fördert die Meditation und sollte daher nur ganz bewusst eingesetzt werden. Schließlich kann es im Übermaß fast hypnotisierend wirken.

■ **Schwarz** schließlich steht für Konzentration, Zielbewusstsein und Perfektion, aber auch für Bodenständigkeit.

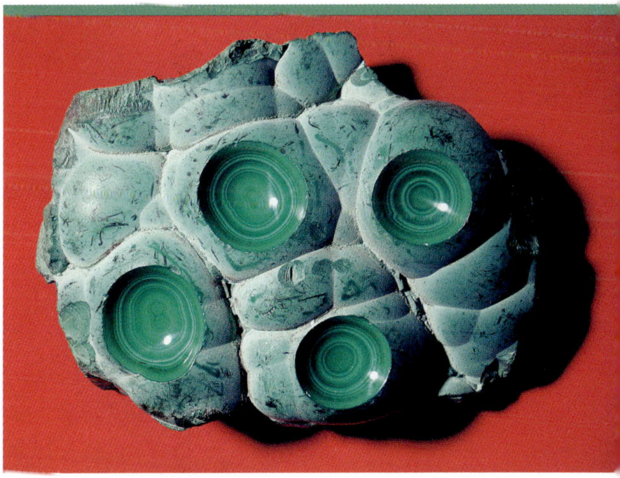

Grüne Steine – wie hier der Malachit – wirken beruhigend auf Augen, Herz und Nerven.

Energiezentren des Körpers und zugeordnete Edelsteine

Die traditionelle chinesische Medizin geht davon aus, dass jedes Organ über das vegetative Nervensystem mit bestimmten Punkten auf der Haut verbunden ist, und nutzt diese Erkenntnis bei der Heilung durch Akupunktur. Bei der Edelsteintherapie wird analog zur Akupunktur das zu

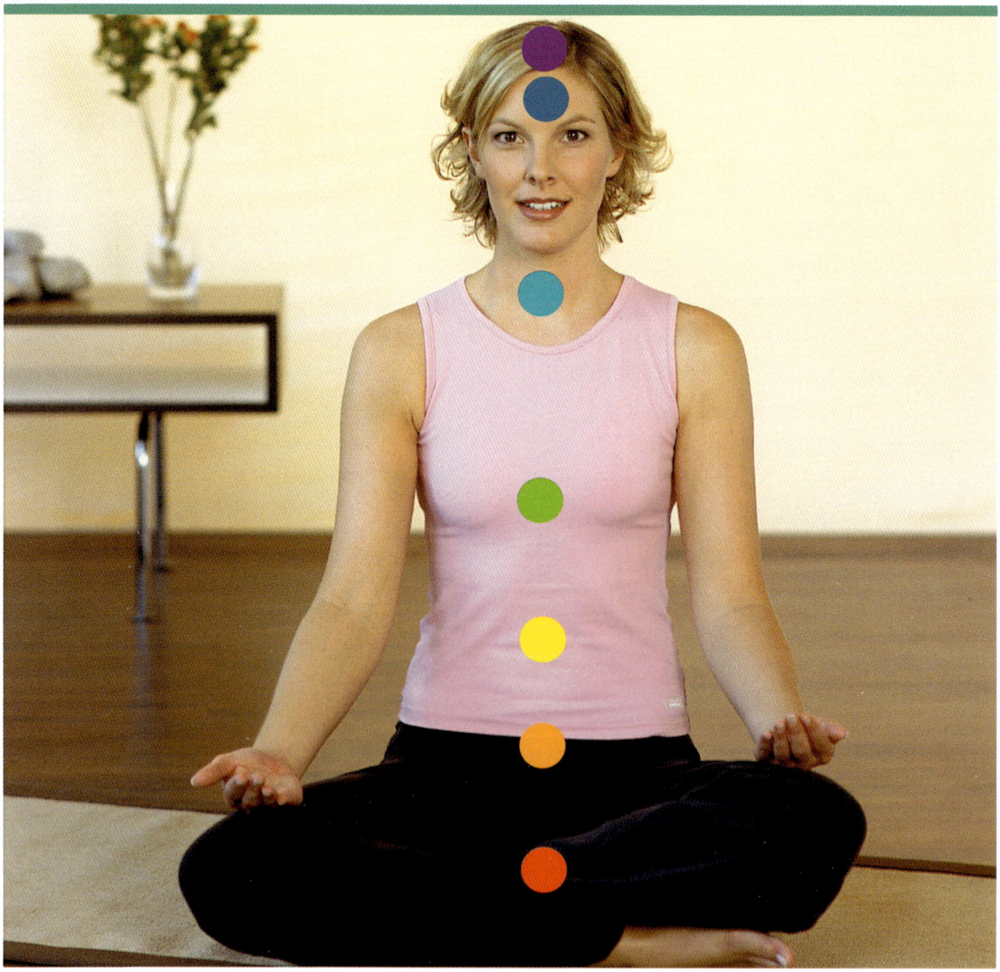

Den 7 Energiezentren (Chakren) sind die Farben des Regenbogens zugeordnet: von Violett bis Rot.

heilende Organ durch Auflegen von Steinen auf das »zuständige«, also das dem Organ am nächsten liegende Energiezentrum behandelt. Nach indischer Lehre verfügt der Mensch über 7 Hauptenergiezentren (= Hauptchakren), die in der folgenden Tabelle genannt werden, sowie über Nebenenergiezentren in den Handinnenflächen und Fußsohlen. Die Hauptenergiezentren entsprechen den 7 Hauptdrüsen des endokrinen Systems. Sie geben Energie ab und empfangen Schwingungsenergie (z. B. die der aufgelegten Edelsteine). Diese Schwingungsenergie leiten sie im Körper weiter.

Ein Energiezentrum wirkt dabei insbesondere auf den jeweils umgebenden Körperbereich mit seinen Organen, aber über Umwege auch auf andere Körperbereiche ein. Ein gesundes Organ schwingt in einer normalen Frequenz. Bei Erkrankung ändert sich diese Frequenz. Damit wird der gesamte Energiefluss, also das Zusammenspiel mit anderen Organen gestört. Der Heilstein kann nun durch seine Schwingung Blockaden lösen, die normale Frequenz des Organs erneut herstellen und damit den Energiefluss im Körper positiv beeinflussen. Durch die Resonanz zwischen dem »richtigen« Heilstein und dem menschlichen Körper und Geist kann sich beim Menschen also wieder die gesunde »Urschwingung« einstellen.

Entsprechend ihrer möglichen Einflüsse werden den Energiezentren bestimmte Edelsteine zugeordnet, die bei Erkrankungen z. B. auf das »zuständige« Chakra und eventuell zusätzlich auf den Bereich direkt über dem betroffenen Organ aufgelegt werden und so den Energiefluss wieder optimieren sollen. Dem Handzentrum sind z. B. Bergkristall, Diamant, Moosachat und Rauchquarz, dem Fußzentrum Magnetit, Onyx, Schneeflockenobsidian und schwarzer Turmalin zugeordnet. Zusätzlich zum Handzentrum wird der Diamant auch dem Kopfzentrum und der Bergkristall dem Stirnzentrum zugeschrieben, wobei der Bergkristall darüber hinaus sogar noch auf alle anderen Energiezentren positiven Einfluss nimmt. Eine Eigenschaft, über die in geringerem Maße auch grüne oder blaue Steine verfügen.

Die Hauptenergiezentren und die ihnen zugeordneten Edelsteine

Energiezentrum/ Chakra	Körperregion	Drüse	Zugeordnete Edelsteine/Mineralien
Kopfzentrum/ Scheitelchakra	Auf dem Scheitel (Kopfmitte oben). Beeinflusst Schädel, Großhirn und Geist.	Zirbeldrüse	**Violette und farblose Edelsteine**, z. B. Amethyst und Diamant, aber auch Fluorit und Lapislazuli.
Stirnzentrum/ Stirnchakra/ drittes Auge	Oberhalb der Nasenwurzel zwischen den Augenbrauen. Beeinflusst das ganze Gesicht (Augen, Nase ...), Ohren, Kleinhirn und zentrales Nervensystem.	Hirnanhangdrüse	**Dunkelblaue bis violette Edelsteine**, z. B. Azurit, Cordierit, Dumortierit, Falkenauge, Lapislazuli, Lazulith, Saphir, Sodalith, aber auch Bergkristall und Zirkon.

Energiezentrum/ Chakra	Körperregion	Drüse	Zugeordnete Edelsteine/Mineralien
Kehlkopfzentrum/ Halschakra	Hals unterhalb des Kehlkopfes. Beeinflusst Stoffwechsel, Nacken, Halswirbel, Atemwege (oberer Lungenbereich/Bronchien), Speiseröhre, Arme, aber auch Kiefer und Ohren.	Schilddrüse	**Hellblaue bis türkisfarbene Edelsteine**, z. B. Aquamarin, Blauquarz, Chalcedon, Chrysokoll, Coelestin, Fluorit, Kyanit, Larimar, Mondstein, Opal, blauer Topas, Türkis, blauer Turmalin, aber auch Perle und Pyrit.
Herzzentrum/ Herzchakra	Herzbereich (Brustmitte). Beeinflusst Herz, Kreislauf, unteren Lungenbereich, Immunsystem, oberen Rückenbereich.	Thymusdrüse	**Grüne und rosafarbene Edelsteine**, z. B. Amazonit, grüner Apophyllit, Aventurin, grüner Calcit, Chrysoberyll, Chrysokoll, Chrysopras, grüner Diopsid, Dioptas, Erdbeerquarz, grüner Euklas, Jade, Malachit, Moosachat, Peridot, Smaragd, grüner Turmalin, rosa Koralle, Kunzit, Prasem, Rhodochrosit, Rhodonit, Rosenquarz, rosafarbener Turmalin, Vesuvian, grüner Zoisit.
Sonnengeflechtzentrum/Solarplexuschakra/ Nabelzentrum	Bauchbereich/Verdauungsorgane (ca. 2 Finger breit über dem Nabel). Beeinflusst Magen, Leber, Gallenblase, Milz, Nieren, unteren Rückenbereich, vegetatives Nervensystem.	Bauchspeicheldrüse	**Gelbe bis goldgelbe Edelsteine**, z. B. Andalusit, Bernstein, Citrin, Orthoklas, Rutilquarz, Schwefel, Tigerauge, gelber Topas, gelber Turmalin.
Kreuz-/Vitalitätszentrum/Sakralchakra	Unterleib (Beckenraum oberhalb der Genitalien). Beeinflusst Geschlechtsorgane, Blase, Nieren, Sexualhormone, Lymphe und überhaupt alle Körperflüssigkeiten.	Keimdrüsen	**Orangefarbene Edelsteine**, z. B. Chrysoberyll, Feueropal, Karneol, aber auch weißer Chalcedon, Mondstein und Perle.
Basiszentrum/ Wurzelchakra	Genitalbereich (genau zwischen Anus und Genitalien). Beeinflusst Darm, Geschlechtsorgane, Blutbildung, Zellaufbau, Wirbelsäule und Beine.	Nebennieren	**Rote und z. T. schwarze Edelsteine**, z. B. Achat, Feuerstein, Granat, Hämatit, roter Jaspis, rote Koralle, dunkler Pietersit, Rubin.

Leicht ist zu erkennen, dass zu jedem Chakra eine Farbe des Regenbogens gehört, d. h. die Edelsteine in der entsprechenden Farbe – von Violett bis Rot. Lediglich die farblosen, rosafarbenen und schwarzen Edelsteine fallen aus der Farbfolge des Regenbogens heraus und werden den Chakren nur aufgrund ihrer sonstigen Beschaffenheit und Eigenschaften zugeteilt.

Welcher Stein bzw. welches Metall hilft wann?

Edelsteine üben ihre heilsame Wirkung auf das farblich zugeordnete Energiezentrum mit den umliegenden Organen aus. Zusätzlich können sie jedoch weitere Organe bzw. Körperbereiche günstig beeinflussen. Daher gibt die folgende Indikationsliste einen Überblick über spezielle Erkrankungen und Problembereiche und die anzuwendenden Edelsteine oder Metalle. Detaillierte Informationen entnehmen Sie bitte dem jeweils entsprechenden Edelstein-/Metall-Porträt. Sollte dem betreffenden Stein oder Metall kein eigenes Porträt gewidmet sein, hilft das Stichwortregister bei der Suche.

Wichtiger Hinweis: Die folgenden Gesundheitstipps ersetzen nicht den ärztlichen Rat! Sie können aber eine gute Ergänzung zu anderen alternativen und zu schulmedizinischen Behandlungsmethoden sein.
Informationen zu den *kursiv* gedruckten Edelsteinen finden Sie im Kapitel »50 weitere Heilsteine im Überblick« ab Seite 136.

Beschwerden von A bis Z und heilende Steine sowie Metalle

Zu behandelnde Beschwerden bzw. Körperbereiche	Heilende Edelsteine und Metalle
Akne	Achat, Amethyst, Aquamarin, Aventurin, Baryt, Bronzit, *Eldarit*, Platin, *Prasiolith*, Rhodochrosit, *Speckstein*
Alkoholsucht (vorbeugend)	Achat, Amethyst
Allergien	Apophyllit, Aquamarin, Aventurin, Chalcedon (blau), Dolomit, Fluorit, *Ozeanjaspis*, Perlen, *Prasiolith, Speckstein*, Zirkon
Alzheimer Erkrankung	Andalusit, *Mawsitsit*
Anämie	Glimmer
Angst	Azurit, Diamant, Edelopal, *Moldavit*, Rhodonit, Sugilith, *Tektit*, Topas, Turmalin
Arteriosklerose (Arterienverkalkung; siehe auch »Durchblutungsstörung«)	Apophyllit, Aventurin, Chrysopras, Diamant, Dolomit (Zuckerdolomit), Gold, Jaspis, Kupfer
Asthma (siehe auch »Atemwege« und »Bronchien«)	Apophyllit, Aquamarin (zusammen mit grüner Jade, Smaragd oder grünem Turmalin), Bergkristall, Bernstein, Malachit, Rutilquarz, Salzkristall, Saphir, Sonnenstein, Tigerauge, Türkis, Turmalin, Variscit, Zirkon

Zu behandelnde Beschwerden bzw. Körperbereiche	Heilende Edelsteine und Metalle
Atemwege (allgemein; siehe auch »Asthma«, , »Bronchien« und »Halsschmerzen«)	Apophyllit, Aquamarin, *Blauquarz*, Feuerstein, Fluorit, Gagat, Lapislazuli, Magnesit, Milchquarz, *Moldavit*, Pyrit, Rhodonit, Salzkristall, Türkis
Augen (siehe auch »Sehkraft«)	Achat (und Augenachat), Aquamarin, Aventurin, Bergkristall, Bernstein, Chrysoberyll, Hämatit, Hyazinth, Onyx, *Petalit,* Platin, *Prasem*, Rubin, Saphir, Smaragd, Sodalith, Topas, Türkis, *Ulexit*
Bauchspeicheldrüse (siehe auch »Diabetes«)	Alexandrit, Amethyst, Citrin, Diamant, Dolomit, *Girasol-Opal*, Jaspis, Onyx, Smaragd, Sodalith
Beine	Onyx
Bindegewebsschwäche	Andalusit, *Covellin*, Kupfer, Magnetit, Rauchquarz
Blase(nleiden)	Achat, *Chloromelanit*, Citrin, Diamant, Diopsid, Heliotrop, Jade, Koralle, Leopardenjaspis, *Prehnit*, Regenwaldjaspis
Blut (einschließlich Blutbildung/-reinigung usw.)	Amethyst, *Ammolith*, Aragonit, *Australischer Amulettstein*, Cuprit, Edelopal, Eisen, Glimmer, Granat, Hämatit, Heliotrop, Jaspis, Karneol, Koralle, Kupfer, Lapislazuli, Magnetit, *Meteorit*, *Moldavit*, *Moqui Marbles*, Onyx, Opal, Staurolith, *Tektit*, Tigereisen, Vivianit
Blutdruck (steigernd)	Hämatit, Rhodochrosit, Rubin
Blutdruck (senkend)	Amethyst, Chrysopras, Cordierit, Labradorit, Lapislazuli, Saphir, Sarder, Sodalith, Turmalin (grün)
Blutdruck (tendenziell normalisierend)	Smaragd
Blutgerinnung	*Alunit,* Diopsid, Heliotrop
Bronchien/Bronchitis (siehe auch »Atemwege« und »Asthma«)	Bernstein, *Blauquarz,* Dumortierit, Pyrit, Rutilquarz, Tigerauge/-eisen
Cholera	Malachit
Cholesterinspiegel (senkend)	Aventurin, Kupfer, *Prehnit*, Zoisit
Darm (siehe auch »Verdauung«)	Amethystquarz, Ametrin, Aventurin, Bernstein, Calcit, Chrysoberyll, Citrin, Cordierit, Epidot, Feuerstein, *Girasol-Opal*, Glimmer, Heliotrop, *Howlit*, helle Jade, *Kupferkies*, Magnesit, Opal, Rosenquarz, Serpentin, Smaragd, Turmalin
Demenz	Ametrin
Depressionen	Amazonit, *Blauquarz*, Chalcedon, Citrin, Diamant, Gold, Granat, Karneol, Koralle, Lapislazuli, Opal, Orthoklas, Pyrit, Rauchquarz, Topas, Thulit, Turmalin, Zoisit

Zu behandelnde Beschwerden bzw. Körperbereiche	Heilende Edelsteine und Metalle
Diabetes	Citrin, Diamant, Glimmer, Kupfer, Smaragd
Diphtherie	Aquamarin (mit grüner Jade, Smaragd oder grünem Turmalin)
Durchblutungsstörung (siehe auch »Arteriosklerose«)	Gold, Granat, Heliotrop, Karneol, Kunzit, *Moqui Marbles*, Obsidian, Onyx, *Prasem*, Schneeflocken-Obisidian (»gegen kalte Füße«), Rhodochrosit, Rubin (nicht bei hohem Blutdruck!), Sonnenstein, Tigereisen
Durchfall	Amethyst, Bergkristall, Dumortierit, Gagat, Smaragd, Turmalin
Eierstock	Jaspis, Mondstein, Turmalin
Entschlackung/Entgiftung	Andalusit, *Bornit*, Chrysopras, *Covellin*, *Danburit*, Feuerstein, Glimmer, Herkimer Diamant, Koralle, Leopardenjaspis, Markasit, *Ozeanjaspis*, Perle, *Schwefel*, Türkis, Zirkon
Entzündungen (allgemein)	*Alunit*, Aquamarin (gemeinsam mit Jaspis oder Rauchquarz), Granat, Heliotrop, *Hornblende*, Lapislazuli, *Larimar*, Malachit, Peridot, Smaragd, Spinell, Turmalin
Epilepsie (Fallsucht)	Achat, Chrysopras, Diamant, Jaspis, Smaragd, Staurolith, Topas, Turmalin
Erkältung (allgemein; siehe auch »Immunsystem« und »Infektion« sowie »Bronchien« und »Halsschmerzen«)	Bergkristall, Dumortierit, *Blauquarz*, *Erdbeerquarz*, Heliotrop, *Ozeanjaspis*, Rutilquarz, Turmalin
Erschöpfung/Schwächegefühl (siehe auch »Müdigkeit«)	Amethystquarz, Bergkristall, *Boji-Stein*, *Elestial*, Eudialyt, Granat, Hämatit (nicht bei hohem Blutdruck!), Herkimer Diamant, Holzstein, Jaspis, Kieselstein, *Kyanit*, *Lazulith*, *Moqui Marbles*, Opal, Orthoklas, *Ozeanjaspis*, Silber, Sonnenstein, *Tektit*, Thulit, Tigereisen, *Tugtupit*, Turmalin, Variscit, Vesuvian, *Vivianit*, Zoisit
Fettsucht (Adipositas)	Aventurin, Perlen, *Prehnit*, Türkis
Fieber	Achat, Bernstein, *Blauquarz*, Chrysokoll, Diamant, Dumortierit, Granat, Karneol, Lapislazuli, Peridot, Perle, *Prasem*, Saphir, Sarder
Fruchtbarkeit	Achat, Jade, Koralle, Mondstein, Saphir, Serpentin, Zoisit
Galle/Gallenblase (siehe auch »Leber«)	Bernstein, *Chyta*, *Danburit*, *Girasol-Opal*, Heliotrop, Leopardenjaspis, Peridot, *Pyrolusit*, Smaragd, Sugilith, Turmalin
Gebärmutter	Jaspis, Malachit (»Hebammenstein«), Shivalingam
Gehör	Heliotrop, Jaspis, *Kyanit*, Sarder
Gehirn (allgemein)	Ametrin, Baryt, Jaspis, Milchquarz, Saphir, Staurolith
Gelbsucht	Diamant, Jade, Lapislazuli, Sarder

Zu behandelnde Beschwerden bzw. Körperbereiche	Heilende Edelsteine und Metalle
Gelenke (einschließlich Arthritis, Arthrose)	Andalusit, Aragonit, Calcit, Fluorit, Gagat, Gipskristall, Gold, Granat, *Howlit*, Labradorit, *Larimar*, *Lavendelquarz*, Malachit, Orthoklas, Peridot, Spinell, Tigerauge, Turmalin, Zoisit
Geruchssinn (Nase)	Jaspis, Sodalith
Geschlechtskrankheiten	Amethyst
Geschlechtsorgane	Achat, Granat, Jaspis
Geschwür	Chrysokoll, Saphir, Turmalin
Gicht	Andalusit, Bernstein, Calcit, Chrysopras, Diamant, Granat, Jaspis, Labradorit, Orthoklas, Peridot, Saphir, Smaragd, Sonnenstein, *Variscit*
Grippe	Heliotrop, Jade, Smaragd, Turmalin
Gürtelrose	Jade
Haar (Haarausfall, Schuppen)	Aventurin
Halsschmerzen	Baryt, Chalcedon, Chrysokoll, Perlmutt, Rutilquarz, Sodalith, Topas, Turmalin
Hämorrhoiden	Augenachat, Heliotrop, helle Jade, Topas
Halluzination	Amethyst
Haut (allgemein)	*Alunit*, Amethyst, Amethystquarz, Andalusit, Antimonit, Aquamarin, *Australischer Amulettstein*, Aventurin, Bergkristall, Bernstein, Bronzit, Dolomit, Dumortierit, *Eldarit*, Fluorit, Gagat, Granat, Hämatit, *Howlit*, Kupfer, Lapislazuli, Onyx, *Ozeanjaspis*, *Prasiolith*, Rubin, Saphir, *Schwefel*, *Speckstein*
Herpes	Chrysopras, Jade, Obsidian
Herz (Beruhigung, Kräftigung, Heilung)	Achat, Amazonit, *Ammolith*, Apophyllit, Aragonit, Aventurin, Bergkristall, Bernstein, Chrysopras, Diamant, *Dioptas*, Hämatit (nicht bei hohem Blutdruck!), Heliotrop, Hiddenit, Hyazinth, Jade, Koralle, Kunzit, *Lavendelquarz*, Malachit, Morganit, Onyx, Opal, Orthoklas, Peridot, *Pietersit*, *Pyrolusit*, Rubin (nicht bei hohem Blutdruck!), Regenwaldjaspis, Rhodonit, Rosenquarz, Serpentin, Smaragd, Sonnenstein, Spinell, Topas, *Tugtupit*, Turmalin
Heuschnupfen	Aquamarin
Hexenschuss	*Larimar*, Magnetit, Pyrit, Turmalin
Hirnhautentzündung	Achat
Hörsturz	Sardonyx

Zu behandelnde Beschwerden bzw. Körperbereiche	Heilende Edelsteine und Metalle
Hormonsystem	Diopsid, Falkenauge, Feuerstein, *Lavendelquarz*, *Lazulith*, Mondstein, *Paraiba-Turmalin, Prasiolith*
Hysterie	Amethyst
Immunsystem (stärkend)	Apatit, Aragonit, Bergkristall, *Blauquarz*, Chrysokoll, *Cuprit*, *Eldarit*, *Erdbeerquarz*, Heliotrop, Holzstein, Malachit, Markasit, *Moldavit*, *Moqui Marbles*, Onyx, *Ozeanjaspis*, *Prasem*, Rauchquarz, Staurolith, *Tektit*, Tigereisen, *Tugtupit*
Impotenz	Karneol, Morganit
Infektion (siehe auch »Virusinfektion«)	Bernstein, Chrysokoll, Citrin, *Erdbeerquarz*, Granat, Karneol, Kupfer, Rauchquarz, Rubin, Staurolith, Tigerauge
Insektenstich	Achat, Heliotrop, Rhodonit
Ischias (Schmerzen wie beim »Hexenschuss«, aber bis ins Bein)	Bernstein, Kunzit, *Larimar*
Karies	Calcit, Kupfer
Kehlkopf	Chalcedon, Turmalin
Keuchhusten	Aquamarin
Knochen	Apatit, Aragonit, *Bornit*, Calcit, *Chrysanthemenstein*, Chrysokoll, Diamant, Fluorit, *Howlit*, Koralle, *Larimar*, Malachit, Onyx, Rhodonit, Spinell, Tigerauge
Kolik/starke Krämpfe	Bronzit, Cordierit, Dumortierit, *Euklas*, Leopardenjaspis, Malachit, *Meteorit*, Serpentin, Shivalingam
Konzentration (fördernd)	Azurit, Karneol, Perlmutt, Sodalith, Tigerauge
Kopfschmerzen (siehe auch »Migräne«)	Amazonit, Amethyst, *Australischer Amulettstein*, *Blauquarz*, Dumortierit, Falkenauge, Gipskristall, Lapislazuli, *Lavendelquarz*, Perle, *Pietersit*, Rubin, Smaragd, Tigerauge, Topas, Turmalin
Krampfadern	Cordierit, helle Jade, Karneol, Hämatit, Topas
Krebs (vorbeugend)	*Petalit*, Rauchquarz, Turmalin, Smaragd
Kreislaufstörung	Achat, Bergkristall, Cordierit, *Erdbeerquarz*, Feuerstein, Granat, Hämatit, Hiddenit, Karneol, Koralle, Labradorit, Orthoklas, *Pietersit*, Rauchquarz, Rhodochrosit, Rubin
Lähmung	Andalusit, Diamant

Zu behandelnde Beschwerden bzw. Körperbereiche	Heilende Edelsteine und Metalle
Leber (siehe auch »Galle/Gallenblase«)	Alexandrit, Aquamarin, Azurit, Bernstein, *Creedit*, *Danburit*, Epidot, *Girasol-Opal*, Glimmer, Heliotrop, Karneol, Labradorit, Leopardenjaspis, Magnetit, Markasit, *Paraiba-Turmalin*, Peridot, Platin, Pyrit, Smaragd, Sugilith, Tigerauge, Topas, Vivianit, Zirkon
Leukämie	Edelopal, Glimmer
Lunge	Amethystquarz, Aquamarin, Bergkristall, *Blauquarz*, Epidot, Feuerstein, Magnetit, Pyrit, Rhodonit, Rutilquarz, Tigerauge/-eisen, Türkis, Zirkon
Lymphdrüsen	Chalcedon, Mondstein, Morion, Edelopal, Sugilith, Turmalin
Magen	Achat, Alexandrit, Antimonit, Aquamarin, *Australischer Amulettstein*, Bergkristall, Bernstein, Chrysoberyll, Citrin, Cordierit, *Diaspor*, Dumortierit, *Girasol-Opal*, Glimmer, Heliotrop, *Hypersthen*, Jade, Jaspis, Magnesit, Malachit, Onyx, Opal, Orthoklas, *Pietersit*, Pyrit, Serpentin, Silber, Smaragd, Spinell, Turmalin, Variscit
Magersucht (einschl. Bulimie)	Kieselstein, Perlen, Topas, Türkis
Malaria	Smaragd
Mandelentzündung	Amethyst, Baryt, Bernstein, Perlmutt, Smaragd
Masern	Obsidian, Topas
Menstruationsbeschwerden	Amazonit, Coelestin, Chrysokoll, *Cuprit*, Koralle, Karneol, Kieselstein, Lapislazuli, Malachit, Mondstein, Pyrit, Rubin, Serpentin
Migräne (siehe auch »Kopfschmerzen«)	Amethyst, *Australischer Amulettstein*, *Blauquarz*, Falkenauge, Jade, Magnesit, Rhodochrosit, Rosenquarz, Serpentin
Milz	Alexandrit, Azurit (gemeinsam mit einem orangefarbenen Stein), *Chyta*, Citrin, Hämatit, Heliotrop, Magnesit, Malachit, Onyx, Topas
Mittelohrentzündung	Heliotrop, *Hornblende*
Mondsucht	Achat, Aragonit
Müdigkeit	Feueropal, Rhodochrosit
Multiple Sklerose	Brasilianit, Gold + Lapislazuli, Gold + Rosenquarz, Malachit
Mumps	Topas
Mund (einschließlich Zähne)	Calcit, Kupfer, Magnesit
Muskel(verspannung)	Bronzit, Coelestin, Spinell
Muttermilch (bildend)	Chalcedon, Mondstein

Zu behandelnde Beschwerden bzw. Körperbereiche	Heilende Edelsteine und Metalle
Myom	Turmalin
Nackenschmerzen/ -verspannung	Amazonit, Amethyst, Aquamarin, Bernstein, Chrysokoll, Dumortierit, Gipskristall, Hämatit, *Lavendelquarz*, Magnesit, Magnetit, *Meteorit*, Peridot, Rauchquarz, Topas, Turmalin
Narbe(npflege)	Rosenquarz
Nasenbluten	Heliotrop, Karneol, Rhodonit
Nasen-/Stirnhöhlenerkrankungen	Magnesit, Rosenquarz, Sodalith
Nervensystem (allgemein) und Nervenschmerzen	Alexandrit, Ametrin, Aquamarin, Aragonit, Bergkristall, Brasilianit, Calcit, Feuerstein, Jade, Karneol, Kunzit, Kupfer, Kyanit, Lapislazuli, *Lavendelquarz*, *Lazulith*, Magnetit, Morion, Orthoklas, *Paraiba-Turmalin*, Regenwaldjaspis, Sonnenstein, Staurolith, Sugilith, Topas, Turmalin
Nervosität/innere Unruhe	Amethyst, Aventurin, Bergkristall, Chalcedon, *Chloromelanit*, *Chrysanthemenstein*, Chrysoberyll, Chrysokoll, Chrysopras, Dumortierit, Falkenauge, Holzstein, Jade, Jaspis, *Kyanit*, *Lavendelquarz*, *Lazulith*, *Moosachat*, Peridot, Pyrit, Regenwaldjaspis, Saphir, Sodalith
Neurodermitis	Antimonit
Nieren	Anhydrit, Bernstein, *Chloromelanit*, *Chyta*, Citrin, Diamant, Diopsid, Feuerstein, Heliotrop, Jade, Koralle, Labradorit, Leopardenjaspis, *Prehnit*, Rhodochrosit, Serpentin, Sonnenstein, *Tugtupit*, Turmalin
Ödem/Wassereinlagerungen im Gewebe/Wassersucht/Hydropsie	Achat, Amethyst, Anhydrit, Chalcedon, *Euklas*, Jade, Lapislazuli, Mondstein, Leopardenjaspis
Offene Beine	Amethyst
Ohr	Bernstein, Saphir
Osteoporose	Apatit, Calcit, Fluorit, Kupfer, Rhodonit
Parkinson'sche Krankheit	Malachit
Pigmentierung	Amethyst, Chrysokoll
Pilzinfektion	Baryt, Chrysopras + Rauchquarz, Dolomit, Staurolith
Rachitis	Koralle
Radioaktivität (Belastung des Körpers mit Radioaktivität)/schädliche Strahlung allgemein	Baryt, Bergkristall, Jaspis, Magnesit, *Meteorit*, Rosenquarz, Rutilquarz, schwarzer Turmalin
Rhetorik	Achat, Chalcedon (blau)

Zu behandelnde Beschwerden bzw. Körperbereiche	Heilende Edelsteine und Metalle
Rheuma	Bernstein, Chrysopras, Gagat, Granat, Karneol, Kupfer, Labradorit, Magnetit, Malachit, Peridot, Saphir, Smaragd, Türkis, Variscit
Rückenschmerzen	*Augit*, Hämatit, Magnetit, Rubin
Schilddrüse	Ametrin, Aquamarin, Bergkristall, Bernstein, Chalcedon, Chrysokoll, Dolomit, Lapislazuli, Magnesit, Mondstein, Rutilquarz
Schlaflosigkeit und Alpträume	Achat, Amethyst, Aragonit, Bergkristall, Chrysopras, Jade, *Ozeanjaspis*, Saphir, Sugilith, Topas, Türkis
Schlaganfall	Diamant, Lapislazuli
Schmerzen (allgemein)	Bergkristall, Bernstein, Brasilianit, *Euklas*, Fluorit, *Hypersthen*, Malachit, Obsidian, *Prasem*, Pyrit, Rhodonit, Rutilquarz, Spodumen
Schock	Obsidian
Schuppenflechte	Antimonit
Schweißdrüsen	*Eldarit*
Schwindelanfall (allgemein)	Bergkristall, Bernstein, Diamant, Saphir, Spinell
Sehkraft/Sehschärfe (siehe auch »Augen«)	Achat, Aquamarin, Falkenauge, Hyazinth, Jaspis, *Kyanit*, Malachit, Obsidian, Orthoklas, Platin, Rhodochrosit, Rubin, Saphir, Tigerauge, Topas
Sinnesorgane (allgemein)	*Kyanit*
Sodbrennen und Übersäuerung	Antimonit, *Bornit*, *Diaspor*, Dolomit, *Howlit*, *Hypersthen*, Jaspis, Magnesit, Pyrit, *Septarie*, Silber, Spinell, Türkis, Variscit, Vivianit
Stoffwechsel	Aktinolith, Amazonit, *Ammolith*, *Astrophyllit*, *Australischer Amulettstein*, *Chyta*, Citrin, Dolomit, Feueropal, *Girasol-Opal*, Holzstein, *Howlit*, Kupfer, Magnesit, Platin, Perle, *Pyrolusit*, Sodalith
Stottern	Chalcedon, Chrysoberyll, Saphir, Türkis
Strahlung (schädliche)	(siehe »Radioaktivität«)
Tinnitus	Heliotrop, Sardonyx
Tuberkulose	Bergkristall, Rutilquarz
Tumor (Geschwulst)	Amethyst, Kupfer, *Ozeanjaspis*, Saphir, *Septarie*
Übergewicht	Bergkristall, *Howlit*, Magnesit, *Prehnit*
Verbrennung (leichte)	Chrysokoll, Rhodonit

Zu behandelnde Beschwerden bzw. Körperbereiche	Heilende Edelsteine und Metalle
Verdauung (siehe auch »Magen« und »Darm«)	Amethystquarz, Antimonit, Apachenträne, *Astrophyllit*, *Augit*, Aventurin, Bergkristall, Citrin, *Covellin*, Feueropal, Jade, Karneol, *Kupferkies*, Markasit, *Ozeanjaspis*, Peridot, *Schwefel*, Topas, Zirkon
Vergiftung	Brasilianit (Umweltgifte), Magnesit (Umweltgifte), Malachit, Smaragd (Lebensmittelvergiftung), Turmalin (Schwermetalle), Vesuvian (Umweltgifte)
Virusinfektion (vgl. auch »Infektion«)	Granat, Rubin, Staurolith, Tigerauge
Wachstum	Mondstein
Warzen	Peridot, Smaragd
Wechseljahrsbeschwerden	Mondstein
Wetterfühligkeit	Peridot
Windpocken	Obsidian
Wirbelsäule	Aventurin, Gagat, Labradorit, *Lavendelquarz*, Malachit, Topas
Wundheilung	Coelestin, Obsidian, Rhodonit
Zähne (siehe auch »Mund«)	Apatit, Calcit, Fluorit, *Howlit*, Kupfer, Magnesit, Sugilith, Vivianit
Zellwachstum/Zellaufbau	*Covellin*, *Creedit*, Hämatit, Magnetit
Zyste	Turmalin

Behandlung und Pflege von Heilsteinen

Fast alle zu Heilzwecken verwendeten Edelsteine sollten nach jedem Auflegen unter fließendem klarem Wasser gereinigt werden. Bei Edelsteinen, die Sie als Schmuck tragen, reicht die wöchentliche Reinigung. Diese ist wichtig, weil Heilsteine negative Energien aufnehmen und sie unerwünschterweise wieder an den Körper zurückgeben können, wenn sie nicht »entladen« werden. Nach dem Reinigen (= Entladen) unter fließendem Wasser kann man die Steine trocken tupfen und durch Sonne oder Mond und Sterne »aufladen« lassen, damit sie ihre heilende Wirkung wieder voll entfalten können. Die Reinigung im Wasser sollte jeweils mindestens 2, durchschnittlich 15 Minuten oder bei starker Beanspruchung des Steins bis zu mehreren Stunden dauern. Eine solche große Reinigung kann man z. B. in einem klaren Bachlauf vornehmen.

Aufladen und Entladen

»Sonnensteine« können – wie der Name sagt – im Sonnenlicht energetisch aufgeladen werden. Legen Sie diese am besten morgens oder am späten Nachmittag für ein paar Stunden in die Sonne. Zu den Sonnensteinen gehören: Achat, Aventurin, Bergkristall, Fluorit, Granat, Karneol, Peridot, Prasem, Rhodonit, Rubin, Smaragd und Tigerauge.

»Nachtsteine« sollten dem Mond- und Sternenlicht ausgesetzt werden. Zu den Nacht-

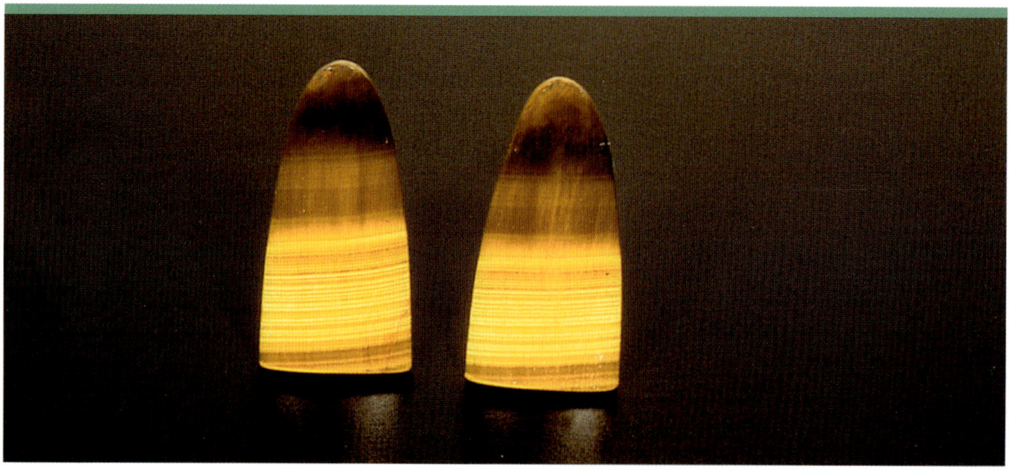

Tigerauge sollte im Sonnenlicht aufgeladen werden, denn es gehört zu den »Sonnensteinen«.

steinen gehören die folgenden in diesem Buch beschriebenen Edelsteine: Amethyst, Ametrin, Apachenträne, Apophyllit, Aragonit, Azurit, Bernstein, Bronzit, Calcit, Chalcedon, Chrysokoll, Chrysopras, Dioptas, Dolomit, Dumortierit, Eudialyt, Gagat, Girasol-Opal, Heliotrop, Hiddenit, Jade, Jaspis, Kunzit, Kyanit, Lapislazuli, Magnesit, Magnetit, Malachit, Markasit, Milchquarz, Mondstein, Moqui Marbles, Obsidian, Onyx, Opal, Prasiolith, Rauchquarz, Rhodochrosit, Rosenquarz, Saphir, Sodalith, Staurolith, Türkis, Turmalin, Ulexit, Unakit, Vesuvian, Vivianit und Zirkon.
Legen Sie den Stein auch unbedingt bei Vollmond, wenn es geht schon 2 bis 3 Tage vorher, nachts ans Fenster. Unmittelbar vor der nächsten Anwendung können Sie den Stein dann nochmals für ca. 2 Minuten unter fließendes kaltes Wasser halten.

Alternativ zum »Wasserbad« kann ein Heilstein zum Entladen beispielsweise auch über Nacht in eine Schüssel mit kleinen Hämatitsteinchen oder in eine Amethyst-Druse gelegt werden. Das bietet sich vor allem bei porösen, eisen- oder kupferhaltigen Steinen an, die Wasser nicht oder nicht so gut »vertragen«: z. B. Dioptas, Hämatit, Lapislazuli, Magnetit, Malachit, Markasit, Moqui Marbles, Pyrit, Türkis, Vivianit sowie Vesuvian. Zum Aufladen im Mondlicht gibt es ebenfalls eine Alternative: Die Heilsteine können über Nacht in ein Gefäß mit kleinen Bergkristallsplittern oder einfach zwischen die Kristallspitzen eines großen Bergkristalls platziert werden. Zu beachten ist jedoch, dass ein so benutzter Bergkristall selbst wieder unter fließendem Wasser gereinigt und im Sonnenlicht aufgeladen werden muss.

Übrigens: Beim Aufladen von geschliffenen, durchsichtigen Kristallen in der Sonne ist allgemein Vorsicht geboten, denn sie können bei starker Sonneneinstrahlung wie Linsen wirken und durch das gebündelte Licht andere Gegenstände entzünden!

Besonderheiten bei der Pflege

Zirkon wird am besten über Nacht in naturreinem Salz ent- und aufgeladen. (Salz nicht nochmals verwenden!) Korallen und Meerwasserperlen benötigen ab und zu ein Bad in Salzwasser. Es gibt auch Steine, die gar nicht ent- bzw. aufgeladen werden müssen. Das trifft beispielsweise zu bei Boji-Steinen und beim Diamant. Baryt dagegen wird in Wasser entladen, jedoch nicht extra aufgeladen. Und Sugilith wird in einer Glasschüssel mit kleinen Hämatitsteinchen ent- und ebenfalls nicht extra aufgeladen.

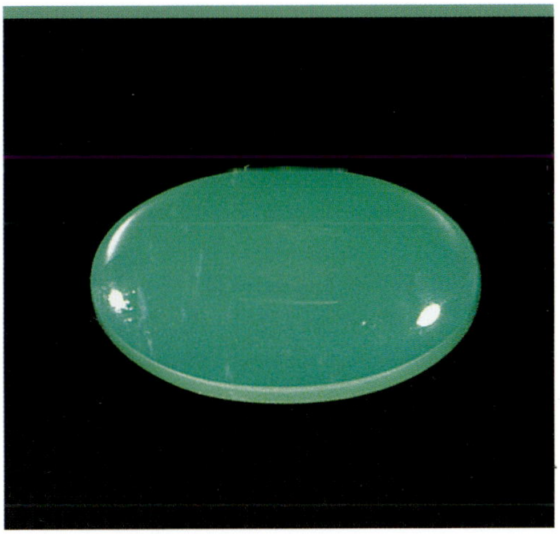

Ein »Nachtstein«: der Chrysopras.

Edelsteine in Wohnräumen – Harmonie und Wohlgefühl

Edelsteine gehören nicht in dunkle Kästchen oder Schubladen. Viel schöner ist es, sie einfach im Wohnzimmer offen an einen geeigneten Platz zu stellen oder zu legen und sich an ihren Farben und ihrem Funkeln zu erfreuen. Auf diese Weise können Sie auch ihre Kraftfelder und positiven Einflüsse besonders gut nutzen. Dazu legen Sie die Edelsteine am besten auf ein Tuch oder in eine Glasschale. Aber bitte platzieren Sie unterschiedliche Edelsteinarten möglichst nicht zu eng nebeneinander, weil sie sich gegenseitig ungünstig beeinflussen könnten.

Amethyst und Bergkristall

Rundherum positiv wirken in Wohnzimmern beispielsweise Amethyst oder Bergkristall. Jeweils eine große Amethyst-Druse in den vier Ecken eines Wohnzimmers soll die Atmosphäre klären und die Menschen in diesem

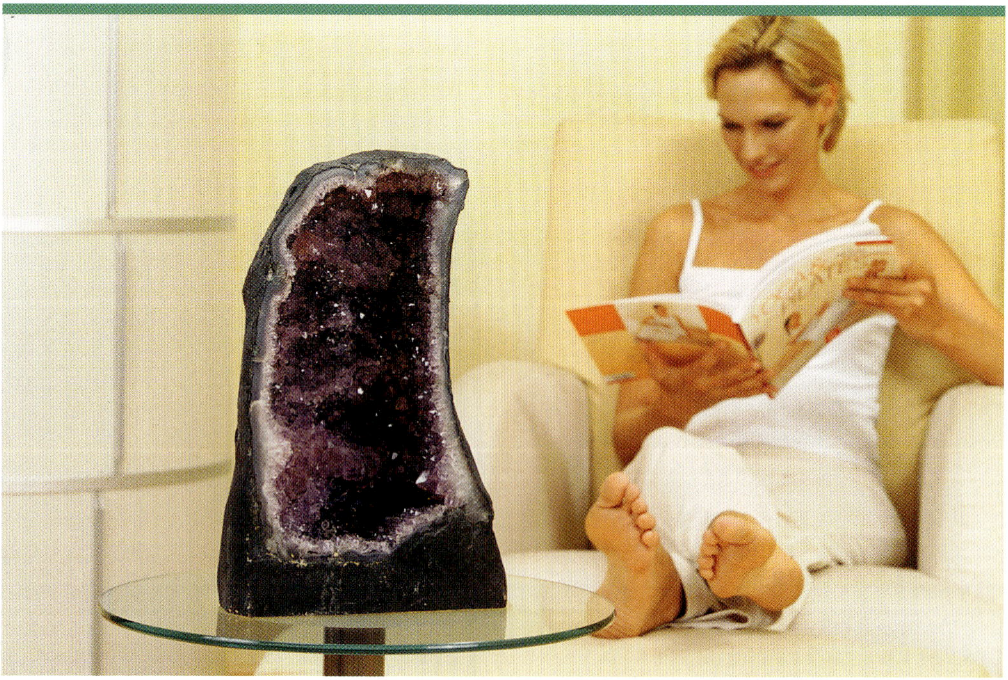

Auch von der Raummitte aus kann eine große Amethyst-Druse ihre harmonisierende Wirkung entfalten.

Raum zu einem harmonischen Miteinander beflügeln. An gleicher Stelle wirken auch 4 Bergkristalle klärend und harmonisierend. Sie sollten jeweils eine ausgeprägte Kristallspitze haben und mit dieser möglichst in die Raummitte weisen.

Im Badezimmer kann dann wieder der Amethyst gute Dienste leisten: Legen Sie ihn zum Beispiel über mehrere Stunden in eine Glasschüssel mit Wasser und geben dieses Amethyst-Wasser dann in Ihr Badewasser. So wirken die beruhigenden Schwingungen des Amethysts auch während des Badens. Außerdem ist Amethyst eine Wohltat für die Haut. Deshalb können Sie auch ein paar Tropfen Amethyst-Wasser in Ihre Gesichtslotion oder Hautcreme mischen.

Rosenquarz und Azurit

Gewisse Berühmtheit hat bereits der große Rosenquarz erlangt. Er soll zerstrittene Paare wieder zu gegenseitiger Achtung und einsamen Menschen dazu verhelfen, sich selbst so anzunehmen, wie sie sind. Denn nur wer sich selbst liebt, wird auch geliebt. Dazu räumt man dem Stein am besten im Wohnzimmer seinen festen Platz ein. Unruhige Haustiere und kranke Pflanzen werden von einem Rosenquarz in ihrer Nähe ebenfalls positiv beeinflusst. Neben Computer oder Fernseher soll Rosenquarz vor der schädlichen Strahlung dieser Geräte schützen. Alternativ kann man es übrigens auch mit einem schwarzen Turmalin (Schörl) versuchen. Und der große Azurit auf dem Schreibtisch fördert unsere Konzentration und hilft uns dabei, schwierige Aufgaben zu lösen.

Wirkung bei Nacht

Edelsteine gehören in der Regel nicht ins Schlafzimmer bzw. unter das Kopfkissen, denn in der Nacht wirken sie auf das Unterbewusstsein des Schlafenden und können sofort oder erst nach Tagen zu Unruhe bzw. Unwohlsein führen. Oder sie verschlimmern die Beschwerden, die sie eigentlich bekämpfen sollten. Es gibt allerdings auch Anwender, die von guten Erfahrungen (z. B. mit einem Rosenquarz) berichten. Im Zweifelsfall kann man die Wirkung nur auf eigene Gefahr austesten. Ansonsten sollten Edelsteine, wenn sie schon im Schlafzimmer aufbewahrt werden, mindestens 2 m vom Schlafenden entfernt sein.

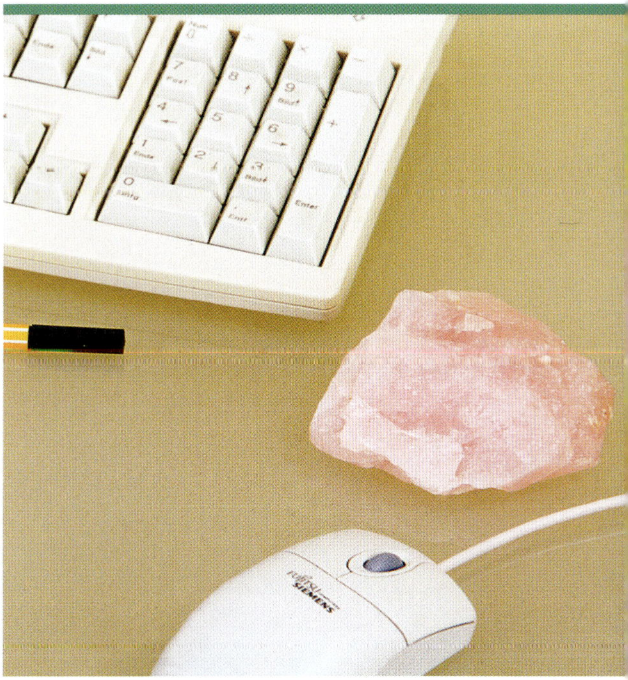

»Absorbiert« Strahlung: Rosenquarz (ggf. oft reinigen!).

Tragen von Edelsteinen – heilsamer Schmuck

Bei vielen Erkrankungen empfiehlt es sich, den Heilstein der Wahl tagsüber als Schmuck zu tragen. Besser können Sie das Schöne nicht mit dem Nützlichen verbinden! Denn der richtige Stein kann die schulmedizinische Behandlung eines Leidens sehr sinnvoll ergänzen. Bei der Auswahl des richtigen Steins helfen Ihnen die farbliche Zuordnung der Edelsteine zu den Energiezentren des Körpers, die Indikationsliste und das jeweilige Edelstein-Porträt.

Schön und nützlich

Edelsteinschmuck, der den oberen Energiezentren zugeordnet ist, tragen Sie am besten an einer Kette. Der Handel führt Steine, die durchgebohrt sind und so an ein Band gehängt werden können (in der Länge regulierbar). Alternativ können Sie einen kleinen, aus Naturfasern gehäkelten Beutel an einer Kette befestigen und den Stein dort hineinlegen. Handelt es sich um Mineralien, die zu den unteren Energiezentren des Körpers gehören, bietet es sich an, den Schmuck am Handgelenk zu tragen oder den jeweiligen Stein in die Hosentasche zu stecken und ihn möglichst oft in die Hand zu nehmen.

Dabei gilt in der Regel, dass ungeschliffene und unpolierte Steine, also unbearbeitete Rohsteine, mehr positive Energie besitzen als bearbeitete. Andererseits liegen geschliffene und rundpolierte Edelsteine viel angenehmer auf der Haut oder in der Hand und sind schon allein aus diesem Grund oft die erste Wahl.
Hier einige Beispiele dafür, wie Edelsteinschmuck Schönheit und Wohlbefinden verbindet: Eine kurze Amethyst-Kette kann gegen Kopfschmerzen helfen und eine etwas längere Kette mit einem Anhänger aus Aquamarin, Bernstein, Rutilquarz, blauem Saphir oder Tigerauge bei Bronchial- und anderen Atemwegserkrankungen hilfreich sein. Bei Herzbeschwerden tragen Sie am besten einen Aventurin als Anhänger in Herzhöhe. Auch ein Malachit, ein Peridot, ein Smaragd oder ein grüner Turmalin leistet gute Dienste. Zur positiven Beeinflussung der Bauchspeicheldrüse ist ein echter (!) Citrin geeignet. Das Band mit dem Citrin sollte dabei bis zum Bauchnabel reichen. Alternativ können Sie den Citrin auch in die Hosentasche stecken und ihn häufig in die Hand nehmen, und zwar jeweils so lange, bis er Ihre Körperwärme aufgenommen hat.
Da die Energiezentren des Körpers alle miteinander verbunden sind, werden die Schwingungen des Edelsteins selbst über Umwege dort ankommen, wo sie gebraucht werden. Leiden Sie unter mehreren Krankheiten, können Sie sich aus der Indikationsliste (Seite 19 ff.) einen Stein aussuchen, der bei möglichst vielen Ihrer Beschwerden aufgelistet ist. Haben Sie zum Beispiel Asthma, Gallenbeschwerden und Gicht, so käme von den jeweils empfohlenen Steinen insbesondere der Bernstein in Betracht.

Die 4-Wochen-Regel

Tragen Sie den Stein so lange, bis er die gewünschte Wirkung erzielt hat und Sie sich wirklich gut fühlen. Bei chronischen Erkrankungen können da relativ lange Zeiträume angemessen sein. Sollten Sie jedoch nach 4 Wochen noch keinerlei Besserung spüren, ist es angebracht, einen anderen Stein auszuprobieren. Aber auch wenn es Ihnen schon besser geht, sollten Sie Ihren Stein nach 4 Wochen erst einmal für ca. 3 Wochen ruhen lassen, bevor Sie ihn wieder tragen. Wichtig ist es in jedem Fall, den als Schmuck verwendeten Stein möglichst jede Woche dem Ritual des Ent- und Aufladens zu unterziehen. Und nachts sollten Sie ihn in einen Raum außerhalb des Schlafzimmers offen hinlegen.

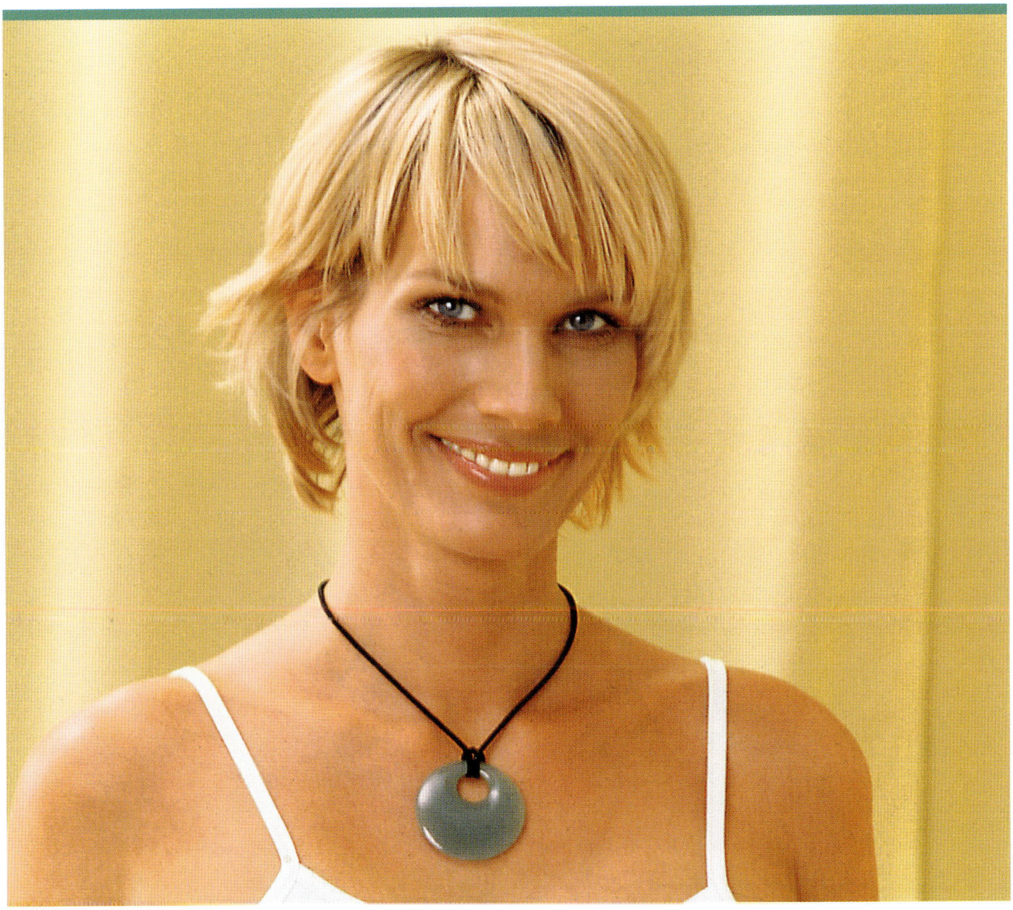

Aventurin – hier als modischer Anhänger – kann bei Herzbeschwerden und bei Allergien helfen. (Eine solche gelochte Steinscheibe nennt man auch Donut.)

Meditieren und Heilen mit einzelnen Edelsteinen

Bei Erkrankungen können Sie zusätzlich zum Tragen von Edelstein-Schmuck auch einen Heilstein auflegen: direkt über dem betroffenen Organ oder auf das entsprechende Chakra für 15–20 Minuten täglich. Diese Zeit-Empfehlung gilt übrigens für alle Heilsteine, bei denen in diesem Buch das Auflegen empfohlen wird.

Das passende Ambiente

Suchen Sie sich ein ruhiges Zimmer mit ansprechender Atmosphäre. Es sollte nicht zu hell, aber auch nicht dunkel sein. Das heißt, bei starker Sonneneinstrahlung sollten Sie eventuell die Vorhänge zuziehen. Legen Sie sich in Rückenlage auf den Boden. Ein weicher Teppich oder eine Yoga-Matte bietet eine gute Unterlage.

Die Beine sind leicht gespreizt, und die Arme liegen in kleinem Abstand, etwa eine Handbreit entfernt, parallel zum Körper. Legen Sie dann den Stein Ihrer Wahl auf. Sie können die Augen offen lassen oder schließen … entweder ganz oder nur so leicht, dass Ihnen noch ein kleiner »Sehschlitz« bleibt. Mit geschlossenen Augen können Sie wahrscheinlich am leichtesten abschalten. Die Variante mit halb geschlossenen Augen andererseits schafft vielleicht die beste Balance zwischen Entspannung und Konzentration auf die Edelsteine. Fühlen Sie nun, wie zuerst Ihre Beine, dann Ihre Arme, Ihr Rumpf und Ihr Kopf nach und nach ganz leicht werden. (Sie sollten jedoch nicht einschlafen!) Lassen Sie den Heilstein einfach auf sich wirken. Spüren Sie, wie er Ihre Körperwärme aufnimmt und wieder an Sie zurückgibt. Stellen Sie sich vor, Ihr Atem hätte die Farbe Ihres Heilsteins. Inhalieren Sie diese Farbe. Lassen Sie die Farbe vor Ihrem geistigen Auge in Ihren erkrankten Körper, in das betreffende Organ oder Energiezentrum fließen.

Meditation mit einem Bergkristall

Ein Stein, der bei einer sehr großen Breite von Erkrankungen und allgemein gegen Stress und Schmerzen helfen kann, ist der **Bergkristall.** Hier eignen sich klare Kristalle mit ausgeprägten Spitzen hervorragend zum Meditieren. Verwenden Sie einen Rohstein, der gut in Ihre beiden Hände passt und der Sie vor allem persönlich ganz besonders anspricht: durch seine Klarheit und Reinheit.

Für diese Meditation sollten Sie sich ungefähr 15 Minuten pro Tag Zeit nehmen. Setzen Sie sich aufrecht im Schneidersitz – und doch so entspannt wie möglich – auf einen weichen Teppich. Der Raum sollte von Außengeräuschen abgeschirmt sein und eine wohlige Atmosphäre haben. Nehmen Sie nun den Bergkristall in beide Hände und konzentrieren Sie alle Sinne auf den Kristall: auf seine Klarheit, sein Funkeln, seine Wärme, die er allmählich von Ihren Händen aufnimmt und wieder an Sie zurückgibt. Stellen Sie sich vor, wie Sie das eisblaue Licht des Kristalls »einatmen«, wie seine Energie in Ihre Hände und durch Ihren Körper fließt. Und verschwenden Sie keine Gedanken auf bestehende Probleme, Erwartungen und Hoffnungen.

Geduld … und die richtige Atmung

Aber seien Sie geduldig. Die positive Wirkung einer Meditation werden Sie wahrscheinlich nicht sofort beim ersten Versuch wahrnehmen. Es dauert einige Zeit, bis Sie selbst in der Lage sein werden, sich völlig zu entspannen, störende Gedanken »auszuschalten«, Zugang zu Ihrem Kristall zu finden und aus ihm Kraft zu schöpfen. Es muss sich erst ein gewisses Ritual entwickeln.

Eine gute Hilfe für die Meditation ist die richtige Atmung: Atmen Sie durch die Nase ein und durch den Mund aus. Atmen Sie tief, langsam und gleichmäßig, zuerst in den Bauch, dann in die Brust. Atmen Sie aber nicht so tief, dass es unangenehm wird. Verbinden Sie das Ausatmen mit dem »Loslassen« von Alltagssorgen und denken Sie beim Einatmen an Ihren inneren Frieden. Wenn Sie die richtige Atmung mühelos beherrschen, fällt es Ihnen auch leichter, Ihren Kristall einfach auf sich wirken zu lassen.

Schauen Sie bei den ersten Meditationsversuchen auf die Uhr und brechen Sie nach 15 Minuten ab. Sie sollten sich dann darauf konzentrieren, das Gefühl für Ihr Gewicht wiederzuerlangen. Später werden Sie ohne Uhr ganz intuitiv spüren, wann Sie die Energie Ihres Edelsteins in sich aufgenommen haben und Sie ihn wieder ablegen können.

Eine weitere **Möglichkeit der Meditation und Heilung** mit einem Bergkristall ist die folgende: Nehmen Sie den Kristall in eine Hand und richten Sie die Kristallspitze auf den erkrankten Bereich Ihres Körpers, ohne die Haut zu berühren. Stellen Sie sich ein starkes und doch sanftes

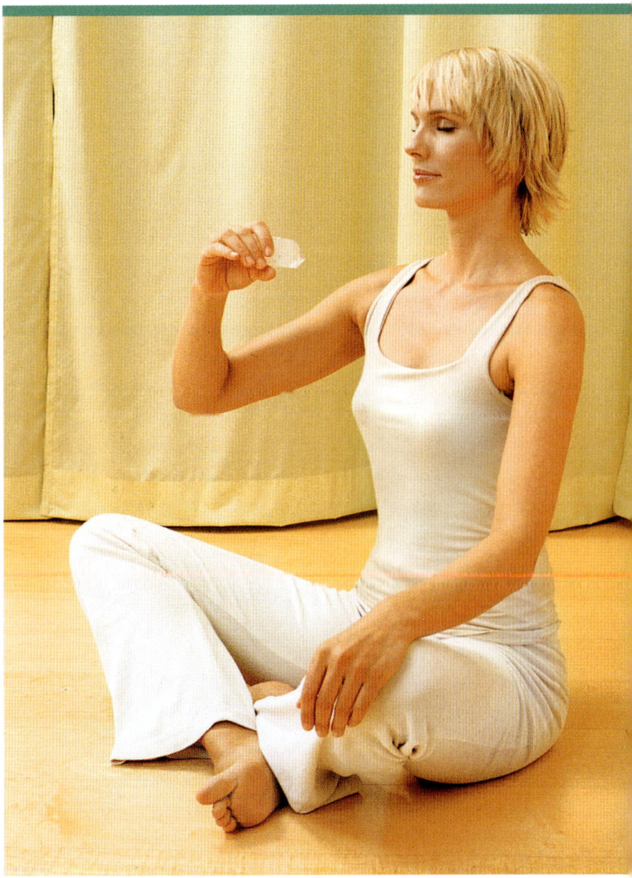

Der Bergkristall ist der ideale Meditationsstein. Und er gilt als Universalhelfer bei Krankheiten.

eisblaues Licht vor, das aus der Kristallspitze in Ihren Körper strömt. Bei dieser Übung wirkt der Bergkristall über die Hand und die Aura. Die Aura ist das Energiefeld, das unseren Körper umgibt, durchdringt und in das auch die Energiezentren unseres Körpers hineinstrahlen.

Amethyst, Rosenquarz, Smaragd

Neben dem Bergkristall eignet sich der **Amethyst** besonders für die Meditation und als Hilfe bei vielen Erkrankungen. Sie können ihn wie den Bergkristall einsetzen. Daneben kann er auch gegen stressbedingte Unruhe, Schlafstörungen und Alpträume wirksam sein. Legen Sie sich abends in Rückenlage in Ihr Bett und platzieren Sie für ca. 15 Minuten einen Amethyst-Kristall auf Ihr Stirnchakra. Nach der Viertelstunde legen Sie ihn mindestens 2 m weit weg von Ihrem Bett. (Bei einigen Menschen hilft es auch, den Amethyst über Nacht unter das Kopfkissen zu legen. Das muss jedoch jeder individuell für sich ausprobieren.) Bei nächtlichen Angstzuständen sollten Sie alternativ einmal einen Sugilith ausprobieren.

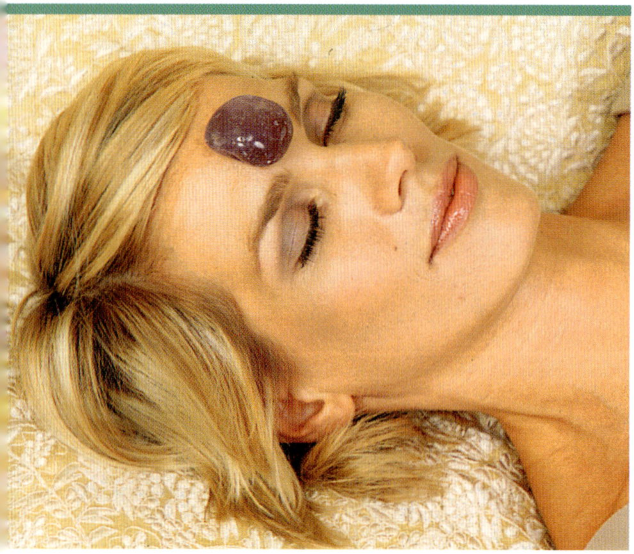

Das Auflegen von Amethyst hilft bei stressbedingten Beschwerden.

Und noch eine »Übung«, bei der Sie ebenfalls im warmen Bett liegen können: das Auflegen von **Rosenquarz.** Der Bauch ist der Sitz der Intuition. Die besten Entscheidungen fällen wir deshalb oft »aus dem Bauch heraus«. Zum Beispiel soll man bei der Auswahl »seines« Heilsteins ja auch auf sein Gefühl hören. Blockaden im Bauch jedoch können die Gefühlsebene stören und zudem negative Wirkungen auf viele Organe haben. Um solche Blockaden zu lösen, können Sie einen großen – in ca. 40 °C heißem Wasser erwärmten – Rosenquarz für ca. 20 Minuten auf Ihren Bauch, direkt unter dem Nabel, auflegen. Das ist Entspannung pur.

Der **Smaragd** gehört zum Herzchakra. Da er beruhigend und durchblutungsfördernd wirkt, kann er aber auch das Gedächtnis stärken: Nutzen Sie die Vielfachwirkung bei der Meditation. Machen Sie ein paar Lockerungsübungen und legen Sie sich dann für ca. 20 Minuten entspannt auf eine weiche Decke am Boden. Platzieren Sie einen Smaragd auf den Bereich über Ihrem Herzen und konzentrieren Sie sich auf seine Farbe. Wiederholen Sie die Meditation alle 3 bis 6 Tage. Ein Tipp: Smaragde gibt es nicht nur in der teuren Kristallform, sondern auch als undurchsichtige, relativ preiswerte Rohsteine. Alternativ können Sie für diese Meditation auch einen Moosachat verwenden.

Vorbeugen und Heilen mit mehreren Edelsteinen

Um den Energiefluss im Körper zu optimieren und Krankheiten vorzubeugen, aber auch um einen Heilungsprozess zu beschleunigen, der mehrere Körperbereiche bzw. Organe betrifft, eignet sich das Auflegen von mehreren Edelsteinen. Wählen Sie für jedes Energiezentrum Ihres Körpers einen Bergkristall oder einen Stein in der dem Energiezentrum zugeordneten Farbe. Im letzteren Fall könnte Ihre Steinliste zum Beispiel so aussehen:

- Wurzelchakra – roter Jaspis
- Sakralchakra – Karneol
- Solarplexuschakra – Citrin
- Herzchakra – Rosenquarz
- Halschakra – blauer Chalcedon
- Stirnchakra – Sodalith
- Scheitelchakra – Amethyst

Legen Sie sich entspannt in Rückenlage in einen ruhigen Raum und platzieren Sie die Steine auf das jeweilige Chakra, wobei die Steine für das erste und das letzte Chakra in ungefähr 10 cm Abstand zum Körper auf dem Boden liegen können. (Wenn Ihnen danach ist, können Sie zusätzlich in jede Hand einen Bergkristall nehmen.) Dabei gilt stets, dass rundpolierte und unten abgeflachte Trommelsteine besonders gut auf dem Körper liegen. Doch Sie können auch Rohsteine verwenden.

Atmen Sie ruhig und gleichmäßig: durch die Nase ein und durch den Mund aus. Entspannen Sie sich von Fuß bis Kopf. Lassen Sie die Steine 15–20 Minuten auf sich wirken. Sie können diese Übung bei Bedarf täglich oder alle 2–3 Tage wiederholen.

Blaue Steine stärken die Abwehrkräfte

Leiden Sie häufig an grippalen Infekten, Atemwegserkrankungen bzw. Allergien, bietet sich zur Abwehrstärkung und Entspannung das Auflegen von blauen Steinen an. Wählen Sie vorzugsweise Türkis, Aquamarin, Chrysokoll, blauen Chalcedon, Lapislazuli oder Sodalith. Sie können 9 gleiche Steine oder aber eine Mischung aus den genannten verwenden.
Legen Sie sich in Rückenlage auf den Teppich. Einen der blauen Steine platzieren Sie oberhalb Ihres Kopfes auf den Boden, jeweils einen in Höhe von Ellenbogen und Knie (auf beiden Seiten des Körpers), je einen unterhalb der Füße, einen auf das Halschakra und einen unter das Genick. (Siehe Abbildung auf Seite 38 unten.) Stellen Sie sich vor, in »blauer Farbe« zu atmen. Und lassen Sie die Steine bei Bedarf täglich 15–20 Minuten auf sich wirken.

Grüne Steine gegen Stress

Grün ist die Farbe des Herzchakras. Wenn Ihnen im wahrsten Sinne des Wortes etwas auf dem Herzen liegt, Sie unter emotionalem Stress lei-

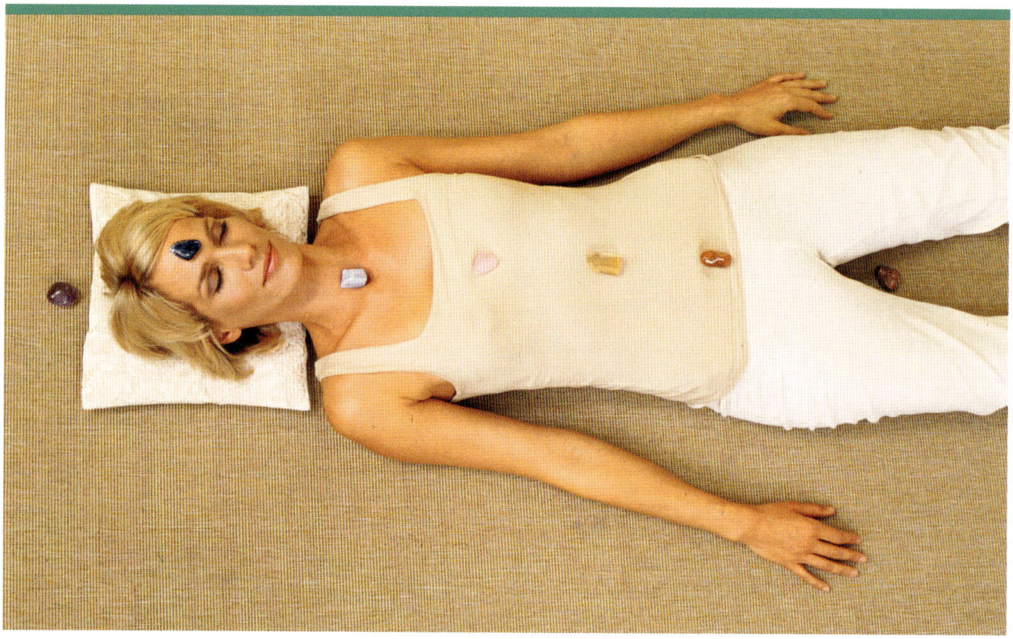

Heilsteine in den Farben der Chakren optimieren den Energiefluss und beugen Krankheiten vor.

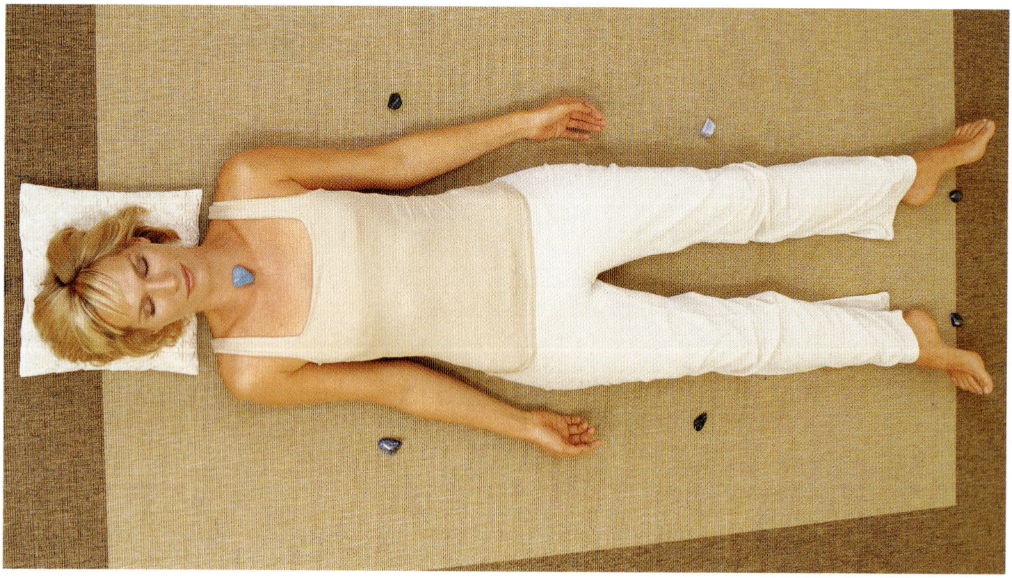

Blaue Heilsteine aktivieren das Immunsystem, lindern Allergien und wirken entspannend.

den oder gar eine Krankheit wie eine Verengung der Herzkranzgefäße oder auch Lungenprobleme haben, können Ihnen grüne Edelsteine helfen. Natürlich, wie immer, nur als Ergänzung zur schulmedizinischen Versorgung und nicht als Ersatz dafür! Sie benötigen 6 grüne Steine. Besonders eignen sich Aventurin, Heliotrop, Malachit, grüne Jade oder Peridot. Sie legen sich wiederum in Rückenlage auf einen weichen Teppich. Je einen grünen Stein platzieren Sie unterhalb Ihrer Füße und oberhalb Ihres Kopfes. Einen weiteren legen Sie auf Ihr Herzchakra und je einen halten Sie in Ihren Händen. Lassen Sie das warme Grün der Steine täglich ca. 15–20 Minuten in einem ruhigen Raum auf sich wirken. Stellen Sie sich dabei vor, »grüne Luft« zu atmen.

Das Heildreieck

Neben dem Auflegen von Bergkristallen auf die Energiezentren bietet sich auch folgende Heilmethode an: das Heildreieck aus Bergkristallen. Sie liegen in entspannter Rückenlage. Nun platzieren Sie 3 Bergkristalle mit jeweils ausgeprägter Kristallspitze so um die erkrankte Körperzone, dass die Spitzen aufeinander zeigen und sich die Kristallenergie aller Steine in der Mitte des Dreiecks trifft. Bei Störungen im Bereich des Oberkörpers (zum Beispiel bei Lungenerkrankungen) legen Sie je einen Bergkristall auf eine Schulter und einen oberhalb des Bauchnabels. Bei Störungen im unteren Körperbereich einen unterhalb des Bauchnabels und jeweils einen auf die Oberschenkel. Lassen Sie die Steine wiederum 15–20 Minuten auf sich wirken.

Bei komplexen Erkrankungen können Sie neben dem ärztlichen Rat auch die Hilfe eines Edelsteintherapeuten in Anspruch nehmen. Er wird die richtigen Heilsteine und Legemuster aus einer großen Anzahl von Möglichkeiten für Sie auswählen. Und er wird diese entsprechend der Veränderungen, die Sie nach dem Auflegen zeigen, immer wieder neu variieren und anpassen.

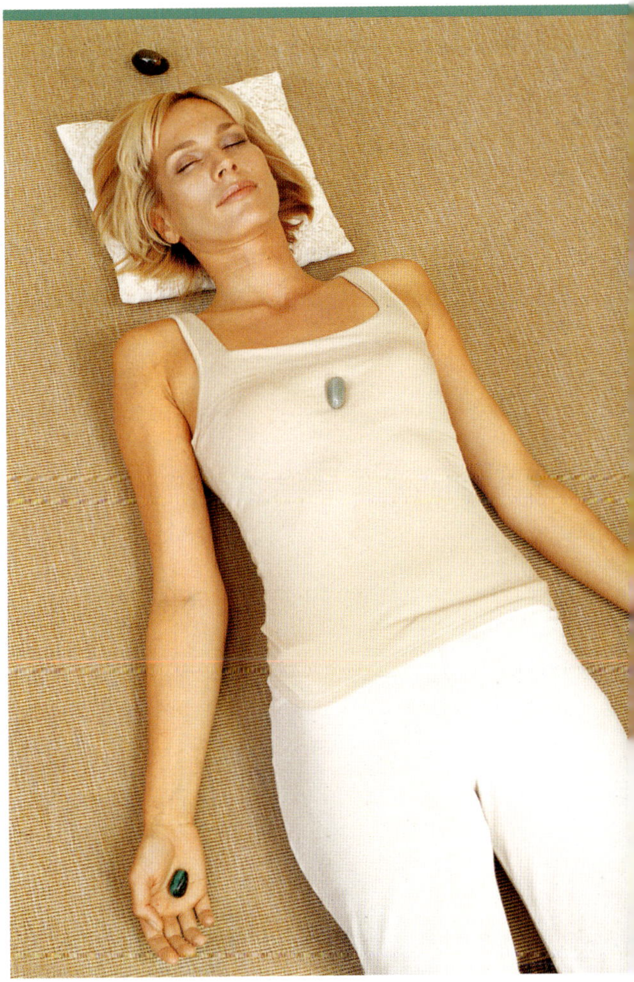

Gut fürs Herz: grüne Heilsteine.

Der Steinkreis – sanfte Kraft für Körper und Seele

Ein sanftes Mittel gegen Stress bzw. allgemeine Erschöpfung, zum Energieauftanken und Aufbau von mehr Selbstbewusstsein ist der Steinkreis. Ziehen Sie sich für rund 15 Minuten in einen nicht zu hellen und nicht zu dunklen, ruhigen Raum zurück. Leise Hintergrundmusik kann allerdings sehr angenehm sein. Sitzen Sie aufrecht, aber entspannt im Schneidersitz auf einem weichen Teppich am Boden. Nun legen Sie im Abstand von ca. 20 cm 8 Exemplare Ihres Lieblingssteins in Kreisform um Ihren Körper. Atmen Sie gleichmäßig ruhig und tief und lassen Sie die Steine intensiv auf sich wirken. Denken Sie im Schutz des Steinkreises an das Gute und Schöne, das Ihnen in Ihrem Leben begegnet. Nehmen Sie sozusagen ein Bad in der Aura der Steine und tanken Sie sich mit der Energie der Steine auf. Es sollte sich bei den 8 Steinen immer um die gleiche Steinart handeln. Zu empfehlen sind Bergkristalle oder echte Citrine. Da diese Steine, besonders die echten Citrine, in größerer Zahl aber recht teuer sind, können Sie alternativ auch auf normale Kieselsteine zurückgreifen.

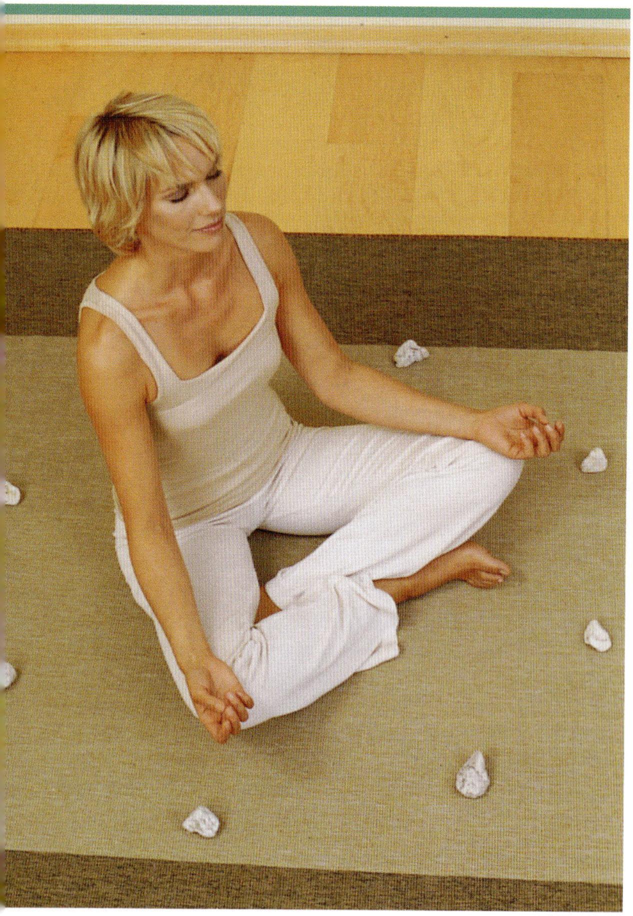

Im Zentrum des Steinkreises (hier aus Kieselsteinen) tanken Sie Energie …

Diese einfachen Steine haben ebenfalls eine harmonisierende Wirkung. Das heißt, so einfach sollten die Kiesel auch wieder nicht sein, denn Sie sollten sie nach ihrer Schönheit selbst ausgewählt haben. Nur Steine, deren Farbe und Form Sie ansprechen, sind für den Steinkreis geeignet. Und vielleicht ist ja der Spaziergang zum Flussufer – oder wo immer Sie in Ihrer Nähe schöne Kieselsteine finden – schon eine Bereicherung. Nach seinen Lieblingsfarben zu suchen, verschiedene Steine in die Hand zu nehmen und zu erfahren, wie gut sich der eine oder andere anfühlt, wirkt nämlich auch sehr entspannend.

In den Steinkreis können Sie sich ganz spontan zurückziehen, wenn Sie gerade zu Hause sind und Sehnsucht nach Ruhe spüren. Oder regelmäßig an einem festen Wochentag! Denn Rituale sind oft besonders wirkungsvoll.

Massageformen mit Edelsteinen

Massagen wirken wohltuend. Keine Frage! Und mit der Hilfe von Steinen können Sie diese heilsame Wirkung unterstützen und verstärken.

Fußreflexzonenmassage

Eine große Amethyst-Kugel können Sie für die Fußreflexzonenmassage verwenden. Setzen Sie sich auf einen Stuhl und tasten Sie zunächst Ihre Fußsohlen von den Zehen bis zur Ferse mit den Fingern ab. Sind Ihre Füße an bestimmten Stellen besonders druckempfindlich oder schmerzen, dann liegt wahrscheinlich irgendwo in Ihrem Körper eine Erkrankung vor. Denn Ihre Füße bilden ein verkleinertes Abbild Ihres Körpers.

Jedem Organ oder Körperteil ist beim Fuß eine Reflexzone zugeordnet. Der große Zeh ist zum Beispiel für den Kopf inklusive Hirnanhangdrüse (Hypophyse) »zuständig«. An seinem unteren Ende liegen die Reflexzonen für Hals (Mandeln und Schilddrüse) sowie Nacken (Wirbelsäule). Am 2. und 3. Zeh befinden sich die Reflexzonen für die Augen und am Fußballen die für das Herz. Die Reflexzonen für Bauchspeicheldrüse und Nieren sind im 2. Drittel der Fußsohle und die für Dünndarm und Harnblase im letzten Drittel zu finden. (Die Grafik auf Seite 42 verrät weitere Details.)

Durch intensives, kräftiges Kneten der entsprechenden Reflexzone können Sie das dazugehörige Organ bzw. den dazugehörigen Körperteil, also zum Beispiel die Augen oder die Nieren, positiv beeinflussen und den Energiefluss im Körper wieder normalisieren. Aber das Beste ist: Sie müssen die genaue Lage der Reflexzonen gar nicht kennen, um die Fußreflexzonenmassage erfolgreich durchzuführen. Kneten Sie einfach Ihre Fußsohlen nacheinander mit den Fin-

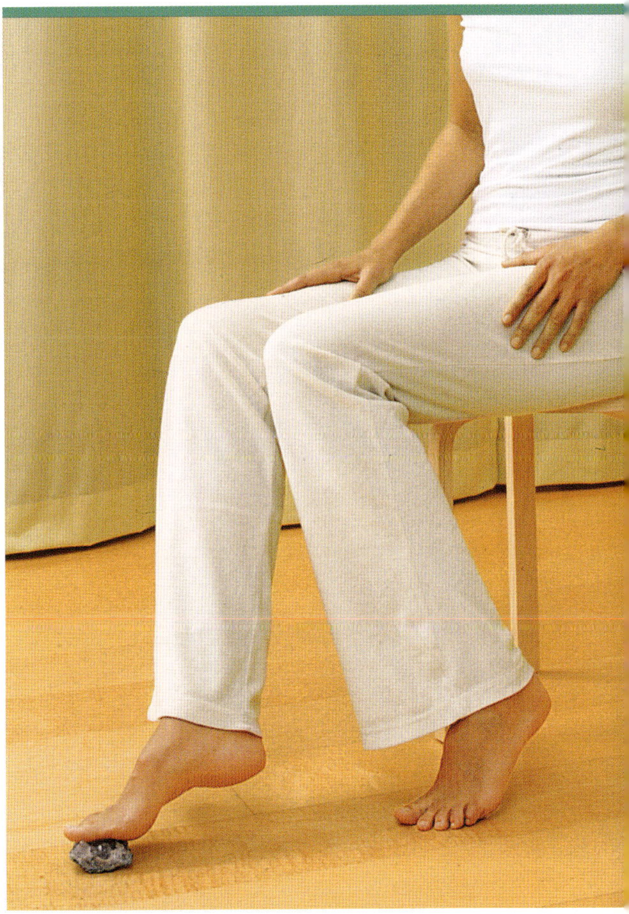

Fußreflexzonenmassage mit Hilfe einer kleinen Amethyst-Druse.

gern und rollen Sie anschließend mit Ihren Füßen kräftig über die Amethyst-Kugel. »Bearbeiten« Sie dabei die schmerzenden Stellen so lange, bis Sie eine Schmerzlinderung spüren. Schon haben Sie viel für Ihre Gesundheit getan! Und auf diese Weise verbinden Sie die Massagewirkung ganz automatisch mit der Heilwirkung des Amethysts.

Noch besser als eine Kugel eignet sich ein **Amethyst-Drusenstück** für diese Fußreflexzonenmassage. Denn seine kleinen Kristallspitzen wirken besonders aktivierend. So können Sie

Übersicht der Reflexzonen auf den Fußsohlen

1 Wirbelsäule
2 Hypophyse
3 Schilddrüse
4 Gaumenmandeln
5 Augen
6 Ohren
7 Zähne
8 Nasennebenhöhlen
9 Lymphe im Kopfbereich
10 Schulterregion
11 Herz
12 Leber/Gallenblase
13 Milz
14 Magen

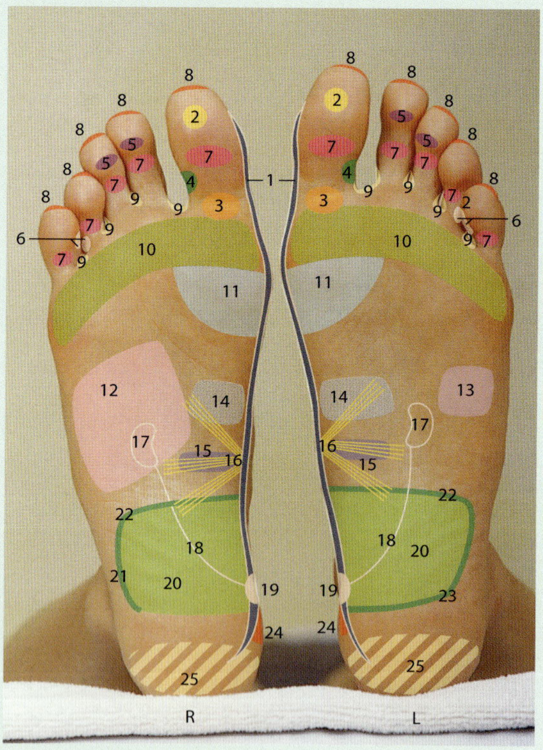

15 Pankreas (Bauchspeicheldrüse)
16 Solarplexus (Sonnengeflecht)
17 Nieren
18 Harnleiter
19 Harnblase
20 Dünndarm
21 aufsteigender Dickdarm
22 quer verlaufender Dickdarm
23 absteigender Dickdarm
24 Anus (After)
25 Beckenboden

Übrigens:
Weitere Reflexzonen liegen an der Außenseite des Fußes und auf dem Fußrücken. Und einige Reflexzonen sind sowohl über den Fußrücken als auch parallel dazu über die Fußsohle erreichbar (z. B. die für die Lunge).

den Fuß auf dem am Boden liegenden Drusenstück abrollen oder das Drusenstück in die Hand nehmen und damit fest gegen die Reflexzonen auf der Fußsohle drücken. Allerdings ist hier eine gewisse Vorsicht vor etwaigen scharfen Kanten oder gar Absplitterungen des Kristalls geboten, denn Verletzungen des Fußes sollen natürlich vermieden werden.

Die Fußreflexzonenmassage hilft übrigens nicht nur bei bestehenden Erkrankungen, sondern beugt diesen auch vor! Sie kann bei Bedarf täglich angewandt werden.

Ohr-Akupressur

Ein verwandtes Fachgebiet ist die Ohr-Akupressur mit einem Kristallstab. Denn das äußere Ohr spiegelt genauso wie die Fußsohle den ganzen Menschen wider. Deshalb können – wie über die Fußreflexzonen – auch über Akupressurpunkte am Ohr körperliche Beschwerden und vor allem Schmerzen und Ängste gemildert werden. Suchen Sie diese Punkte einfach durch Abtasten mit den Fingern: Behandlungsbedürftige Punkte sind druckempfindlich!

Wenn Sie fündig geworden sind, können Sie die Punkte kneten und zusätzlich die Kraft der Edelsteine einsetzen bzw. von einem Therapeuten einsetzen lassen. Es gibt sogar speziell zu diesem Zweck geschliffene Kristallstäbe. Das sind relativ dünne, längliche Kristalle mit Spitze – aus Rosenquarz, Rutilquarz oder anderen Edelsteinen. Mit ihnen kann heilsamer und präziser Druck auf die Akupressurpunkte ausgeübt werden. Dabei werden die Kristallstäbe entsprechend ihrer farblichen Zuordnung zu den betreffenden Energiezentren ausgewählt. Die Vorgehensweise sollten Sie sich von einem Therapeuten zeigen lassen.

Die Ohr-Akupressur kann sowohl heilend als auch vorbeugend wirken. Ein konkretes Beispiel: Zur Vorbeugung oder zur Unterdrückung von Ängsten können Sie Ihr Ohrläppchen – ganz unten in Kopfnähe – drücken. Und eine sehr einfache Möglichkeit zur allgemeinen Aktivierung Ihres Körpers über die Ohr-Akupressurpunkte ist folgende: Nehmen Sie einen großen **Rosenquarz** in Ihre Hand und drücken Sie ihn fest auf Ihr Ohr: etwa 5 Minuten auf das linke und 5 Minuten auf das rechte. Dabei können Sie auch ganz entspannt im Bett liegen.

Ganzkörpermassage

Bei der Ganzkörpermassage, die naturgemäß nur durch eine zweite Person durchgeführt werden kann, werden Steine ebenfalls immer beliebter. Der Masseur arbeitet dabei zum Beispiel mit einem speziell geschliffenen Edelstein, der zum Gesamtbeschwerdebild des Patienten passt. Oder er setzt warme Aromaöle und viele vorgewärmte Kiesel- oder Basaltsteine für die Massage ein bzw. legt die warmen Steine auf. Wo Kälte gut tut, massiert er im Wechsel mit gekühlten Marmorkugeln. Durch diesen Warm-Kalt-Wechsel können Verspannungen gelöst sowie Durchblutung und Abwehrkräfte gefördert werden. Schon Pfarrer Sebastian Kneipp wandte dieses Prinzip an, allerdings in Form von Kaltwasserbehandlungen.

Edelstein-Elixiere und pulverisierte Edelsteine

Als Alternative zum Auflegen und Tragen von Edelsteinen riet die hl. Hildegard (siehe S. 8) auch häufiger zum Trinken oder Abreiben mit »Edelstein-Wasser«. Dabei handelt es sich um Wasser, das mit Hilfe der Schwingungsenergie eines Edelsteins aufgeladen wurde und daher die gleichen Heilwirkungen wie der Edelstein selbst hat. Zur Herstellung einer solchen Flüssigkeit legte die hl. Hildegard einen unbearbeiteten Edelstein zum Beispiel für 1 Stunde, 1 Tag oder länger – je nach Mineral – in Wasser oder in Wein (z. T. erhitzt).

Ein wirksamer Heiltrank

Auch Paracelsus (1493–1541), legendärer Arzt und Reformator der Medizin, schwor auf die Kraft geheimnisvoller Edelstein-Essenzen. Heute gibt es ähnliche Elixiere: vielfach verdünntes Edelstein-Wasser, das durch Zusatz von Alkohol haltbar gemacht wurde (»Bachblüten«-Prinzip). Diese Elixiere können sehr wirksam sein und werden daher nur **tröpfchenweise** eingenommen. Die durchschnittliche Dosis liegt bei 5–10 Tropfen, die man 3-mal täglich außerhalb der Mahlzeiten auf die Zunge träufelt und jeweils mindestens 1 Minute im Mund behält. In akuten Fällen kann die Dosis erhöht werden. Wie bei homöopathischen Gaben üblich, können sich dabei die Krankheitssymptome in den ersten Tagen der Einnahme sogar noch verschlimmern, sollten aber (sofern das richtige Mittel verordnet wurde) dann kontinuierlich abklingen. Ansonsten absetzen! Das Elixier nimmt man so lange ein, bis die Symptome verschwunden sind, und noch 2 Tage darüber hinaus. Auch hier ist es wichtig, das am besten geeignete Elixier und die genaue Therapie mit einem Fachmann – spezialisierten Arzt (selten!) oder Heilpraktiker – festzulegen.

Elixiere selbst herstellen

Ein einfaches Edelstein-Elixier, natürlich nur aus ungiftigen Mineralien wie dem universell helfenden Bergkristall, kann man auch selbst herstellen. Dazu legt man einen möglichst ungeschliffenen, gut gereinigten und aufgeladenen Edelstein in eine ebenfalls gut gereinigte Glasschale mit möglichst kohlensäurefreiem Mineralwasser (z. B. 200 ml oder ein Mehrfaches davon). Diese stellt man für ca. 2 Stunden in die Sonne oder über Nacht an das Fenster. Danach gießt man das Mineralwasser in eine Glasflasche und füllt es mit der halben Menge Branntwein (bei 200 ml Wasser also 100 ml) auf, um eine gewisse Haltbarkeit zu bewirken. Das Elixier sollte dunkel und kühl aufbewahrt werden. Von diesem medizinischen Trunk kann man 3-mal täglich, außerhalb der Mahlzeiten, einen kleinen Schluck zu sich nehmen. Vorsicht jedoch wegen des relativ hohen Alkoholgehaltes! Will man auf den Zusatz von Alkohol verzichten, muss man das Elixier jeden Tag neu ansetzen und trinkt dann ein Glas über den Tag verteilt.

Edelstein-Elixiere können bei Bedarf parallel zum Auflegen oder Tragen von Edelsteinen eingenommen werden. Bei eigener Elixier-Herstellung sollte jedoch die genaue Vorgehensweise vorher unbedingt mit einem Spezialisten (Arzt/Heilpraktiker) besprochen werden. Schließlich gibt es dabei viele Varianten – auch solche, die bei bestimmten Steinen nicht ausprobiert werden sollten!

Übrigens: Die im Handel erhältlichen, in einem komplizierten Verfahren hergestellten Elixiere erzielen manchmal schnellere Ergebnisse oder haben ein breiteres Wirkungsspektrum als die Edelsteine, die ihre Basis bilden. Das gilt z. T. auch für die folgenden Edelstein-Elixiere. So gibt man beispielsweise Bernstein-Elixier allgemein zur Erhöhung der Abwehrkräfte, Chrysokoll-Elixier (ohne Alkohol) zur Entgiftung nach Alkoholmissbrauch, Diamant-Elixier gegen Magenbeschwerden, Rhodochrosit-Elixier bei Diabetes, Rubin-Elixier bei Bluterkrankungen, Saphir-Elixier bei Hautleiden und Smaragd-Elixier bei Ängsten, Herzbeschwerden sowie Migräne. Und Sugilith-Elixier kann unterstützend bei Krebs, Hepatitis und HIV eingesetzt werden. Dabei sind bestimmte Elixiere, wie etwa von Amethyst oder Saphir, auch äußerlich anzuwenden. 2 Tropfen pro 10 g Salbe bilden beispielsweise eine gute Grundlage für eine heilende **Hautcreme.** Oder Sie träufeln zur Hautpflege 10 Tropfen Elixier in Ihr Badewasser.

Pulverisierte Edelsteine

Vor allem früher wurden neben Elixieren auch gerne Arzneien aus pulverisierten Edelsteinen hergestellt, die man einnahm oder auf Wunden strich usw. Insbesondere die Einnahme solcher Pulver kann jedoch sehr negative Nebenwirkungen haben und in bestimmten Fällen sogar zum Tod führen. Die heute wieder erhältlichen Edelstein-Pulver sind auf keinen Fall zur Selbstmedikation geeignet!

Beispiele für Anwendungsmöglichkeiten: Gegen Akne wird zuweilen eine Maske aus Achatpulver – gemischt mit Karottensaft – empfohlen. Leicht erhitztes Achatpulver auf Biss- oder Stichwunden von Zecken oder Wespen gestrichen, soll entgiftend wirken. Pulverisierter Bernstein gilt als wirksames Mittel gegen Gicht. Aber bitte wenden Sie auch diese Pulver niemals ohne ärztlichen Rat an!

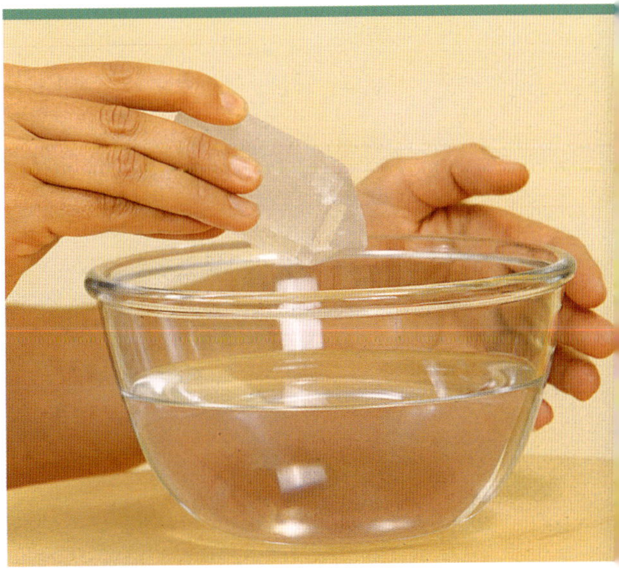

So einfach können Sie ein wirkungsvolles Elixier herstellen: Legen Sie einen Bergkristall in eine Glasschale mit Wasser und stellen Sie diese für 2 Stunden in die Sonne, z. B. auf den Balkon.

Den Tierkreiszeichen und Monaten zugeordnete Steine

Edelsteine waren schon immer eng mit der Astrologie verbunden. Bereits die alten Babylonier und Ägypter ordneten jedem der 12 Tierkreiszeichen jeweils 1 Edelstein zu. Er sollte den im betreffenden Tierkreiszeichen Geborenen Glück und Gesundheit bescheren. Daneben wurde auch die Verbindung zwischen Geburtsmonat und Edelsteinen hergestellt. Bezüglich der Zuordnungen, die im europäischen Raum entstanden, lassen sich dabei Parallelen zur Natur und ihrer Entwicklung im Jahresverlauf entdecken. Denn z. B. der Mai steht ja für intensives Grün, der Oktober für eine bunte Farbenvielfalt: Entsprechende Steine finden sich bei diesen Monaten. Und Rot symbolisiert sommerliche Hitze (Juli), aber auch den Wunsch nach einem wärmenden Feuer im Winter (Januar).

Darüber hinaus verbanden die Menschen mit Steinen in bestimmten Farben seit jeher beson-

Den Monaten zugeordnete Edelsteine

	Vorzugsweise	
Januar	… tiefrote Steine	Granat, aber z. B. auch Rosenquarz
Februar	… violette Steine	Amethyst, aber z. B. auch Onyx
März	… hellblaue Steine	Aquamarin, Turmalin, aber z. B. auch Heliotrop
April	… farblose bis weiße Steine	Bergkristall, Diamant, aber z. B. auch Saphir
Mai	… funkelnd grüne Steine	Chrysopras, Smaragd
Juni	… braune Steine	Gelbbrauner Mondstein, Perle
Juli	… rote Steine	Karneol, Rubin
August	… hellgrüne Steine	Aventurin, Peridot, aber z. B. auch Onyx, Sardonyx
September	… dunkelblaue Steine	Lapislazuli, Saphir, aber z. B. auch Peridot
Oktober	… vielfarbig schimmernde Steine	Opal, Turmalin, aber z. B. auch Aquamarin
November	… gelbe Steine	Bernstein, Tigerauge, Topas
Dezember	… wasserblaue Steine	Türkis, blauer Zirkon, aber z. B. auch Hämatit, Rubin

dere Kräfte. So wusste man früher schon, dass feuriges Rot – wie beim Rubin – Lebensfreude und Lebenskraft stärken kann. Die Wirkung von Farben ist also keine Entdeckung unserer Tage. Die unten stehenden Übersichten zeigen Ihnen eine Auswahl an Glückssteinen.

Den Tierkreiszeichen zugeordnete Edelsteine

Widder 21.03.–20.04.	Amethyst, Chalcedon, Diamant, Dolomit, Feueropal, Granat, Hämatit, Heliotrop, roter Jaspis, roter Karneol, Rubin, roter Turmalin
Stier 21.04.–20.05.	Achat, Amazonit, Aventurin, Chrysokoll, Citrin, orangefarbener Karneol, rotbraune Koralle, Malachit, Moosachat, Rhodochrosit, Rosenquarz, Saphir, Smaragd, Zirkon
Zwillinge 21.05.–21.06.	Apophyllit, Aquamarin, Bergkristall, Bernstein, blauweißer Chalcedon, Citrin, Coelestin, Epidot, gelber Karneol, Moosachat, Onyx, gelber Saphir, Tigerauge, gelber Topas, Unakit, Zoisit
Krebs 22.06.–22.07.	Anhydrit, Aventurin, weißer Chalcedon, Chrysokoll, Chrysopras, Diamant, Jade, Jaspis, Karneol, Koralle, Mondstein, Opal, Orthoklas, Peridot, Perle, Rhodochrosit, Smaragd
Löwe 23.07.–23.08.	Bergkristall, Bernstein, Bronzit, Chrysoberyll, Citrin, Diamant, Dumortierit, Granat, Markasit, Peridot, Rubin, Sonnenstein, Tigerauge, gelber Topas
Jungfrau 24.08.–23.09.	Gelber Achat, Amethyst/Ametrin, Andalusit, Bernstein, Beryll, Citrin, Diopsid, Jaspis, Karneol, Lapislazuli, Onyx, blauer Saphir, Sodalith, Tigerauge
Waage 24.09.–23.10.	Amazonit, Ametrin, Apophyllit, Aquamarin, Chrysokoll, Citrin, Jade, Jaspis, rosafarbene Koralle, Kunzit, Perle, Rauchquarz, Rosenquarz, blauer Saphir, Smaragd, Sonnenstein, Sternsaphir, Sugilith, Topas, rosafarbener Turmalin
Skorpion 24.10.–22.11.	Achat, Amethyst, Anhydrit, Chrysopras, Feuerstein, Fluorit, Granat, Hämatit, Heliotrop, roter Jaspis, blutroter Karneol, rote Koralle, Malachit, Obsidian, schwarzer Opal, Rubin, roter Spinell, roter/schwarzer Turmalin
Schütze 23.11.–21.12.	Amazonit, Amethyst, Apatit, Aventurin, Chalcedon, Chrysokoll, Dumortierit, Lapislazuli, Obsidian, Opal, dunkelblauer Saphir, Sodalith, blauer Spinell, blauer Topas, Zirkon
Steinbock 22.12.–20.01.	Achat, Amethyst, Aragonit, Bergkristall, Diamant, Gagat, Jaspis, Labradorit, Malachit, Mondstein, Obsidian, Onyx, schwarze Perle, Rauchquarz, grüner und schwarzer Turmalin, Vesuvian
Wassermann 21.01.–19.02.	Amazonit, Aquamarin, Baryt, Chrysokoll, Falkenauge, hellblauer Fluorit, Jaspis, Labradorit, Malachit, Obsidian, Opal, hellblauer Saphir, blauer Topas, Türkis, farbloser Zirkon
Fische 20.02.–20.03.	Amazonit, Amethyst, Amethystquarz, Anhydrit, Aquamarin, violetter Fluorit, Jade, Koralle, Kunzit, Labradorit, Mondstein, Opal, Perle, blauer Saphir, Staurolith, Sugilith, Türkis

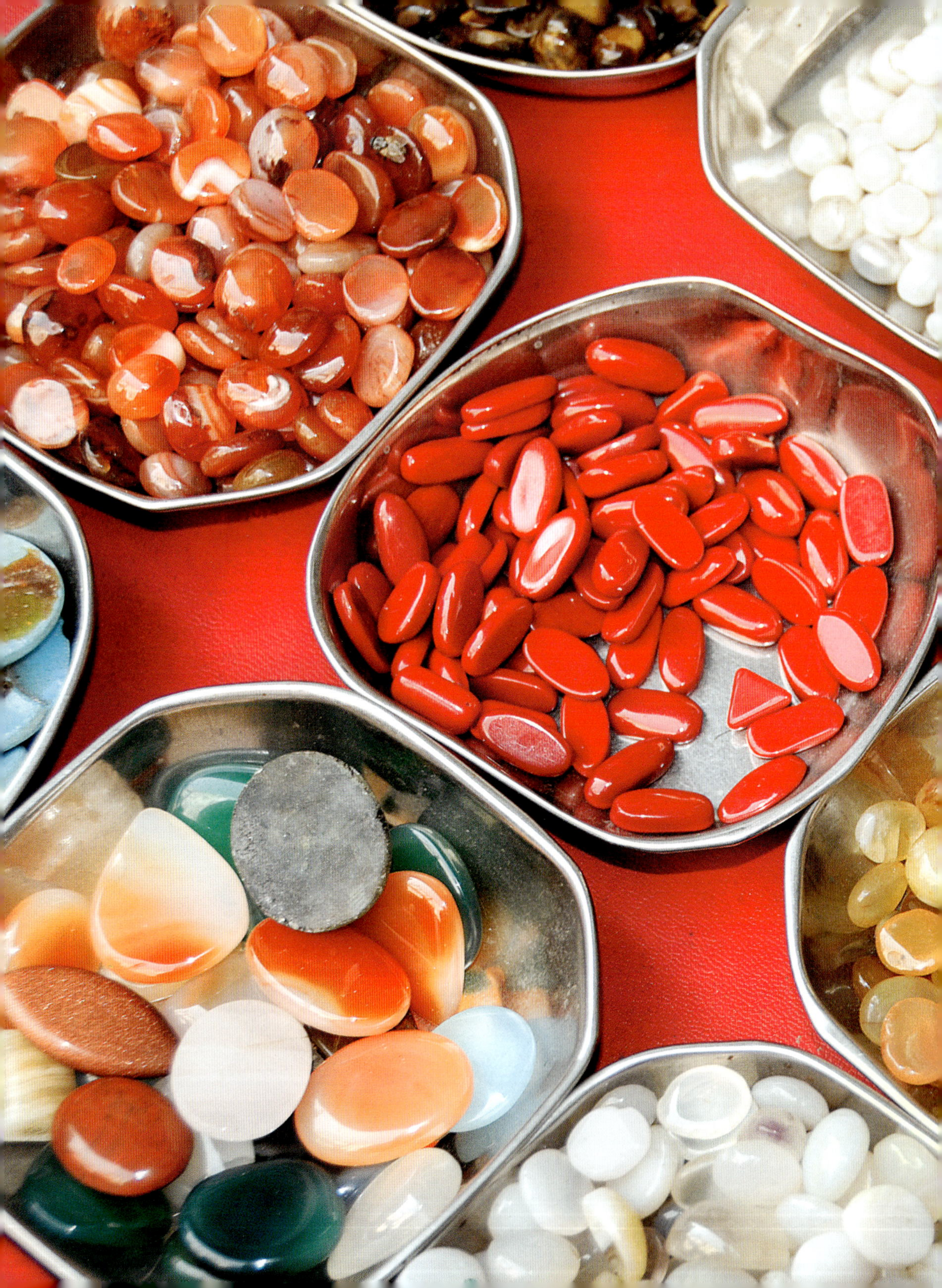

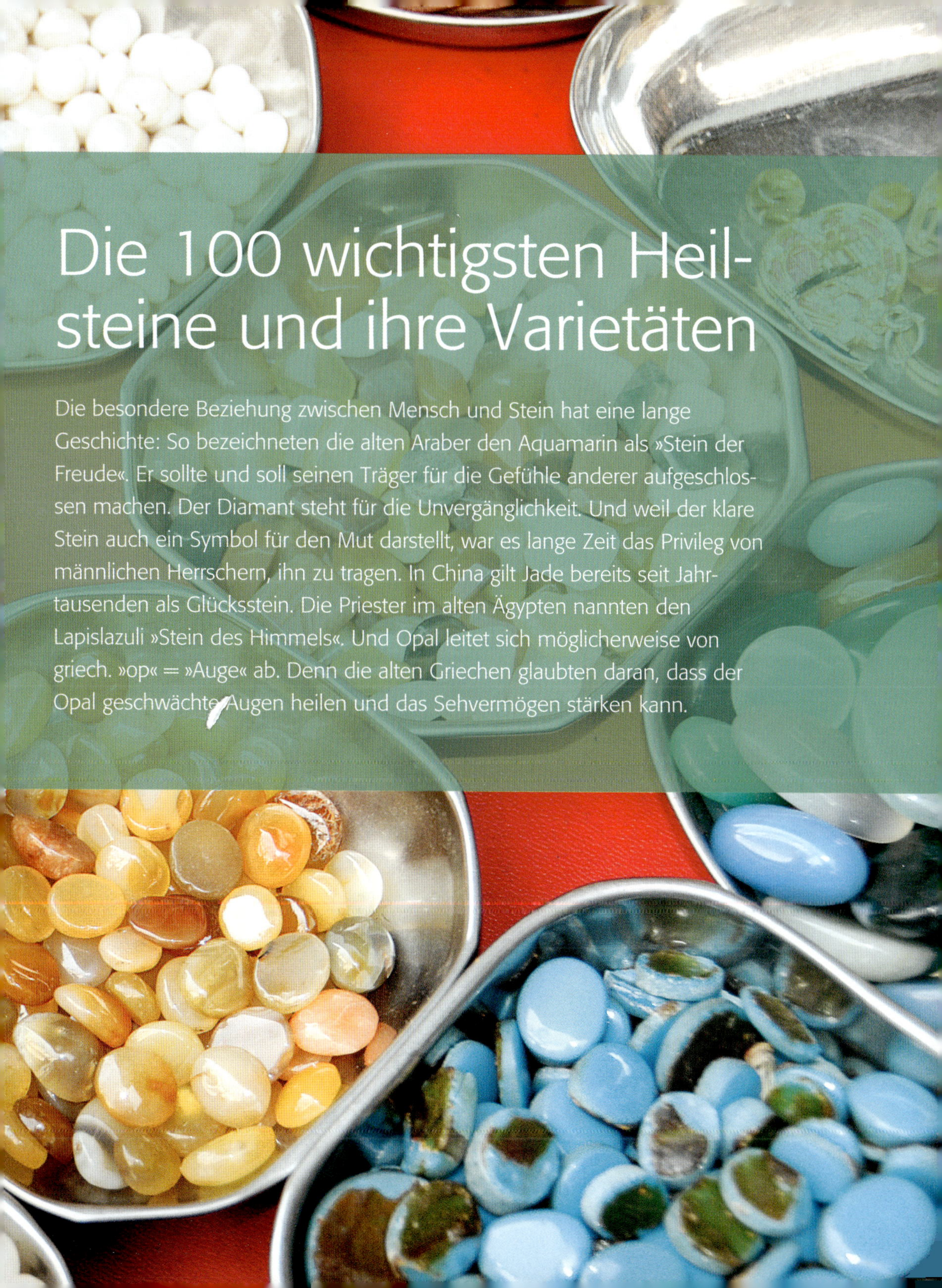

Die 100 wichtigsten Heilsteine und ihre Varietäten

Die besondere Beziehung zwischen Mensch und Stein hat eine lange Geschichte: So bezeichneten die alten Araber den Aquamarin als »Stein der Freude«. Er sollte und soll seinen Träger für die Gefühle anderer aufgeschlossen machen. Der Diamant steht für die Unvergänglichkeit. Und weil der klare Stein auch ein Symbol für den Mut darstellt, war es lange Zeit das Privileg von männlichen Herrschern, ihn zu tragen. In China gilt Jade bereits seit Jahrtausenden als Glücksstein. Die Priester im alten Ägypten nannten den Lapislazuli »Stein des Himmels«. Und Opal leitet sich möglicherweise von griech. »op« = »Auge« ab. Denn die alten Griechen glaubten daran, dass der Opal geschwächte Augen heilen und das Sehvermögen stärken kann.

Achat

Quarzaggregat; aus der Gruppe der Chalcedone

Härte: 6,5–7,0 **Dichte: 2,65**
Formel: SiO_2

Farbe: Meist graue, blaue, beigefarbene oder braune Töne. Jedoch werden Achate häufig gefärbt und kommen daher in fast allen möglichen Farbvarianten auf den Markt.

Verwendung: Oft wird Achat in »Scheibenform« angeboten, z. B. als Anhänger. Diese Achatscheiben sind meist leicht durchscheinend und weisen kristalline Einschlüsse auf. Weiterhin werden Gemmen, Kameen, Kugeln, Schmuckdosen und sogar Laborgeräte aus Achat gefertigt.

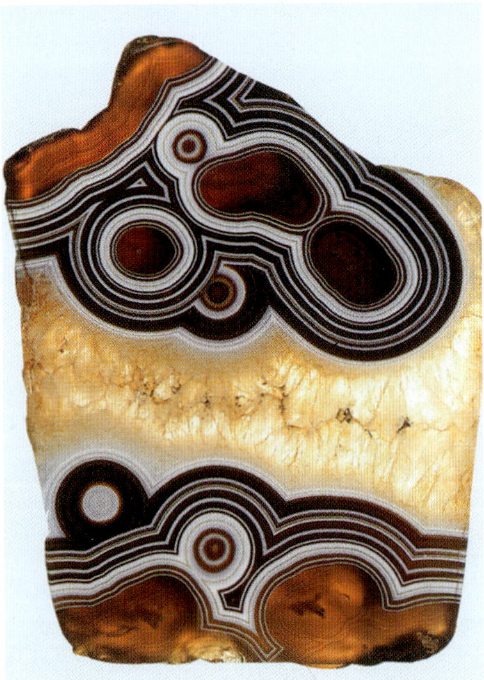

Schon die hl. Hildegard verwendete den Achat – hier ein besonders schönes Exemplar – als Heilstein.

Varietäten:

- **Augenachat:** Die Struktur mit ihren konzentrischen Ringen erinnert an ein Auge.
- **Dendritenachat:** mit eisen- und manganhaltigen Einschlüssen, die vorhandene Risse ausfüllten und aufgrund ihrer Formen und bräunlichen Farbe an Pflanzen/Bäume erinnern; auch Mokkastein oder Baumstein genannt.
- **Feuerachat:** mit Eisenoxidkristallen/-lagen, die den Stein schillernd leuchten lassen.
- **Landschaftsachat:** mit einer »Landschafts«-Struktur auf durchscheinendem Grund.
- **Uruguay-Achat:** mit parallelen Lagen im Innern einer konzentrischen Schale, die sich parallel zur Erdoberfläche gebildet haben und daher zeigen, wie der Achat im Gestein gelegen hat.

Heilkraft: Achate sollen insbesondere einen positiven Einfluss auf alle Fortpflanzungsorgane haben und gelten als Schutzsteine für die werdende Mutter und ihr ungeborenes Kind. Außerdem sollen sie Augenleiden wie ermüdete Augen und Bindehautentzündung lindern: Dazu legt man täglich für ca. 15 Min. je eine Achatscheibe auf die geschlossenen Augen. Auch können Achate Blasenbeschwerden, Fieber, Magenbeschwerden und sogar Alkoholismus, Epilepsie, Hirnhautentzündungen, Mondsucht und Wassersucht (Hydropsie/Ödeme) heilen. Ob ein Achat unter dem Kopfkissen einen erholsamen Schlaf ohne Alpträume gewährleistet, muss man erst ausprobieren: Denn auch das Gegenteil könnte der Fall sein! Der Augenachat soll gegen Hämorrhoiden helfen. Dazu befestigt man ihn am besten mit einem Pflaster oberhalb des Darmausgangs – und das über mehrere Wochen. Außerdem kann er die Behandlung von Netzhauterkrankungen und Glaukom unterstützen (täglich für 20 Minuten auf die geschlossenen Augen auflegen).

Die hl. Hildegard rät u. a. dazu, gegen Fallsucht (Epilepsie) oder Mondsucht immer einen Achat direkt auf der Haut zu tragen. Auch soll ein solcher Achat den Träger verständig und redegewandt machen. Und eine Achatscheibe auf dem Herzen getragen, soll beruhigen und Kraft spenden.

Besondere Wirkungen auf Seele und Geist: Der Achat soll für Ausgeglichenheit und Stabilität sorgen sowie das logische Denken fördern. Gleichzeitig soll er seinem Träger Vertrauen in die Kraft Gottes schenken.

Tierkreiszeichen: Skorpion, Steinbock, Stier, Jungfrau (gelber Achat).

Amazonit

Amazonenstein; Feldspatvarietät

Härte: 6,0–6,5 **Dichte: 2,56–2,58**
Formel: $K[AlSi_3O_8]$

Farbe: Grün bis blaugrün; durchscheinend bis opak.

Verwendung: Amazonit wird hauptsächlich zu Cabochons für Ringe oder zu Kugeln für Ketten geschliffen. Auch Amazonit-Anhänger und Schmeichelsteine sind im Handel.

Heilkraft: Auf das Herzchakra aufgelegt oder an einer Kette getragen, soll Amazonit gegen nervöse Herzbeschwerden helfen, allgemein beruhigen und Depressionen vertreiben. Auch soll er den Stoffwechsel anregen und gegen Menstruationsbeschwerden bzw. Krämpfe und Kopfschmerzen wirken. Bei Nackenverspannungen legt man den Amazonit im Nacken auf.

Besondere Wirkungen auf Seele und Geist: Amazonit soll die Lebensfreude stärken.

Tierkreiszeichen: Wassermann, aber auch Fische, Schütze, Stier und Waage.

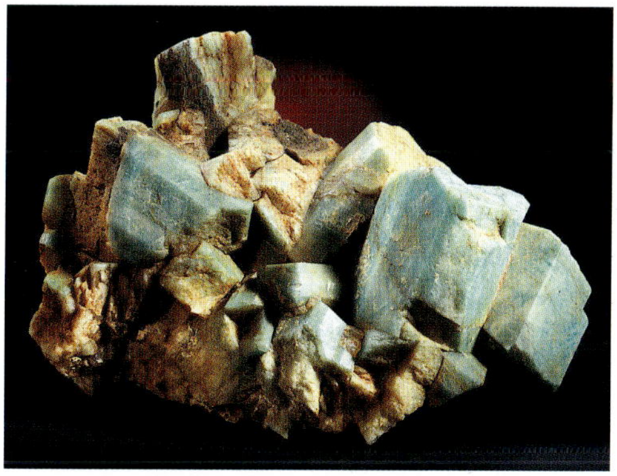

Amazonit wirkt beruhigend und belebend zugleich.

Amethyst, Amethystquarz und Ametrin

violetter Quarz

Härte: 7 **Dichte: 2,65**
Formel: SiO_2

Farbe: Helles bis dunkles Violett; durchsichtig bis durchscheinend.

Verwendung: Der Amethyst schmückt aufgrund seiner Farbe (liturgische Farbe der katholischen Kirche) viele heilige Gefäße und Bischofsinsignien/Bischofsringe.

Varietäten:

- Die Verwachsung von Amethyst mit milchigem Quarz wird als **Amethystquarz** bezeichnet.
- **Ametrin** ist eine Verwachsung von violettem Amethyst und gelblichem Citrin.

Besonderheiten: Amethyst sollte nicht zu lange einer starken Sonneneinstrahlung ausgesetzt werden, weil er sonst verblasst. Minderwertiger Amethyst wird häufig gebrannt und dann aufgrund seiner bräunlichen Farbe als Citrin (siehe dort) oder unter den Bezeichnungen »Goldtopas«, »Madeiratopas« bzw. »Quarztopas« in den Handel gebracht. Um einen größeren Wert vorzutäuschen, wird er – fälschlicherweise – auch manchmal als Topas (siehe dort) ausgegeben.

Heilkraft: Der Amethyst soll Kopfschmerzen und sogar Migräne lindern. Dazu »fährt« man mehrmals mit dem Stein wie mit einem Kamm über den Kopf nach hinten, streicht über die Schläfen und legt ihn dann auf die Stirn auf. Meist tritt erst nach 1–2 Stunden eine deutliche Linderung ein, aber diese Wartezeit lohnt sich. Das gilt insbesondere dann, wenn Migräneanfälle so schwer sind, dass Medikamente allein nicht mehr helfen. Dabei ist es natürlich wichtig – wie bei Migräne üblich –, den Raum zu verdunkeln und während des Steinauflegens so entspannt wie irgend möglich auf dem Rücken zu liegen. Sollte auch der Amethyst keine Wirkung zeigen, kann man die Prozedur alternativ mit einem Rosenquarz durchführen. Weitere Anti-Migräne-Steine sind Magnesit und Rhodochrosit.

Auch Nackenverspannungen soll der Amethyst lösen, wenn man mit ihm mehrere Male vom Hinterkopf über Nacken und Schultern streicht. Überhaupt wird der Amethyst gegen alle stressbedingten Beschwerden eingesetzt. Sogar bei Neurosen, Halluzinationen und hysterischen Zuständen soll er beruhigend wirken. Um hohen Blutdruck zu senken, sollte man mit einem großen Amethyst-Drusenstück in geraden Linien sanft über Kopf, Nacken, Rücken, Beine und Arme zum Boden hin streichen. Ein regelmäßig getragener Amethyst-Anhänger soll außerdem nervös bedingten Durchfall stoppen. Bei Schlaflosigkeit und zur Vorbeugung vor Alpträumen kann man mit einem durch Speichel angefeuchteten Amethyst über die Stirn streichen oder man legt ihn vor dem Einschlafen für 15 Min. auf das Stirnchakra auf.

Als Schmuck sollte der Amethyst stets nahe dem Herzen getragen werden. Aufgrund seiner reinigenden Wirkung wird er auch zur Heilung von Bluterkrankungen sowie Geschlechtskrankheiten empfohlen. Das Trinken von Amethyst-Wasser soll eine Stärkung der Bauchspeicheldrüse bewirken. Dazu legt man den Stein über Nacht in ein Glas Wasser, nimmt ihn morgens heraus und trinkt das Wasser schluckweise über den Tag verteilt. Zur Herstellung von Amethyst-Heilcreme gibt man den Stein einfach in den Cremetopf. Solche Heilcreme wird zur Heilung von Akne und anderen Hautirritationen eingesetzt. Pigmentflecken sollen gemildert werden, indem man einen Amethyst mit Speichel benetzt und dann mit dem Stein über die Flecken reibt (täglich). Das Gleiche gilt für Geschwülste.

Die hl. Hildegard riet, gegen Hautkrankheiten ein Bad in Amethyst-Wasser zu nehmen. Dazu erwärmt man den Stein über Wasserdampf und legt ihn dann in das Badewasser. Alternativ kann man ihn für ein paar Stunden in eine Wasserschale legen und dieses Amethyst-Wasser dann in das Badewasser schütten. Solches Wasser eignet sich auch für Gesichtswaschungen. Weitere Anwendungsmöglichkeiten ergeben sich für den Amethyst bei Mandelentzündungen, Ödemen, offenen Beinen und als Vorbeugung vor Alkoholsucht. Auch wird der Amethyst gerne als Schutzstein getragen.

- Der **Amethystquarz** kann besonders bei Lungenbeschwerden, starker Erschöpfung, mangelnder Verdauung und juckender Haut hilfreich sein.
- Der **Ametrin** soll Gehirn und Nerven stärken und gegen Altersdemenz helfen. Außerdem wird ihm eine positive Wirkung auf die Schilddrüse und die Darmtätigkeit zugeschrieben.

Besondere Wirkungen auf Seele und Geist: Der Amethyst soll den Geist klären, Intuition, Intelligenz und sichere Entscheidungsfindungen fördern und gleichzeitig die Kreativität stärken. Außerdem soll er beruhigend wirken bzw. gegen Stress helfen. Der Ametrin soll für innere Ausgeglichenheit und Reife sorgen.

Tierkreiszeichen: Fische, Jungfrau, Schütze, Skorpion, Steinbock, Widder (Amethyst); Jungfrau, Waage (Ametrin).

Monatsstein: Der Amethyst ist der Stein des Monats Februar.

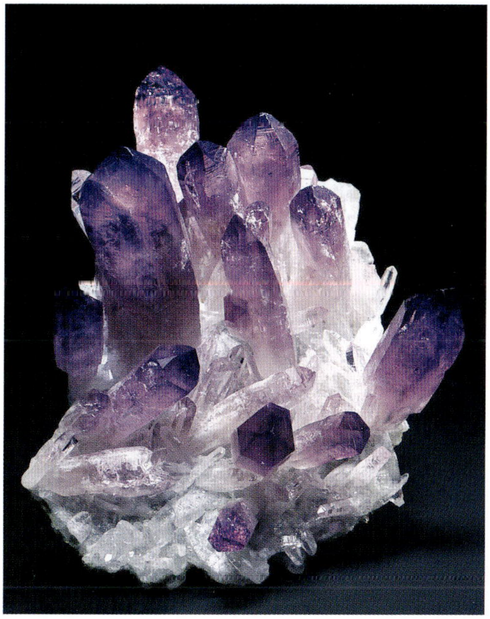

Amethyst – Helfer bei Stress und Kopfschmerzen.

Andalusit und Chiastolith

Kreuzstein

Härte: 6,0–7,5 **Dichte: 3,05–3,17**
Formel: Al_2SiO_5

Farbe: Meist gelblich, grünlich oder rötlich bis braun; oft auch mit einem violettem Stich; durchsichtig.

Varietät:

- Ist der Stein opak und lässt im Querschnitt ein Kreuz erkennen, nennt man ihn **Kreuzstein** oder **Chiastolith**.

Verwendung: Industriell wird Andalusit z. B. als Rohstoff bei der Herstellung feuerfester Materialien verwendet.

Heilkraft: Der Andalusit soll die Entgiftung des Körpers fördern, das Bindegewebe stärken, die Haut heilen, vor Gelenkerkrankungen und Gicht schützen und sogar Lähmungen lindern. Zuweilen wird ihm auch eine vorbeugende Wirkung gegen die Alzheimer-Erkrankung zugeschrieben. Dazu trägt man ihn über dem betreffenden Körperbereich, legt ihn auf das Sonnengeflecht oder das Wurzelchakra auf oder hält ihn häufig in der Hand.

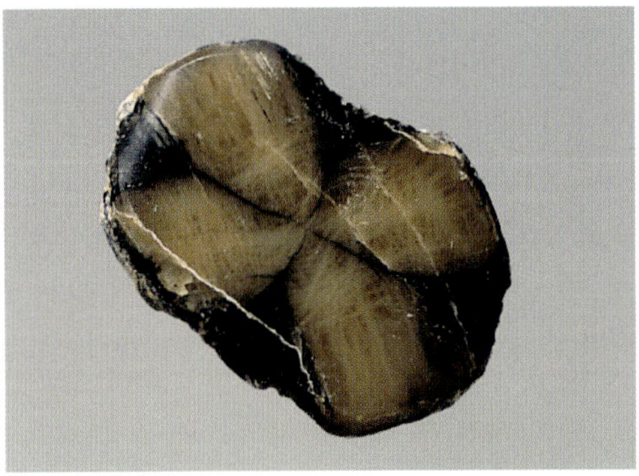

Mit Kreuz: der Chiastolith.

Besondere Wirkungen auf Seele und Geist: Der Andalusit kann Selbsterkenntnis, Selbstbewusstsein und Selbstständigkeit stärken. Der Kreuzstein hat vor allem eine meditative Bedeutung.

Tierkreiszeichen: Jungfrau.

Anhydrit und Gipskristall

Anhydrit

Härte: 3,0–4,0 **Dichte: 2,80–3,00**
Formel: $Ca[SO_4]$

Gips (Selenit)

Härte: 1,5–2,0 **Dichte: 2,20–2,40**
Formel: $Ca[SO_4]\cdot 2H_2O$

Farbe: Anhydrit ist farblos bis bläulich; durchsichtig bis durchscheinend. Gips (Selenit) ist weiß, weißgrau oder schwarz, selten gelblich bis rötlich; durchsichtig bis opak.

Verwendung: Gips entsteht aus Anhydrit durch die Aufnahme von Wasser. Umgekehrt wird aus Gips durch Dehydrierung Anhydrit. Gips kennt man vor allem durch seine Verwendung im Baugewerbe, aber auch als Heilstein hat er eine lange Tradition.

Varietäten:

- **Alabaster** ist weißer feinkörniger Gips aus Italien oder Spanien, der z.B. gerne als Bildhauermaterial verwendet wird.
- **»Sandrose«** oder **»Wüstenrose«**: In Wüstenregionen wie der Sahara bilden sich zuweilen runde, einem Rosenkopf ähnelnde Anhäufungen aus Gipskristallen, die bis zu 50 % Sand enthalten.

Heilkraft: Gipskristalle sollen bei Gelenkschmerzen sowie Verspannungen und daraus resultierenden Kopfschmerzen hilfreich sein. Anhydrit kann die Funktion der Nieren stärken und wassertreibend wirken. Daher soll er auch gegen unerwünschte Wasseransammlungen im Körper (Ödeme) helfen. Anhydrit und Gips sind dem Sakral- und dem Wurzelchakra zugeordnet.

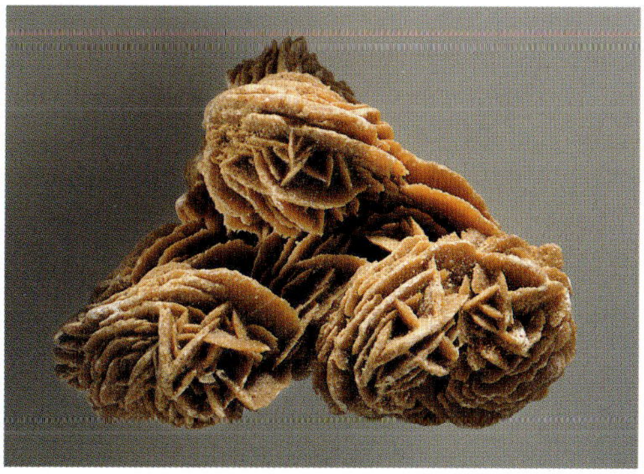

Verblüht nie: die Wüstenrose.

Tierkreiszeichen: Anhydrit: Fische, Krebs, Skorpion.

Antimonit

Härte: 2,0 **Dichte:** 4,60–4,70
Formel: Sb_2S_3

Farbe: Grau bis blaugrau; opak; metallisch glänzend. Die einzelnen Antimonit-Kristalle sind oft nadelförmig und längsgestreift.

Verwendung: Antimonit wird u.a. für Legierungen und in der pharmazeutischen Industrie genutzt. Aufgrund seiner geringen Härte eignet er sich kaum für die Weiterverarbeitung zu Schmuckstücken. Es sind daher meist nur Rohsteine im Handel, die man zu Heilzwecken auflegen oder in einem Beutelchen bei sich tragen kann.

Besonderheit: Aufgrund seiner geringen Härte sollte der Antimonit nicht mit Wasser gereinigt

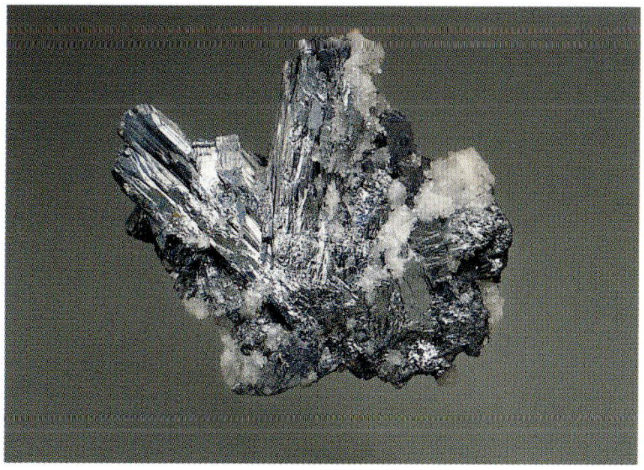

Wirkt auf Haut und Magen: Antimonit.

werden. Zum Entladen kann man ihn zwischen Hämatitsteinchen, zum Aufladen in die Sonne legen.

Heilkraft: Der Antimonit soll insbesondere gegen Hautkrankheiten helfen, beispielsweise Schuppenflechte und Neurodermitis, sowie den damit verbundenen Juckreiz lindern. Außerdem wird ihm eine positive Wirkung bei Sodbrennen und verschiedenen Magenerkrankungen sowie allgemein bei Verdauungsbeschwerden zugeschrieben. Dazu legt man den Antimonit auf das Sonnengeflecht auf oder trägt ihn einfach in der Hosentasche bei sich.

Besondere Wirkungen auf Seele und Geist: Der Antimonit soll besonders die Kreativität und die positive Lebenseinstellung fördern.

Apatit

Härte: 5 **Dichte:** 3,16–3,22
Formel: $Ca_5(F,Cl,OH)\,[PO_4]_3$

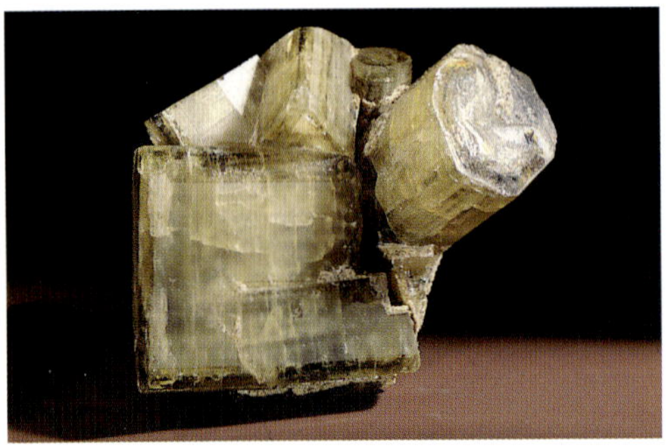

Stärkt die Knochen: Apatit.

Farbe: Der durchsichtige Apatit kommt in vielen Farbtönen vor, z.B. in Blau, Gelb, Grün, Rosa oder Violett.

Verwendung: Apatit wird zu Schmucksteinen verarbeitet.

Heilkraft: Apatit (der Name kommt vom griechischen Wort für »Betrug«) soll die Abwehrkräfte fördern sowie gegen Stottern helfen. Da er auch das Muskelgewebe und den Knochenaufbau stärkt, ist er u.a. bei Osteoporose zu empfehlen. Außerdem fördert er die Gesundheit der Zähne. Dazu trägt man den Apatit über einen längeren Zeitraum als Kette.

Tierkreiszeichen: Schütze.

Apophyllit

Fischaugenstein

Härte: 4,5–5,0 **Dichte:** 2,30–2,40
Formel: $KCa_4[\,F/(Si_4O_{10})_2]\cdot 8H_2O$

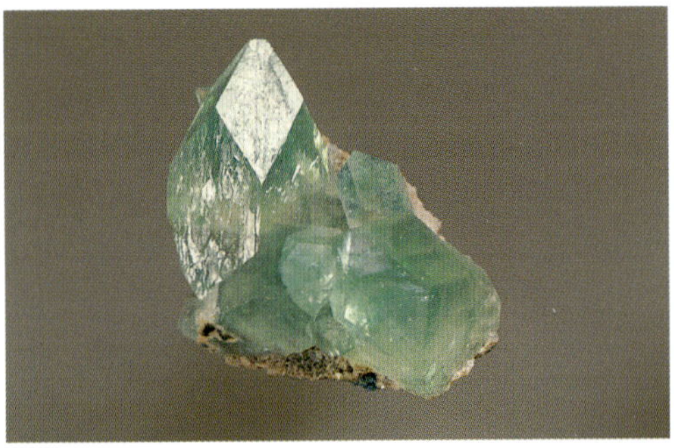

Der Stein für Allergiker: Apophyllit.

Farbe: Farblos durchsichtig bis durchscheinend weiß, gelblich, grünlich, rosa, rötlich, zuweilen auch bläulich.

Verwendung: Weil seine Bruchstellen wie Perlmutt glänzen und an Augen erinnern, wird dieses Mineral auch »Fischaugenstein« genannt und als Schmuckstein verwendet.

Heilkraft: Der Apophyllit gilt als besonders guter Heilstein für Allergiker, denn er soll entsprechende Haut- und Atemwegserkrankungen – einschließlich Asthma – lindern. Außerdem soll er vor Arterienverkalkung schützen und das Herz stärken. Dazu wird er auf das Hals- oder Herzchakra aufgelegt bzw. an einer Kette getragen.

Besondere Wirkungen auf Seele und Geist: Als starker Schutzstein soll der Apophyllit seinem Träger auch in schweren persönlichen Krisen Hoffnung geben, denn er kann dabei helfen, sich die eigenen Ängste bewusst zu machen und sie zu bekämpfen.

Tierkreiszeichen: Waage, Zwillinge.

Aquamarin

Beryllium-Tonerde-Silicat, aus der Gruppe der Berylle

Härte: 7,5–8,0 **Dichte: 2,63–2,80**
Formel: $Al_2Be_3[Si_6O_{18}]$

Farbe: Hellblau bis blau oder auch grünlich blau; kristallklar bis undurchsichtig. Farbgebende Substanz beim Aquamarin ist Eisen.

Verwendung: Aquamarinblaue Kristalle sind als Schmuck begehrt. Daher wird die blaue Farbe z.B. oft durch Wärmebehandlung bzw. Bestrahlung andersfarbiger Berylle künstlich erzeugt.

Heilkraft: Aquamarine sollen insbesondere bei Lungen- bzw. Atemwegserkrankungen allgemein sowie bei Hautallergien und Heuschnupfen Heilwirkungen zeigen. Dazu werden sie im Halsbereich aufgelegt oder an einer kurzen Kette getragen. Zur Linderung von Hautallergien kann man auch einen Aquamarin über Nacht in

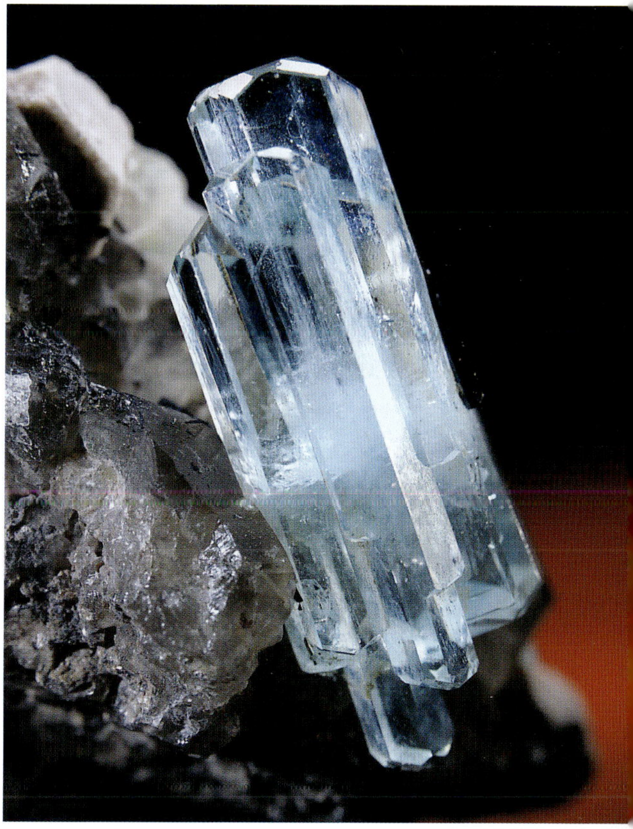

Begehrter Schmuckstein: Aquamarin.

klares Wasser legen, morgens herausnehmen und dieses Wasser dann über den Tag verteilt trinken bzw. zu Waschungen verwenden.

Zur Heuschnupfen-Vorbeugung sollte man ihn schon, bevor die Pollen fliegen, ständig bei sich tragen. Aquamarin soll bei ermüdeten bzw. durch Computerarbeit überanstrengten Augen und bei nachlassender Sehschärfe/-kraft helfen. Zu diesem Zweck wird je ein Stein auf die Stirn zwischen den Augenbrauen und auf die beiden Augenlider gelegt. Weiterhin wird er empfohlen: bei Blasenschwäche und zu häufigem Harndrang, bei Magen- und Leberbeschwerden (über dem Sonnengeflecht auflegen), bei Nackenschmerzen (im Nackenbereich auflegen) sowie bei Nervenschmerzen (im betreffenden Bereich auflegen). Und er soll die Tätigkeit der Schilddrüse regulieren – also sowohl Unter- als auch Überfunktion »ausgleichen«. Zusammen mit einem Jaspis oder Rauchquarz soll der Aquamarin entzündungshemmend wirken, mit grüner Jade, einem Smaragd oder einem grünen Turmalin gegen Asthma, Diphtherie und Keuchhusten helfen.

Besondere Wirkungen auf Seele und Geist: Aquamarin fördert die Gelassenheit, die Reinheit der Gedanken, die »innere« Freiheit und das intuitive Verstehen. Er gilt als Stein der »Seher«. Und auch das Liebesglück soll er stärken.

Tierkreiszeichen: Fische, Waage, Wassermann, Zwillinge.

Monatsstein: Der Aquamarin ist der Stein des Monats Oktober.

Aragonit

Eisenblüte

Härte: 3,5–4,0 **Dichte: 2,95**
Formel: $CaCO_3$

Farbe: Farblos, weiß, graublau, gelblich, rötlich, grünlich oder bräunlich; durchsichtig bis durchscheinend.

Verwendung: Aragonit ist chemisch mit Calcit identisch und wurde daher lange Zeit mit diesem Mineral verwechselt. Da Aragonit sich leicht bearbeiten lässt, werden gerne Kunstgegenstände daraus hergestellt. Im Mineralienhandel sind zudem Roh- und Trommelsteine sowie Aragonitschmuck zu erwerben.

Heilkraft: Wie der Calcit soll auch der Aragonit vor Calciummangel bewahren und einen positiven Einfluss auf das Knochengerüst – also auf Wachstum und Heilung von Brüchen usw. – sowie auf Gelenke, Blut, Herz und Nerven haben. Außerdem kann er die körpereigene Abwehr-

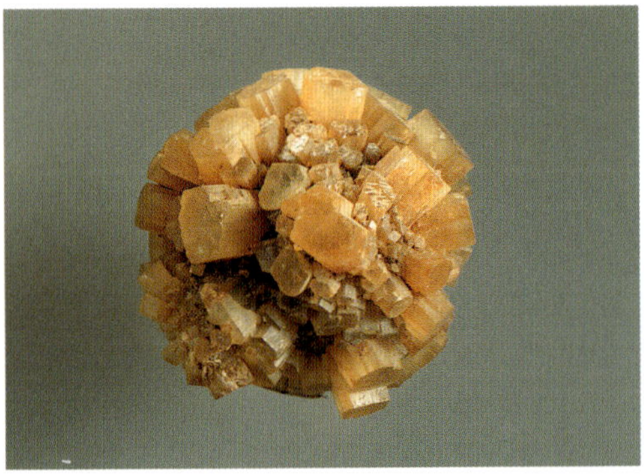

Strahlenförmige Aragonit-Kristalle.

kraft stärken. Dazu legt man den Stein auf das Wurzel- oder das Sakralchakra auf bzw. trägt ihn in der Hosentasche bei sich. Wer ihn nachts unter seinem Kopfkissen deponiert, soll vor Mondsucht und schlechten Träumen bewahrt bleiben. Das gilt es jedoch auszuprobieren! Wenn Sie weiterhin nachts unruhig sind, sollten Sie den Aragonit auch zur Vorbeugung von Schlaflosigkeit und Alpträumen nur tagsüber tragen.

Besondere Wirkungen auf Seele und Geist: Aragonit kann zur inneren Gelassenheit führen.

Tierkreiszeichen: Steinbock.

Aventurin

Aventurinquarz; aus der Gruppe der Quarze, Varietät des Chalcedons

Härte: 6–7 **Dichte: 2,65**
Formel: SiO_2

Farbe: Hell- bis dunkelgrün; opak und schillernd.

Verwendung: Grüner Fuchsitglimmer (siehe Glimmer) bewirkt die schillernde Farbwirkung des Aventurins. Aventurin wird als Schmuck oder zu Ziergegenständen verarbeitet.

Varietät:

- Bei der rotbraunen Variante **»Goldstein«** sorgen Eisenoxide für die spezielle Farbtönung.

Heilkraft: Der Aventurin soll die Darmfunktion optimieren, den Fettstoffwechsel anregen und einem hohen Cholesterinspiegel sowie Arteriosklerose vorbeugen. Darüber hinaus gelten Aventurine vor allen Dingen als Heilsteine bei Herzproblemen, insbesondere wenn diese durch Überanstrengung und Stress hervorgerufen wurden. Dazu sollte man den Aventurin im Herzbereich an einer Kette tragen. Ebenfalls soll der Aventurin nervlich und stressbedingte Hautkrankheiten wie Akne, nässende Hautausschläge und Ekzeme, Hautallergien, Sonnenbrand, aber auch Haarausfall und Schuppen lindern. Für Haut und Haar sowie überanstrengte Augen werden daher vor allem Waschungen mit Aventurin-Wasser empfohlen. Zur Herstellung dieser Flüssigkeit legt man einen Stein über Nacht in ein Glas Wasser. Bei allgemeiner Nervenbelastung wird der Aventurin auf das Sonnengeflecht aufgelegt oder in der Hand gehalten. Weitere Heilwirkungen werden diesem Mineral auf den Schulter- und Wirbelsäulenbereich zugeschrieben.

Besondere Wirkungen auf Seele und Geist: Aventurin soll das Selbstvertrauen stärken, gleichzeitig Entspannung, Gelassenheit und Be-

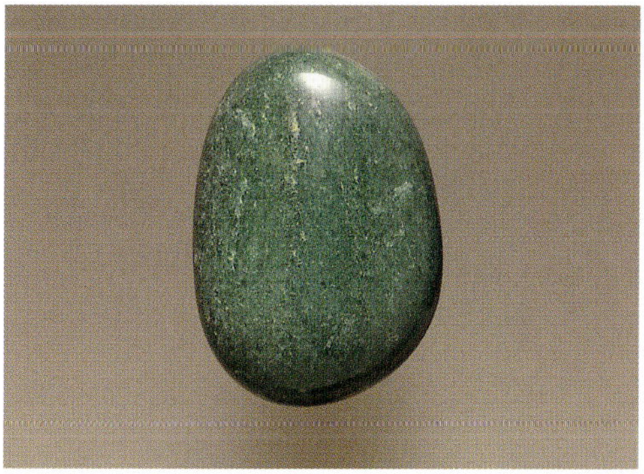

»Herzensangelegenheit«: Aventurin.

geisterungsfähigkeit verleihen sowie die Kreativität fördern. Außerdem soll er dazu befähigen, »Träume« in die Realität umzusetzen (Erfolg).

Tierkreiszeichen: Krebs, Schütze, Stier.

Monatsstein: Der Aventurin ist der Stein des Monats August.

Azurit

Kupferlasur

Härte: 3,5–4,0 **Dichte: 3,7–3,9**
Formel: $Cu_3[OH/CO_3]_2$

Farbe: Durchscheinendes bis undurchsichtiges tiefes Blau.

Verwendung: Azurit ist ein Kupfererz, das aber keine große wirtschaftliche Bedeutung hat. Azurit wird gerne zu Schmuckstücken verarbeitet. In gemahlener Form war er früher auch Bestandteil einer Malerfarbe, die für Gemälde und Fresken verwendet wurde. Im Laufe der Jahrhunderte wurde die blaue Farbe jedoch durch Kohlendioxid grün, d.h. Azurit wurde zu Malachit.

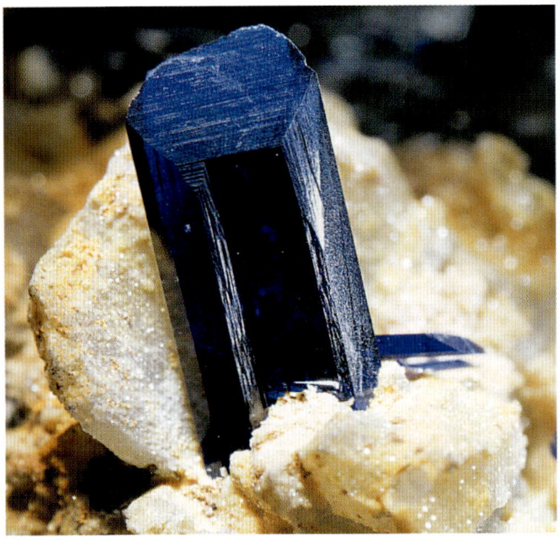

»Problemlöser«: Azurit.

Heilkraft: Der Azurit soll die Leberfunktion verbessern. Außerdem wird er gegen Angstzustände eingesetzt und soll – gemeinsam mit einem orangefarbenen Stein – einen positiven Einfluss auf die Milzfunktion haben.

Besondere Wirkungen auf Seele und Geist: Der Azurit soll die Konzentration, das Nachdenken und die Kritikfähigkeit fördern. Deshalb sollte er uns bei schwierigen Aufgaben begleiten und z.B. ständig auf dem Schreibtisch liegen.

Baryt

Schwerspat

Härte: 3,0–3,5 **Dichte: 4,50**
Formel: $BaSO_4$

Farbe: Grauweiß, auch gelblich, bläulich oder rötlich; durchsichtig bis durchscheinend.

Verwendung: Baryt ist besonders schwer. Und unter Wärmeeinfluss leuchtet dieses Mineral in der Dunkelheit. Es wird kaum zu Schmuck verarbeitet, sondern vorwiegend für die Keramikherstellung, industriell und im medizinischen Bereich genutzt. Im Mineralienhandel sind Rohsteine erhältlich. Sie erinnern optisch oft an »Wüstenrosen« (vgl. Seite 55), sind aber daneben in vielen Varianten im Angebot, denn Baryt bringt mehr als 250 Kristallformen hervor.

Heilkraft: Der Baryt kann vor Erd-, Wasser-, UV- und Röntgen-Strahlen sowie allgemein vor schädlicher Strahlung schützen. Aufgrund dieser Eigenschaften ist er auch ein idealer Schutzstein für alle, die täglich mehrere Stunden am Computer arbeiten. Zum Zweck des Strahlenschutzes sollte man ihn in einem Beutelchen an einer Kette oder in der Hosentasche bei sich tragen. Waschungen mit Baryt-Wasser (Stein über Nacht in ein Glas Wasser legen) sollen Akne und Pilzerkrankungen der Haut lindern bis heilen.
Außerdem kann Baryt gegen Halsschmerzen und Mandelentzündung helfen. Dazu legt man ihn auf das Halschakra auf. Und er soll das »gute Gedächtnis« fördern.

Tierkreiszeichen: Wassermann.

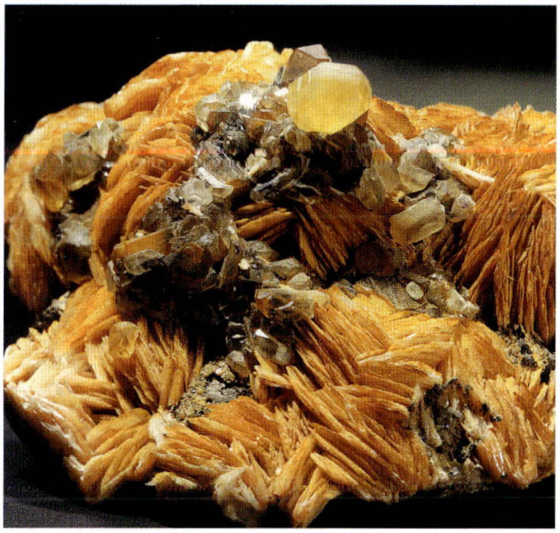

Baryt gibt es in über 250 Kristallformen.

Bergkristall und seine engsten Verwandten: Herkimer Diamant, Phantomquarz, Rauchquarz, Morion, Rutilquarz, Milchquarz

aus der Familie der Quarze

Härte: 6,5–7,0 **Dichte: 2,65**
Formel: SiO_2

Farbe: Bergkristall ist durchsichtig wie Eis und die reinste Form von Quarz. Alle anderen Quarzarten entstanden durch bestimmte chemische Beimengungen. Dazu gehören Amethyst (S. 52), Citrin (S. 72), Milchquarz, Rauchquarz, Rosenquarz (S. 113) und Rutilquarz.

Verwendung: Bergkristall wird zu Schmucksteinen oder Zierfiguren/-gefäßen verarbeitet, meist jedoch als Roh- oder Trommelstein angeboten.

Varietäten – Quarze, die sehr eng mit dem Bergkristall verwandt sind:

- **Herkimer Diamant:** Dieser Quarz aus dem US-Bundesstaat New York ist farblos wie der Bergkristall, hat aber eine diamantähnliche Struktur.
- **Phantomquarz:** ein Bergkristall im Bergkristall, der im Laufe von Millionen Jahren durch Überwachsen eines bereits bestehenden Bergkristalls entstanden ist.

- **Rauchquarz:** Er entstand aus Bergkristallen aufgrund von radioaktiver Bestrahlung durch das sie umgebende Gestein. Heute wird er zuweilen durch künstliche radioaktive Bestrahlung von Bergkristallen erzeugt. Diese Steine müssen jedoch in der Regel als »bestrahlt« oder »behandelt« ausgewiesen werden. Rauchquarz ist graubraun und durchsichtig. Z. T. hat er Rutil eingelagert. Manchmal wird Rauchquarz auch unter der Bezeichnung »Rauchtopas« geführt.
- **Morion:** ein undurchsichtiger schwarzer Rauchquarz.
- **Rutilquarz** (chem. Formel: $SiO_2 + TiO_2$): ein Bergkristall mit eingelagerten – meist goldfarbenen – Rutilnädelchen. Rutil ist eine Sauerstoffverbindung des Metalls Titan und wird auch Venushaar genannt.
- **Milchquarz** oder **Schneequarz:** ein durchscheinender milchig-weißer Quarz.

Heilkraft: Der **Bergkristall** soll die Abwehrkräfte stärken, also z. B. vor Erkältungen schützen, Energie verleihen und gegen fast alle Schmerzen sowie viele Krankheiten helfen, wenn man ihn auf die betreffenden Stellen auflegt. Beson-

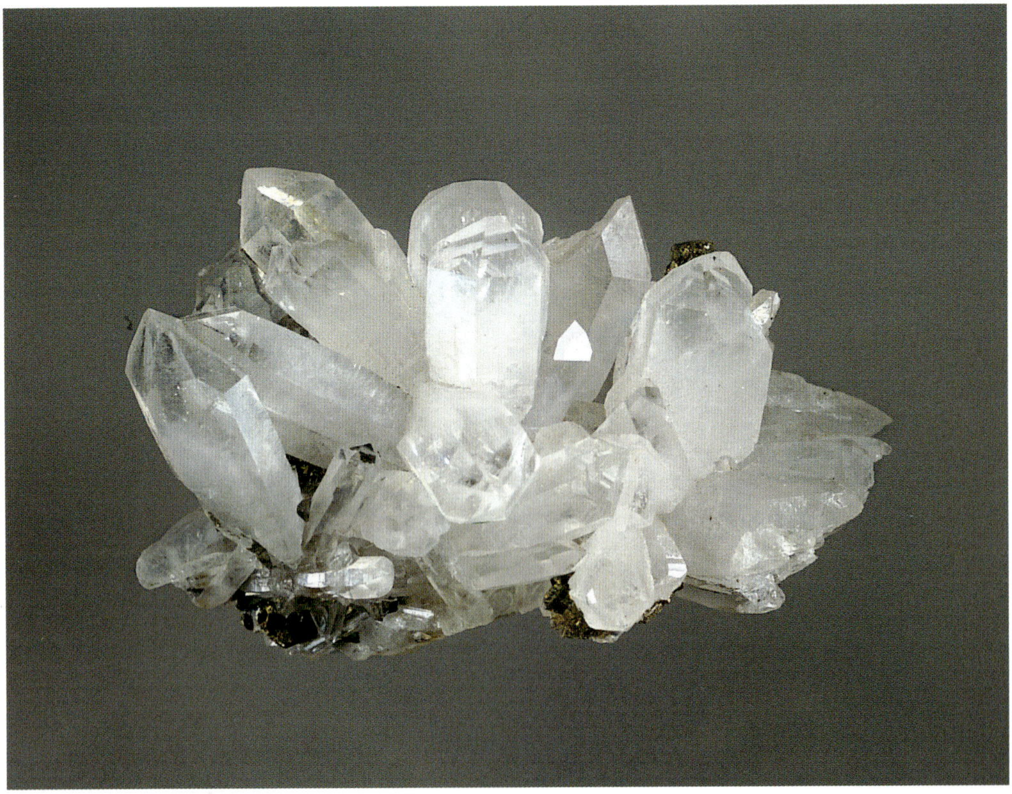

Klar, rein und stark: Bergkristall, der Universalhelfer unter den Heilsteinen.

ders gute Heilwirkung zeigt er bei Lungenleiden, Herz-, Magen- und Verdauungsbeschwerden, Blutungen und Hautkrankheiten. Auch soll er gegen Übergewicht helfen. Die hl. Hildegard riet, bei Augenleiden und Sehverschlechterung sowie Schilddrüsenerkrankungen und Kropfbildung einen von der Sonne erwärmten Bergkristall aufzulegen. Zuweilen wird empfohlen, einen Bergkristall zur Beruhigung und gegen Schwindelanfälle am Körper und/oder in der Hand zu tragen bzw. zu halten. Gegen Alpträume legt man ihn nachts unter das Kissen. Aber Achtung: Der Bergkristall kann – wie alle Edelsteine – bei unterschiedlichen Menschen auch unterschiedlich wirken. Wer seine Energie spendende Wirkung spürt, sollte ihn nicht zur Beruhigung oder gegen nächtliche Alpträume anwenden, denn das könnte ihm schlaflose Nächte bescheren.

Auch das Trinken von Bergkristall-Wasser kann heilsam wirken, z. B. gegen Übelkeit und Durchfall sowie Herzbeschwerden. Dazu legt man einen von der Sonne erwärmten Stein ca. 1–2 Stunden lang in ein Glas Wasser, nimmt ihn wieder heraus und trinkt das Wasser über den Tag verteilt. Außerdem kann der Bergkristall vor schädlicher Strahlung schützen. Und er gilt überhaupt als guter Schutzstein: laut alten Überlieferungen auch vor magischen Angriffen. Das homöopathische Mittel »Silicea« wird übrigens auf der Basis von zerkleinertem Bergkristall hergestellt. Es ist u. a. bei Bindegewebsschwäche, entzündlichen Hauterkrankungen, aber auch bei Epilepsie und Nierenkoliken sowie Tuberkulose indiziert.

Der **Herkimer Diamant** verstärkt vor allem die Heilwirkung anderer Mineralien. Außerdem soll er den Körper »reinigen«/»entgiften«, die Abwehrkräfte fördern und viel Energie verleihen.

Der **Phantomquarz** wirkt wie der Bergkristall, aber noch intensiver! Man muss ihn gar nicht direkt auf der Haut tragen, weil er schon über die Aura wirksam ist.

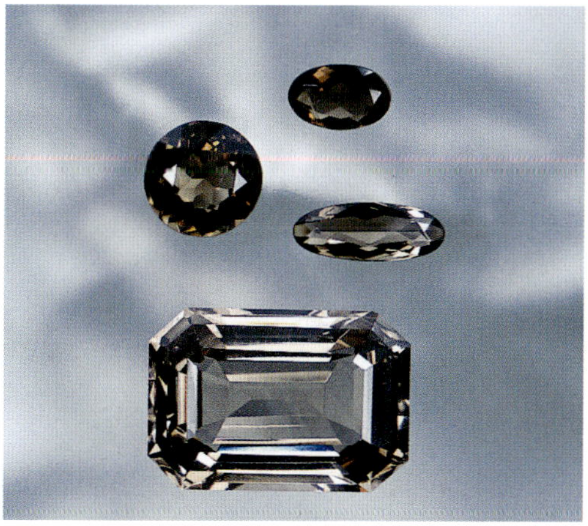

»Graue Eminenz«: Rauchquarz (zu Schmucksteinen geschliffen).

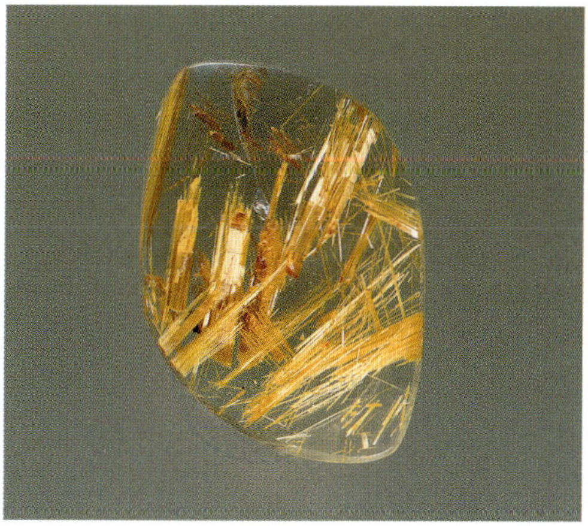

Schimmert wie Gold: Venushaar im Bergkristall (Rutilquarz).

Rauchquarz soll gegen Depressionen helfen, wenn man ihn oft in den Händen hält. Auch bei Bindegewebsschwäche, Infektionen, Kreislaufbeschwerden und Vorstadien von Krebserkrankungen wird der Rauchquarz eingesetzt. Und als Kette getragen, löst Rauchquarz Nackenverspannungen. Chrysopras plus Rauchquarz soll gegen Pilzinfektionen helfen: Beide Steine dazu über mehrere Wochen als Anhänger tragen.
Der **Morion** soll positive Wirkungen auf das gesamte Lymph- sowie auf das zentrale Nervensystem haben.
Genauso wie der »einfache« Bergkristall kann der **Rutilquarz** auf jede schmerzende Stelle zum Zweck der Linderung aufgelegt werden. Bei Atemwegserkrankungen (wie Asthma, Bronchitis, Erkältung mit Husten und Halsschmerzen) und bei Schilddrüsenerkrankungen, Tuberkulose oder auch bei Herzschmerzen sollte er an einer Kette um den Hals getragen werden: jeweils im Bereich der zu behandelnden Organe. Ansonsten trägt man den Rutilquarz zu allgemeinen Heil- und Schutzzwecken auch in der Hosentasche.
Milchquarz soll – als Anhänger getragen – heilsam auf Atemwege und Hinterkopf wirken.

Besondere Wirkungen auf Seele und Geist: Bergkristall soll den Willen stärken, Energie verleihen sowie dabei helfen, die Gedanken zu ordnen und alle Herausforderungen des Lebens zu meistern. Außerdem fördert Bergkristall die Harmonie zwischen den Menschen.

Tierkreiszeichen: Löwe, Steinbock, Zwillinge (Bergkristall); Steinbock, Waage (Rauchquarz).

Monatsstein: Der Bergkristall ist der Stein des Monats April.

Bernstein

fossiles Harz von Nadelbäumen

Härte: 2,0–2,5 **Dichte: 1,0–1,3**
Formel: (etwa) $C_{10}H_{16}O$

Farbe: Gelbe bis braune Töne; durchsichtig bis opak, z.T. mit Einschlüssen wie Pflanzenteilen oder Insekten.

Verwendung: Bernstein ist das versteinerte (fossile) Harz von Nadelbäumen. Das in der Ostsee befindliche Bernsteinvorkommen geht auf ausgedehnte Kiefernwälder zurück, die dort vor ca. 50 Mio. Jahren existierten. Bernstein wird zu Schmuckstücken verarbeitet. (Es gibt viele Bernstein-Imitate!)

Besonderheiten: Bernstein lässt sich leicht entzünden und gibt dann einen typischen Weihrauchgeruch ab. Wenn man ihn auf einem Tuch reibt, lädt er sich auf und zieht Zeitungspapierschnitzel an. Bernsteinreste und minderwertige Stücke werden erhitzt und unter hohem Druck zu Pressbernstein verarbeitet (missverständliche Handelsbezeichnung: Echt-Bernstein). Bernstein ist empfindlich gegen heißes Wasser, Säuren, Laugen, Alkohol und Benzin.

Heilkraft: Bernsteine werden auf alle schmerzenden und kranken Körperbereiche mit dem Ziel der Linderung/Heilung aufgelegt. Insbesondere sollen sie bei Asthma, Bronchitis, Hauterkrankungen, Mandelentzündung, Fieber, Augen- und Ohrenleiden, Leber-, Magen- und Darmstörungen, Blasen-, Gallen- und Nierenleiden, Gicht, Rheuma, Herzmuskelschwäche und Schwindel heilsam wirken. Als Kette getragen, kann Bernstein gegen Schilddrüsen-Unterfunktion helfen sowie Nackenverspannungen lösen. Gegen Ischias klebt man einen Bernstein über der schmerzenden Stelle mit einem Pflaster fest und trägt ihn bis zur Besserung der Beschwerden.

Besondere Wirkungen auf Seele und Geist: Der Bernstein gilt als Stein des materiellen Erfolges, denn er nimmt Ängste und schenkt Zuversicht.

Tierkreiszeichen: Jungfrau, Löwe, Zwillinge.

Brasilianit

Härte: 5,5–6,0 Dichte: 2,98
Formel: $NaAl_3$ $[(OH)_2/PO4]_2$

Farbe: Hellgelb bis gelbgrün; durchsichtig bis durchscheinend.

Verwendung: Brasilianit wurde erst 1945 in Brasilien entdeckt. Er wird u.a. zu Anhängern oder Schmeichelsteinen weiterverarbeitet, ist allerdings im Mineralienhandel nur relativ selten zu bekommen.

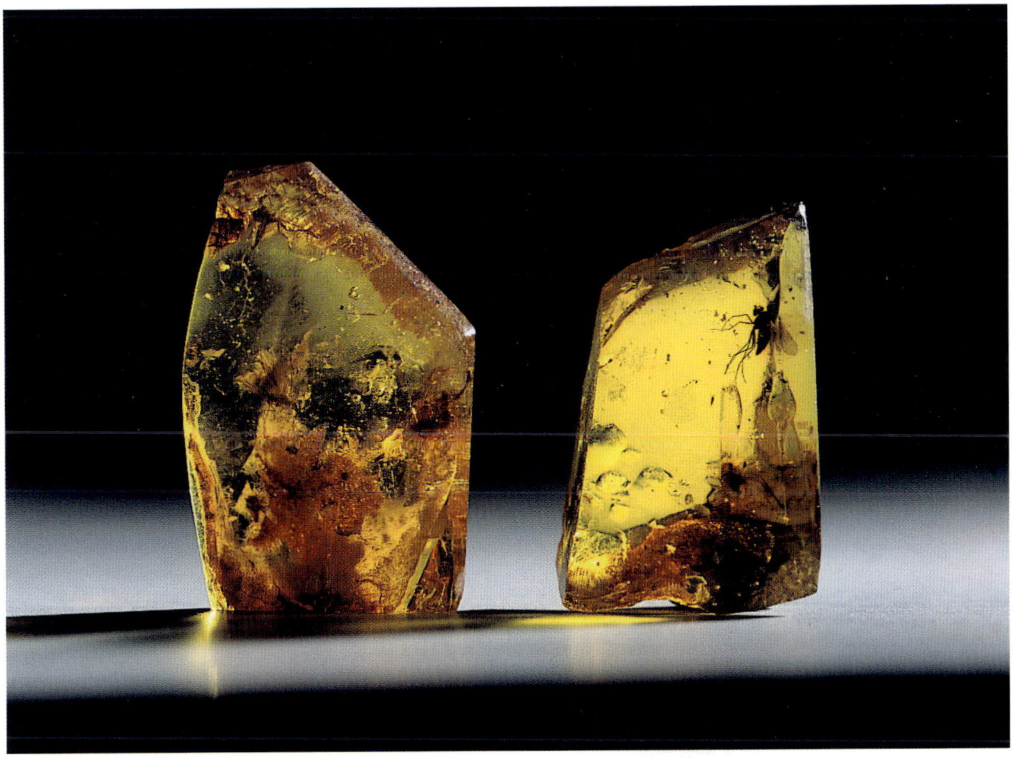

Bernstein mit Einschlüssen – wie z. B. Insekten – ist bei Sammlern begehrt.

Heilkraft: Der Brasilianit hilft gegen Schmerzen und ist für seine Wirkung auf nervliche Leiden und Multiple Sklerose bekannt. So soll er den zerstörerischen Krankheitsverlauf bei Multipler Sklerose hemmen und auch Nervenschäden durch Giftstoffe – Pestizide, Lacke usw. – lindern können.

Besondere Wirkungen auf Seele und Geist: Der Brasilianit kann die Lebensfreude steigern und positive Energie verleihen.

Bronzit

Härte: 5,0–6,0 **Dichte: 3,30–3,50**
Formel: $(Mg,Fe)_2[Si_2O_6]$

Farbe: Bronzefarben bis schwarzbraun; durchsichtig bis opak.

Verwendung: Bronzit wird selten zu Schmuck verarbeitet, aber im Mineralienhandel findet man ihn zuweilen als Schmeichelstein.

Heilkraft: Zu Heilzwecken legt man den Bronzit auf das Stirnchakra, das Sonnengeflecht oder das Sakralchakra auf bzw. trägt ihn in der Hosentasche bei sich. Er soll vor allem gegen Hauterkrankungen – wie Akne, aber auch trockene Haut und Flechten – helfen sowie Muskelkrämpfe verhindern. Darüber hinaus soll er allgemein krampflösend wirken und die Nerven stärken. Für die entkrampfende Wirkung ist wohl sein Magnesium-Gehalt verantwortlich.

Besondere Wirkungen auf Seele und Geist: Der Bronzit soll traumatische Erlebnisse überwinden helfen, innere Ruhe verleihen und die Erholung fördern.

Tierkreiszeichen: Löwe.

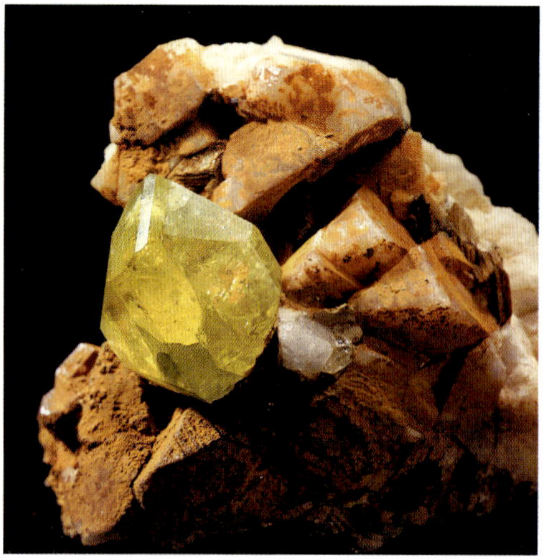

Steht für Lebensfreude: der Brasilianit.

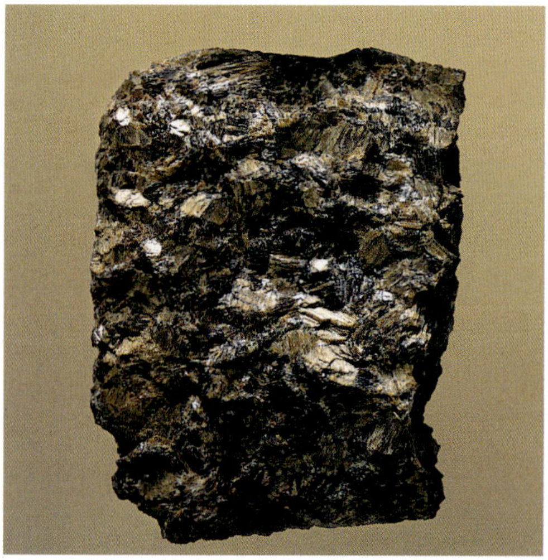

Gut für die Haut: Bronzit.

Calcit und Doppelspat

Kalkspat, Calciumcarbonat

Härte: 3 **Dichte: 2,71**
Formel: $CaCO_3$

Farbe: Reiner Calcit ist farblos klar bis trübweiß. Durch Beimengungen, z. B. von Blei oder Mangan, ergeben sich orangefarbene bis rötliche, bläuliche, grünliche und andere farbliche Varianten.

Verwendung: Es gibt vielfältige Erscheinungsformen von Calcit, z.B. Kristalle oder körnige Aggregate, die z.B. Basis für das homöopathische Mittel »Calcium carbonicum« sind.

Varietät:

- **Doppelspat:** Kristall mit Doppellichtbrechungseffekt; wird u.a. zu Prismen für optische Geräte verarbeitet.

Heilkraft: Insbesondere grünlicher **Calcit** soll einen günstigen Einfluss auf das Knochengerüst und alle Knochenerkrankungen wie frische oder noch nicht gänzlich verheilte Brüche und Osteoporose haben. Außerdem wirkt er heilsam bei Kalkablagerungen in den Gefäßen, Karies und Erkrankungen des aufsteigenden Dickdarms. Orangefarbener Calcit (**»Orangencalcit«**) soll nervlich bedingte Krankheiten lindern bzw. heilen und sich positiv auf das zentrale Nervensystem auswirken.
Der **Doppelspat** wirkt insgesamt wie der Calcit, soll darüber hinaus aber auch gegen Hautentzündungen, Hautpilze, Flechten, Arthritis und Gicht helfen.

Besondere Wirkungen auf Seele und Geist: Der Calcit soll intellektuelle Fähigkeiten, innere Einkehr und Harmoniebedürfnis fördern. Der Doppelspat hingegen soll vor falschen Freunden schützen, sorgt also für den nötigen »Durchblick«.

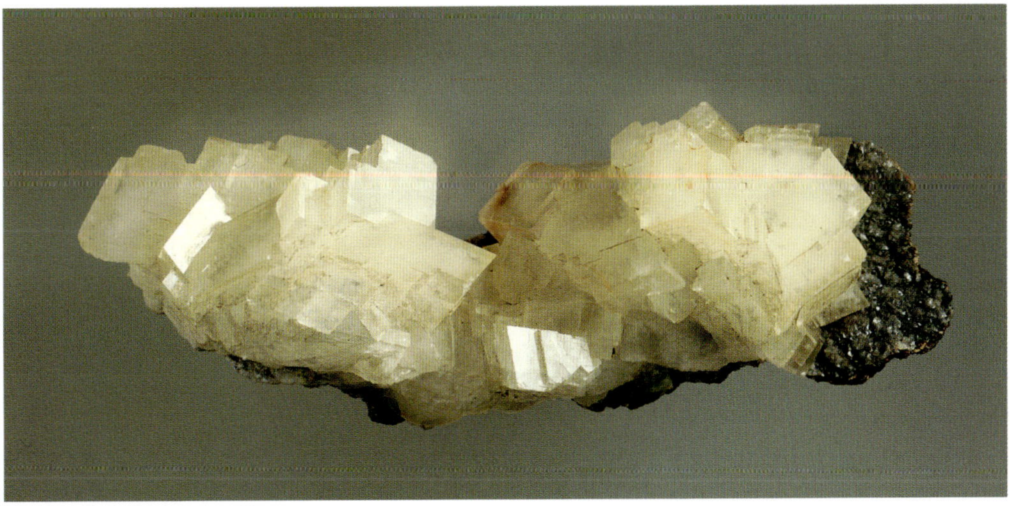

Reiner Calcit mit typischem Glasglanz – schön, aber für einen Schmuckstein zu »weich«.

Chalcedon

Chalzedon; aus der Familie der Quarze

Härte: 6–7 **Dichte: 2,65**
Formel: SiO_2

Im weiteren Sinne fallen unter den Begriff »Chalcedon« die Steine: Achat, Chrysopras, Heliotrop, Holzstein, Jaspis und Karneol.
Im engeren Sinne ist nur eine Steinart gemeint.

Farbe: Chalcedon im weiteren Sinne umfasst die o. g. Steine mit den entsprechenden vielfältigen Farben. Im engeren Sinne ist der meist undurchsichtige blauweiße oder der durchscheinende weiße Chalcedon gemeint.

Verwendung: Chalcedon wird gerne zu Schmuck und Ziergefäßen verarbeitet.

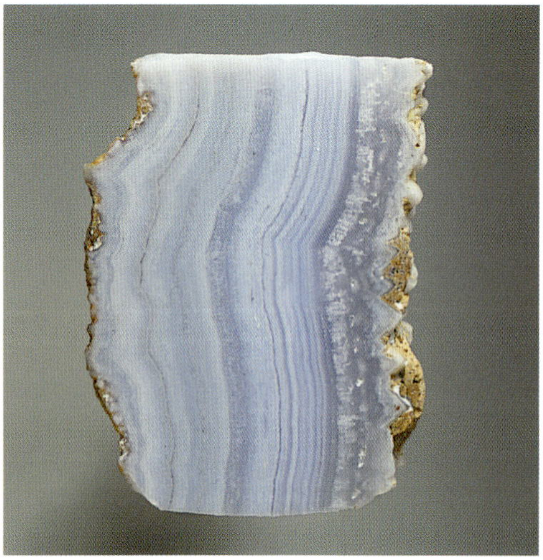

Blauweißer Chalcedon: Stein der Redner.

Heilkraft: Der Chalcedon im engeren Sinne soll bei Hals-, Kehlkopf- und Schilddrüsenerkrankungen sowie Allergien helfen. Außerdem soll er den Lymphfluss anregen und so gegen Ödeme, das sind Wassereinlagerungen im Gewebe, wirken. Dazu trägt man ihn über einen längeren Zeitraum als Kette oder Anhänger. Ebenso wird dem Chalcedon ein positiver Einfluss bei Nervosität zugeschrieben. Fieber und Blutungen sollen mit ihm gemildert, d. h. gesenkt bzw. gestillt werden.
Vor allen Dingen ist der blauweiße Chalcedon jedoch als Stein der Redner bekannt. Mit ihm überwindet man Redehemmungen und formuliert frei, fließend und überzeugend. Dazu hält man den Stein in der Hand oder trägt ihn an einer kurzen Kette um den Hals. Die hl. Hildegard empfiehlt, ihn zu diesem Zweck in die Hand zu nehmen, ihn dann mit dem eigenen Atem zu erwärmen und an ihm zu lecken.
Der durchscheinende weiße Chalcedon soll auch stillenden Müttern bei Bedarf zu einer stärkeren Milchbildung verhelfen. Zu diesem Zweck wird der Chalcedon an einer längeren Kette um den Hals getragen.

Besondere Wirkungen auf Seele und Geist: Der Chalcedon im engeren Sinne fördert Gelassenheit und lässt daher auch die erwähnten Redehemmungen überwinden.
Zu den Wirkungen von Achat, Chrysopras, Heliotrop, Jaspis und Karneol siehe auf den jeweiligen Seiten.

Tierkreiszeichen: Schütze, Widder, Krebs (weißer Chalcedon); Zwillinge (blauweißer Chalcedon).

Chrysoberyll

Goldberyll; Beryllium-Aluminium-Oxid

Härte: 8,5 **Dichte: 3,70–3,78**
Formel: $BeAl_2O_4$

Farbe: Meist ist der Stein durchsichtig gelbgrün. Die Färbung wird durch Eisen oder Chrom verursacht.

Verwendung: Chrysoberyll wird zu Schmuckstücken verarbeitet. Übrigens: Chrysoberyll ist – obwohl es der Name vermuten lässt – keine Abart des Berylls, sondern ein eigenständiges Mineral. Zu den Beryllen zählen dagegen u. a. Aquamarin und Smaragd.

Varietäten:

- **Alexandrit:** grüner bis blaugrüner Kristall, der bei Kunstlicht rotviolett aussieht.
- **Chrysoberyll-Katzenauge** (oder Cymophan): Beim geschliffenen Katzenauge sieht man einen hellen, einer Katzenpupille ähnelnden Streifen, der sich beim Bewegen des Steines »mitbewegt«.

Heilkraft: Chrysoberyll soll gegen Nervosität, innere Unruhe und Stottern helfen. Dazu trägt man ihn als Kette. Außerdem kann er beruhigend auf Magen und Darm wirken. Darüber hinaus gilt der Chrysoberyll als Heilmittel bei Augenleiden wie Augenentzündungen, Schielen und Sehschwäche.
Der **Alexandrit** hat ebenfalls einen positiven Effekt auf das Nervensystem und soll vor Übersäuerung bewahren sowie die Funktion von Magen, Milz, Leber und Bauchspeicheldrüse stärken.

Besondere Wirkungen auf Seele und Geist: Der Chrysoberyll fördert das Verständnis für andere und sich selbst und soll »warmherzig«

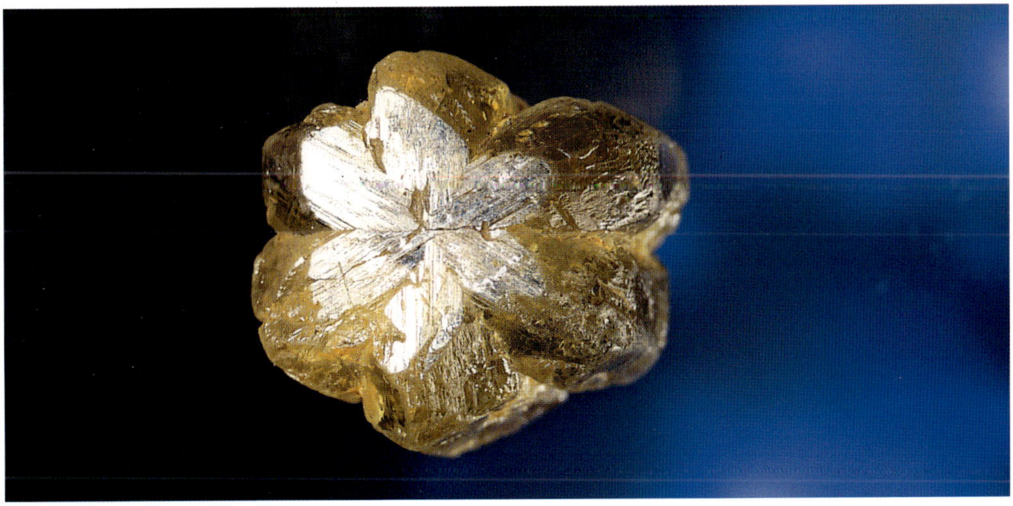

Gut für die Nerven: Chrysoberyll.

machen. Der Alexandrit soll für Ausgeglichenheit bzw. ein heiteres Gemüt sorgen.

Tierkreiszeichen: Löwe.

Chrysokoll

Kieselkupfer, Kieselmalachit; Hauptsubstanz: Kupfersilicat

Härte: 2–4 Dichte: 2,0–2,4
Formel: $(Cu,Al)_2H_2[(OH)_4/Si_2O_5]\cdot nH_2O$

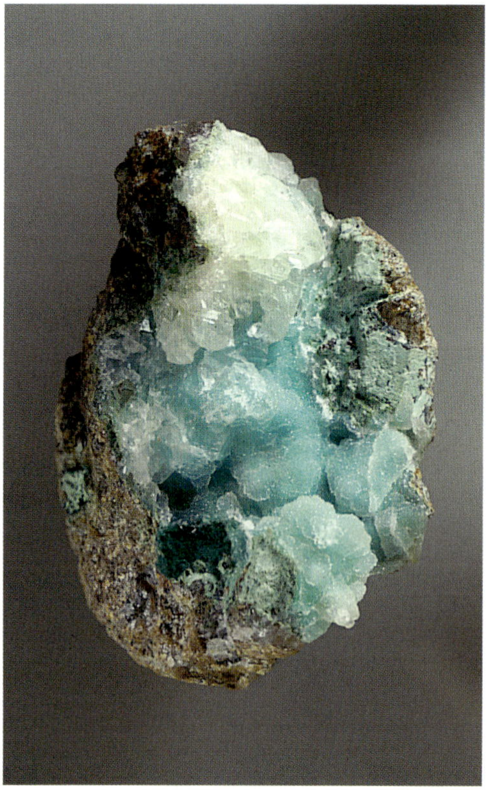

»Abwehrstark«: Chrysokoll.

Farbe: Undurchsichtiges Blaugrün bis Blau.

Verwendung: Da Chrysokoll meist relativ weich ist, eignet er sich nur in Ausnahmefällen (z.B. wenn er mit hartem Quarz verwachsen ist) zur Herstellung von Schmuck. Ziergegenstände werden jedoch gerne aus Chrysokoll gefertigt.

Besonderheit: Verwachsungen von Chrysokoll mit Malachit und Türkis (siehe jeweils dort) werden unter der Bezeichnung »Eilatstein« gehandelt.

Heilkraft: Chrysokoll soll allgemein die Abwehrkräfte (das Immunsystem) stärken und so Infektionen vorbeugen. Besonders hilfreich soll er bei Fieber, Halsschmerzen, Bauchkrämpfen und Menstruationsbeschwerden sein. Auch soll der Chrysokoll Schilddrüsenerkrankungen heilen und Verspannungen im Nacken lösen. Dazu trägt man ihn als Kette (selten zu bekommen) oder legt ihn auf die betreffenden Stellen auf. Darüber hinaus wird der Chrysokoll zur Behandlung von Geschwüren, kleinen Verbrennungen, mangelnder Hautpigmentierung und Knochenschwäche eingesetzt. Zu diesen Zwecken trägt man ihn als Anhänger oder hält ihn in der Hand. In der Hand gehalten soll er übrigens auch gegen Beschwerden der (werdenden) Mutter vor, während oder nach der Geburt helfen.

Besondere Wirkungen auf Seele und Geist: Der Chrysokoll soll beruhigend bei Angst und Nervosität wirken und damit die Ausgeglichenheit und Harmonie fördern.

Tierkreiszeichen: Krebs, Schütze, Waage, Wassermann.

Chrysopras

aus der Gruppe der Chalcedone

Härte: 6,5–7,0 **Dichte:** 2,58–2,64
Formel: SiO_2

Farbe: Apfelgrün, durchscheinend bis undurchsichtig. Nickelbeimengungen bewirken die grüne Farbe des Chrysopras.

Verwendung: Chrysopras wird zu Schmuckgegenständen und Ziergefäßen verarbeitet. Früher fertigte man auch Wandvertäfelungen für Kirchen und Schlösser aus Chrysopras.

Heilkraft: Der Chrysopras wirkt ausgleichend und beruhigend auf den Körper – insbesondere auf das durch Stress geschwächte Herz. Vor hohem Blutdruck und Arteriosklerose soll er ebenfalls schützen und allgemein die Entschlackung/Entgiftung des Körpers fördern. Er wird daher zum Beispiel auch gegen Rheuma eingesetzt. Zum Zweck der Entschlackung legt man ihn am besten im Leberbereich auf. Außerdem soll Chrysopras – als Kette getragen – bei Epilepsie helfen. Gegen Herpes empfiehlt es sich, einen Chrysopras längere Zeit im Mund zu behalten. Um ein Verschlucken zu vermeiden, verwendet man einen durchbohrten Stein mit Band. Ob der Chrysopras unter dem Kopfkissen für einen ruhigen Schlaf ohne Alpträume sorgt, muss man ausprobieren. Denn auch das Gegenteil könnte der Fall sein!
Chrysopras plus Rauchquarz wird zur Behandlung von Pilzinfektionen angewandt: Dazu beide Steine über mehrere Wochen als Anhänger tragen.
Die hl. Hildegard empfiehlt gegen Gicht, einen Chrysopras auf die jeweils schmerzende Stelle aufzulegen.

Besondere Wirkungen auf Seele und Geist: Genauso beruhigend wie auf den Körper wirkt der Chrysopras auch auf den Geist. Er soll Geborgenheit vermitteln und die geistige Verbundenheit mit der Natur fördern.

Tierkreiszeichen: Krebs, Skorpion.

Monatsstein: Der Chrysopras ist der Stein des Monats Mai.

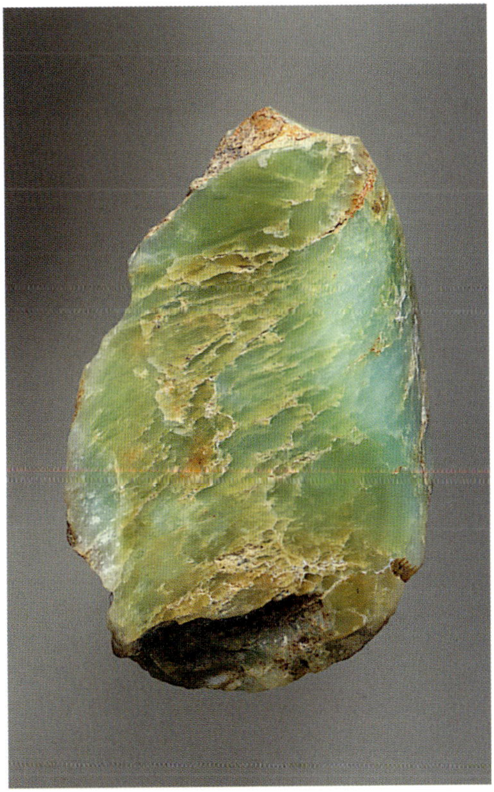

Chrysopras schützt vor negativen Stress-Folgen.

Citrin

Zitrin; aus der Familie der Quarze

Härte: 7 **Dichte:** 2,65
Formel: SiO_2

Farbe: Zitronengelb bis bräunlich; durchsichtig bis durchscheinend. Geringe Mengen Eisen sorgen für die gelbe Farbe.

Verwendung: Citrine werden meist zu Schmuckstücken verarbeitet.

Varietät:

- **Ametrin** (siehe unter Amethyst).

Besonderheiten: Da echte Citrine relativ selten sind, wird häufig minderwertiger Amethyst oder auch Rauchquarz durch Hitzebehandlung (ca. 470–560 °C) in »Citrin« verwandelt. Dieser künstliche Citrin ist jedoch bräunlicher als der echte. Oft wird er darüber hinaus auch noch unter der falschen Bezeichnung »Topas« (siehe dort) in den Handel gebracht. Der Name »Goldtopas« für einen gebrannten Amethyst ist jedoch legitim.

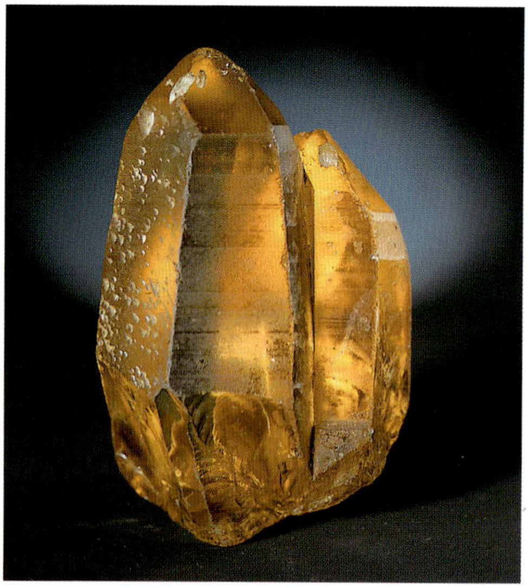

Gut für den Stoffwechsel: Citrin.

Heilkraft: Citrine sollen den Stoffwechsel fördern, Magen, Darm und Milz stärken und Völlegefühl sowie Verdauungsbeschwerden beseitigen. Außerdem sollen sie die Tätigkeit der Bauchspeicheldrüse, der Nieren und der Blase verbessern und Infektionen heilen. Zur Behandlung legt man den Citrin auf das Sonnengeflecht auf.

Besondere Wirkungen auf Seele und Geist: Der Citrin soll Depressionen vertreiben und Vitalität sowie Selbstsicherheit fördern.

Tierkreiszeichen: Jungfrau, Löwe, Stier, Waage, Zwillinge.

Coelestin

Härte: 3,0–3,5 **Dichte:** 3,9–4,0
Formel: $SrSO_4$

Farbe: Meist weißgrau bis hellblau; durchsichtig bis durchscheinend.

Verwendung: Industriell ist Coelestin ein wichtiges Mineral für die Gewinnung von Strontium. Schmuckstücke aus Coelestin werden im Handel relativ selten angeboten.

Heilkraft: Coelestin soll gegen Unregelmäßigkeiten bei der Menstruation helfen, Muskelverspannungen lösen und (Operations-) Wunden schnell abheilen lassen. Zu diesen Heilzwecken wird er auf das Stirn- oder Halschakra aufgelegt.

Besondere Wirkungen auf Seele und Geist: Coelestin soll von Beklemmungen befreien und Zuversicht sowie harmonisches Zusammenleben fördern.

Tierkreiszeichen: Zwillinge.

Cordierit

Dichroit, Iolith, Veilchenstein

Härte: 7,0–7,5 Dichte: 2,58–2,66
Formel: $Mg_2Al_3[AlSi_5O_{18}]$

Farbe: Graublau bis violett; durchscheinend; Oberfläche mit besonderer Lichtbrechung.

Verwendung: Cordierit-Schmucksteine sind relativ selten. Als Trommelstein wird der Cordierit im Mineralienhandel jedoch recht häufig angeboten.

Heilkraft: Der Cordierit soll positiv auf den Kreislauf wirken, zu hohen Blutdruck senken und Krampfadern vorbeugen. Ebenfalls gilt er als guter Helfer bei vielen Magen-Darm-Erkrankungen (krampflösend!). Er ist dem Stirn- und dem Halschakra zugeordnet.

Besondere Wirkungen auf Seele und Geist: Der Cordierit kann dabei helfen, Ängste zu überwinden und sich vom Stress zu befreien. Und er stärkt das Rückgrat. So geht man seinen Weg auch gegen Widerstände weiter.

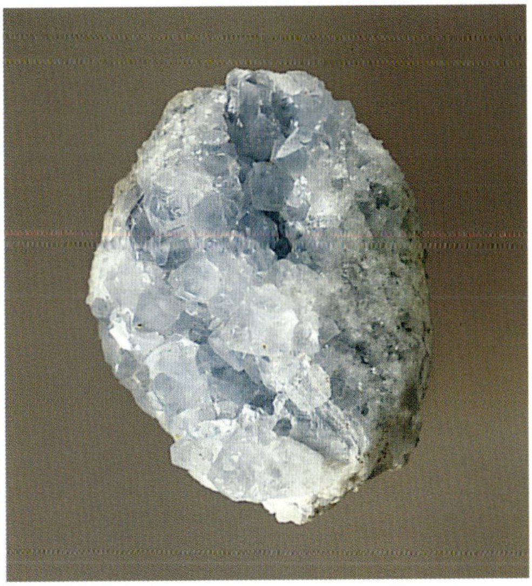

Gibt Zuversicht: Coelestin.

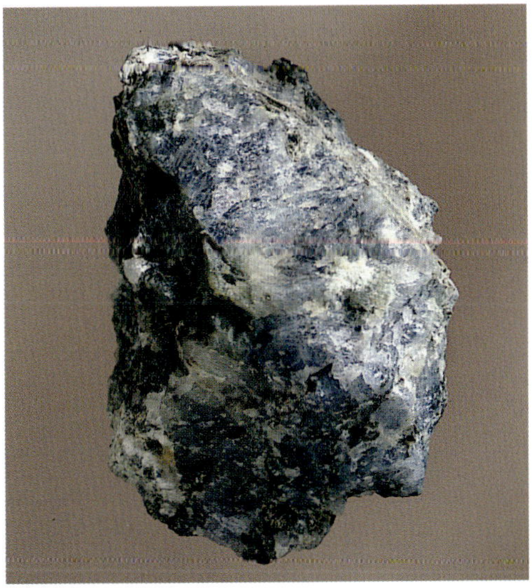

Heißt auch »Veilchenstein«: Cordierit.

Diamant

Härte: 10 **Dichte: 3,52**
Formel: C

Farbe: Farblos, blau, braun, gelb, grün, rötlich oder schwarz; meist durchsichtig, manchmal jedoch auch undurchsichtig.

Verwendung: Der Diamant besteht aus reinem Kohlenstoff und ist aufgrund seiner Härte und Nichtabnutzbarkeit geeignet, alle anderen Materialien – z. B. Glas – zu ritzen oder zu schleifen. Diamanten oder Diamantsplitter werden deshalb in der Industrie für Schleif- und Bohrwerkzeuge verwendet. Allerdings setzt man zu industriellen Zwecken vorwiegend synthetische Diamanten ein. Echte Diamanten mit Edelsteinqualität dagegen erhalten einen Facetten-/Brillantschliff und werden zu Schmuckstücken verarbeitet. Der Wert solcher Diamanten hängt von deren Größe, Reinheit, Farbe und der Qualität des Schliffs ab.

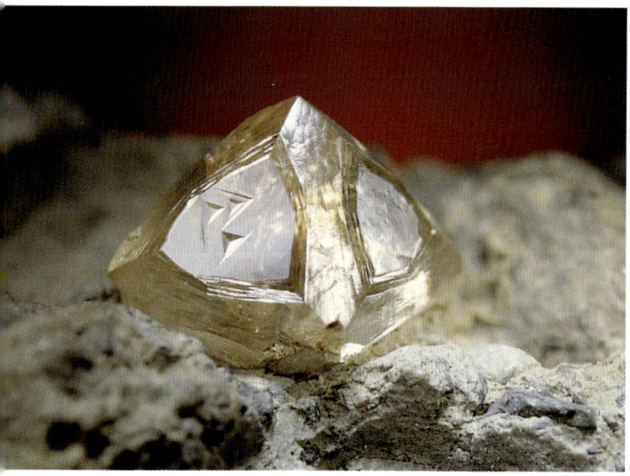

Prächtiger Rohdiamant.

Besonderheit: Trotz seiner enormen Härte ist der Diamant stoßempfindlich. Durch einen besonderen Schlag kann er zerspringen. Diamantschmuck sollte daher vorsichtig behandelt werden. Teilweise werden auch facettiert geschliffene Zirkone oder synthetisch hergestellte Zirkonia als Diamantimitate gehandelt.

Heilkraft: Der Diamant wird zur Stärkung von Blase und Nieren sowie zur Verhinderung der Nierensteinbildung eingesetzt. Außerdem soll er die Thymusdrüse stimulieren und positive Wirkungen bei Diabetes, Epilepsie, Fieber, Gelbsucht, Gicht, Gleichgewichtsstörungen, Knochenerkrankungen und Schlaganfall haben. Zu diesen Zwecken soll er zunächst auf die betroffenen Stellen aufgelegt und später als Schmuckstück getragen werden.

Die hl. Hildegard empfiehlt, bei Schlaganfall, Gicht oder Gelbsucht einen Diamant einen Tag lang in Wasser oder Wein zu legen und die Flüssigkeit dann zu trinken – natürlich ohne Stein. Dieses Elixier wirkt auch vorbeugend, denn es soll die Ablagerungen in den Gefäßwänden auflösen und so u. a. das Herzinfarkt- und Schlaganfallrisiko mindern.

Besondere Wirkungen auf Seele und Geist: Der Diamant soll Depressionen und Angstzustände überwinden helfen und seinen Träger auf den (harten) Weg zur Selbsterkenntnis führen. Er wird als Schutzstein, aber auch als Unglücksbringer eingeschätzt. Letzteres liegt möglicherweise an seinem Wert, der ihn leicht zum

Mittelpunkt der Begierden werden lässt und damit z. B. auch Diebe »magisch« anzieht.

Tierkreiszeichen: Krebs, Löwe, Steinbock, Widder.

Monatsstein: Stein des Monats April.

Diopsid

Adlerstein

Härte: 5,0–6,0 **Dichte: 3,00–3,50**
Formel: $CaMg[Si_2O_6]$

Farbe: Farblos, bläulich, grünlich, gelblich, braun; durchsichtig bis durchscheinend.

Verwendung: Im antiken Griechenland war der Diopsid als Schmuckstein begehrt. Heute wird er kaum noch zu Schmuckstücken verarbeitet, aber im Mineralienhandel ist er in Form von Kristallen oder Trommelsteinen erhältlich.

Varietäten:
- **Chromdiopsid:** smaragdgrün.
- **Diallag:** grünlich grau bis bräunlich.

Heilkraft: Der Diopsid soll den Hormonhaushalt regulieren. Außerdem soll er die Blutgerinnung optimieren und empfiehlt sich daher für Menschen, die diesbezüglich Probleme haben. Speziell grüne Diopside – Chromdiopsid und grüner Diallag – sollen bei Nieren- und Blasenerkrankungen helfen. Man legt den Diopsid vorzugsweise auf das Herzchakra auf.

Besondere Wirkungen auf Seele und Geist: Der Diopsid kann die geistige Problembewältigung unterstützen und auf diese Weise zu innerer Ausgeglichenheit führen.

Tierkreiszeichen: Jungfrau.

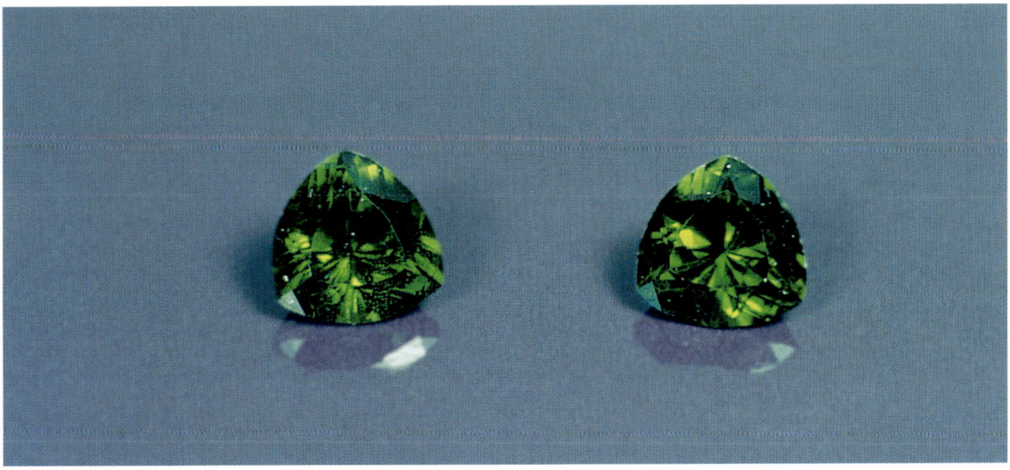

Selten: Schmuck aus smaragdgrünem Diopsid.

Dolomit

Bitterspat

Härte: 3,5–4,0 Dichte: 2,85–2,95
Formel: $CaMg[CO_3]_2$

Farbe: Farblos, weiß, grau, gelblich bzw. pastellfarben; durchsichtig bis durchscheinend.

Verwendung: Der nach dem österreichischen Mineralogen Gratet de Dolomieu benannte Dolomit wird vor allem industriell genutzt (Gewinnung von Magnesiumsalzen; Verwendung in der Feuerfestindustrie), aber auch zu Trommelsteinen und Anhängern verarbeitet.

Varietät:

- **Zuckerdolomit:** weißer Dolomit mit glänzenden Pyriteinschlüssen.

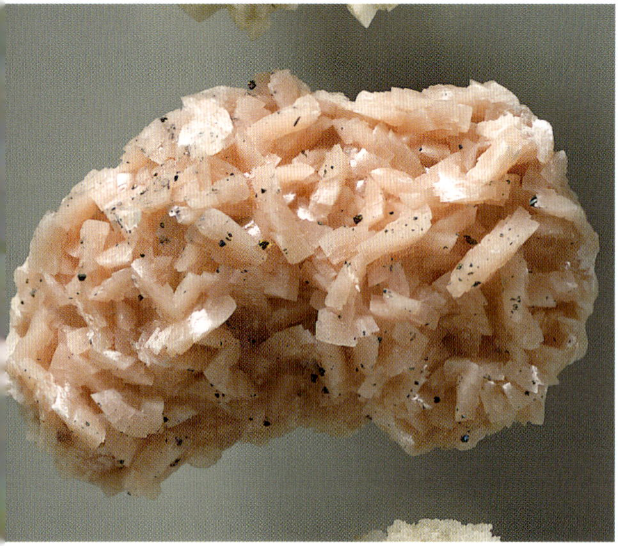

Harmonisiert den Stoffwechsel: Dolomit.

Heilkraft: Der **Dolomit** kann die Drüsen stärken und den Stoffwechsel harmonisieren. So soll er gegen Übersäuerung helfen, Allergien mildern und Hautentzündungen sowie Pilzerkrankungen der Haut heilen. Aber auch das Einreiben mit Dolomit-Wasser ist bei Hautproblemen zu empfehlen: Zur Herstellung legt man ihn über Nacht in ein Glas Wasser.
Der **Zuckerdolomit** soll entschlackend und entgiftend wirken sowie der Arterienverkalkung vorbeugen.

Tierkreiszeichen: Widder.

Dumortierit

Härte: 7,0–8,5 Dichte: 3,30–3,40
Formel: $Al_7[O_3BO_3(SiO_4)_3]$

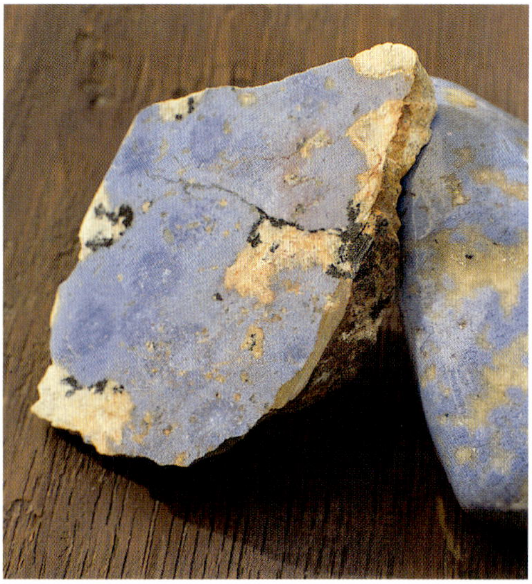

Sorgt für gute Laune: Dumortierit.

Farbe: Meist dunkel- bis schwarzblau oder violettblau mit helleren Blautönen durchsetzt; durchsichtig bis opak.

Verwendung: Der Dumortierit kommt vorwiegend als Schmeichelstein oder Schmuckanhänger in den Handel.

Heilkraft: Der Dumortierit gilt als *der* Stein für stressgeplagte Menschen. Er soll die Nerven beruhigen und stressbedingte Beschwerden wie innere Unruhe, Kopfschmerzen, Nackenverspannungen, gereizten Magen mit Erbrechen und Durchfall, Koliken sowie Hautirritationen lindern. Bei Kopf- und Nackenbeschwerden legt man ihn auf das Stirn- oder Halschakra auf bzw. trägt ihn als Anhänger an einer kurzen Kette. Bei Problemen mit Haut oder Magen und Darm legt man ihn auf die betreffenden Körperstellen auf. Auch gegen fiebrige Erkältung sowie chronische Bronchitis soll Dumortierit helfen.

Besondere Wirkungen auf Seele und Geist: Dumortierit gilt als Gute-Laune-Stein: Er fördert Entspannung und Konzentration und kann zu größerer Toleranz gegenüber anderen verhelfen.

Tierkreiszeichen: Löwe, Schütze.

Epidot und Unakit

Pistazit

Härte: 6,0–7,0 **Dichte: 3,30–3,50**
Formel: $Ca_2(Fe,Al)_3[SiO_4]_3(OH)$

Farbe: Epidot ist gelbgrün oder braungrün bzw. schwarzbraun, selten rot; durchscheinend, manchmal auch durchsichtig.

Verwendung: Epidotkristalle werden nur selten zu Schmuck verarbeitet, da sie sehr spröde und bruchempfindlich sind. Aus dichten Epidot-Massen werden jedoch teilweise Cabochons geschliffen oder Figuren, Schalen u. Ä. gefertigt.

Varietät:

- Die Verwachsung von grünem Epidot und rotem Jaspis nennt man **Unakit**.

Heilkraft: Der **Epidot** kann das Immunsystem sowie Lunge, Leber und Darm stärken und somit Krankheiten vorbeugen oder aber die Rekonvaleszenz (Genesungsphase) nach überstandenen Krankheiten beschleunigen. Man

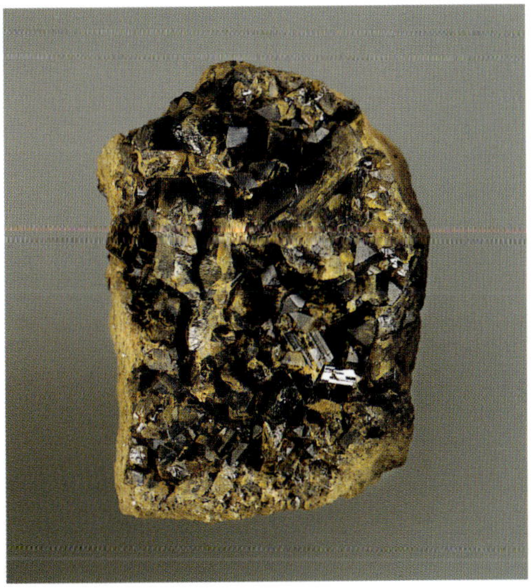

Schenkt Zuversicht: Epidot (Pistazit).

legt ihn auf das Herzchakra oder das Sonnengeflecht auf bzw. trägt ihn bei sich, wobei man ihn oft in den Händen halten sollte.

Dem **Unakit** werden die gleichen Heilwirkungen wie dem Epidot zugeschrieben; daher wird er übrigens auch manchmal einfach als Epidot bezeichnet. Darüber hinaus soll der Unakit jedoch eine besonders entkrampfende Wirkung auf den Unterleib haben.

Besondere Wirkungen auf Seele und Geist: Epidot hilft dabei, Schicksalsschläge und Kummer zu überwinden und zuversichtlich zu werden.

Tierkreiszeichen: Zwillinge (Epidot).

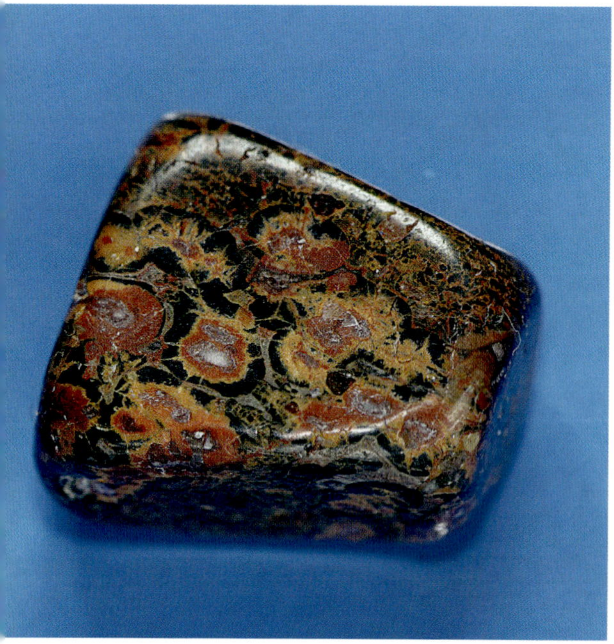

Entkrampft: Unakit.

Eudialyt

Härte: 5,0–5,5 **Dichte: 2,7–3,0**
Formel: $Na_3(Ca,Fe)_3Zr[(OH,Cl)/(Si_3O9)_2]$

Farbe: Oft rotgrün oder braunrot; durchscheinend bis opak.

Verwendung: Eudialyt wird als Schmuckstein oder Trommelstein angeboten. Er ist aber relativ selten, weil es nur wenige Vorkommen gibt, z. B. in Schweden und auf der Halbinsel »Kola« (Russland).

Besonderheit: Je nach Farbgebung kann Eudialyt einem Granat ähnlich sehen. Anders als Granat ist Eudialyt jedoch sehr säureempfindlich. Kommt er mit Säuren in Verbindung, zersetzt er sich sehr schnell. Diese Eigenschaft verlieh ihm auch seinen Namen: Eudialyt (griech. »gut zersetzbar«).
Entladen Sie diesen Stein unter fließendem Wasser. Zum Aufladen legen Sie ihn am besten in einer Vollmondnacht auf das Fensterbrett.

Heilkraft: Trägt man einen Eudialyt bei sich, sollte man wissen: Falsche Entscheidungen aus der Vergangenheit, Ängste, Trauer um geliebte Menschen und Tiere … all das vermag dieser Stein wieder ins Bewusstsein zu rufen. Aber er führt auch zur Selbsterkenntnis, zu neuen Perspektiven und verleiht Kraft für den Neuanfang. So hilft der Eudialyt nach einem Bruch im Leben, eigene Fehler oder Schwächen zu erkennen und den Neuanfang aktiv zu gestalten. Er verleiht die seelische und die körperliche Energie, um schwierige Aufgaben in Angriff zu nehmen und positive Vorhaben selbst gegen Widerstände durchzusetzen. Aber auch nach rein körperlicher Verausgabung wirkt der Eudialyt kraftspendend. Bei Bedarf ist dieser Stein am besten in der Hosentasche oder im gehäkelten Beutel (an einer langen »Kette« aus Stoff/Wolle oder Leder) mit sich zu führen.

Besondere Wirkung auf Seele und Geist: Eudialyt gehört zu den Steinen, die nicht über einen längeren Zeitraum angewendet werden sollten, sondern nur bei ganz konkretem Bedarf. Tragen Sie ihn aber selbst im Bedarfsfall nur dann bei sich, wenn Sie gerade Aktivitäten nachgehen – nicht in Ruhephasen! Denn Eudialyt kann sonst auch zu innerer Unruhe führen.

Falkenauge

Quarzaggregat

Härte: 6,5–7,0 **Dichte: 2,65**
Formel: SiO_2

Farbe: Blaugrau opak; mit Flächenschiller. Die Übergänge zum Tigerauge sind fließend.

Verwendung: Falkenauge ist ein Quarzaggregat mit Krokydolith-Einlagerungen. Im geschliffenen Zustand gleitet ein Lichtschein über die Oberfläche hinweg, wenn man den Stein bewegt. Dieser Lichtschein erinnert an die Pupille des Falken (vgl. auch Tigerauge; S. 124).

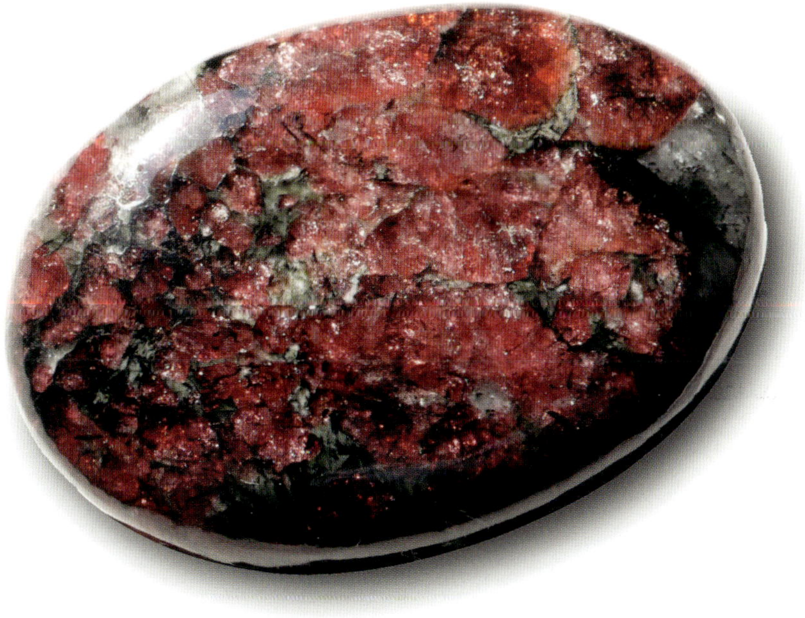

Verleiht Kraft für Neues: Eudialyt.

Falkenauge wird gerne zu Schmuck oder Ziergegenständen wie z. B. Tierfiguren verarbeitet.

Varietät:

- Sowohl Falkenauge als auch Tigerauge (siehe dort) werden teilweise gebrannt und erhalten so eine rotbraune Farbe. Diese rotbraunen Steine gelangen dann meist unter der Bezeichnung **»Ochsenauge«** in den Handel.

Besonderheit: Falkenauge ist sehr empfindlich gegen Säuren.

Heilkraft: Das Falkenauge soll die Sehkraft stärken. Dazu legt man auf jedes Augenlid einen flachen, leicht erwärmten Stein. Auch bei gestörtem Hormonhaushalt (Überproduktion von Hormonen) und Nervosität soll das Falkenauge helfen. Kopfschmerzen und Migräne können durch das Auflegen eines Falkenauges auf das Stirnchakra gelindert werden.

Besondere Wirkung auf Seele und Geist: Falkenauge lässt uns entspannter mit Stresssituationen umgehen und zu jeder Zeit den Überblick behalten.

Feuerstein

Flintstein

Härte: 7,0 **Dichte: 2,65**
Formel: SiO_2

Farbe: Hell- bis dunkelgrau, schwarz, beige; oft mit hellen, mysteriös wirkenden Mustern; opak.

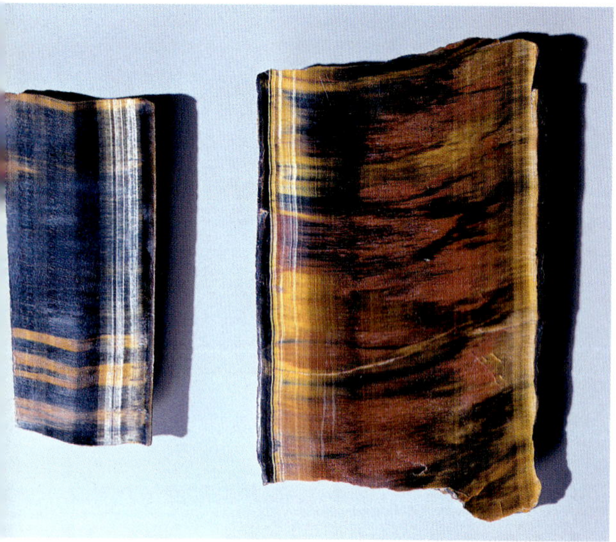

Der Name lässt es schon vermuten: Falkenauge ist gut für die Sehkraft.

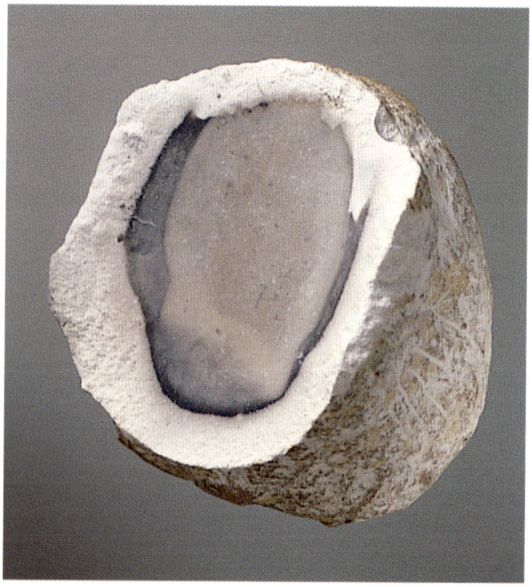

Für ihn war man schon in der Steinzeit »Feuer und Flamme«: Feuerstein.

Verwendung: Seine – durch Bruch entstehenden – sehr scharfen Kanten machten den Feuerstein schon bei den Steinzeitmenschen zu einem begehrten Material – beispielsweise für Speerspitzen. Schlägt man zwei Feuersteine aufeinander, sprühen Funken. Diese Eigenschaft gab dem Stein auch seinen Namen.

Heilkraft: Feuersteine sollen den Kreislauf, die Nierentätigkeit und die Darmflora stärken und so die Entschlackung fördern. Außerdem sollen sie die Lunge kräftigen und allgemein Atemwegserkrankungen bekämpfen. Zudem wird dem Feuerstein eine positive Wirkung auf den Hormonhaushalt und bei Nervenleiden zugeschrieben. Zu Heilzwecken legt man ihn auf das Wurzelchakra auf.

Besondere Wirkungen auf Seele und Geist: Feuerstein soll Ängste nehmen, das Selbstbewusstsein stärken und die aktive Teilnahme am Leben fördern.

Tierkreiszeichen: Skorpion.

Fluorit

Flussspat; aus der Gruppe der Halogenide

Härte: 4 **Dichte:** 3,1–3,2
Formel: CaF_2

Farbe: Blau, gelb, grün, rosa bis rot, violett oder (selten) farblos; durchsichtig bis durchscheinend.

Verwendung: Schon im Altertum wurde Fluorit zur Herstellung von Schmuckstücken, Vasen und Tierfiguren verwendet.
Heute kommt Fluorit auch beim Ausschmelzen von Metallen sowie in der Glasindustrie bzw. in der Industrie für die Herstellung optischer Geräte zum Einsatz.

Varietät:
- **Ontozonit:** eine violettschwarze Abart des Fluorits.

Heilkraft: Fluorit soll den Knochenaufbau stärken und daher gegen Osteoporose sowie auch Gelenkbeschwerden helfen: Dazu sollte man ihn z.B. als Kette tragen. Bei Schmerzen soll man einen Fluorit auf die betroffene Körperstelle platzieren und anschließend noch einen für die jeweilige Krankheit speziell geeigneten

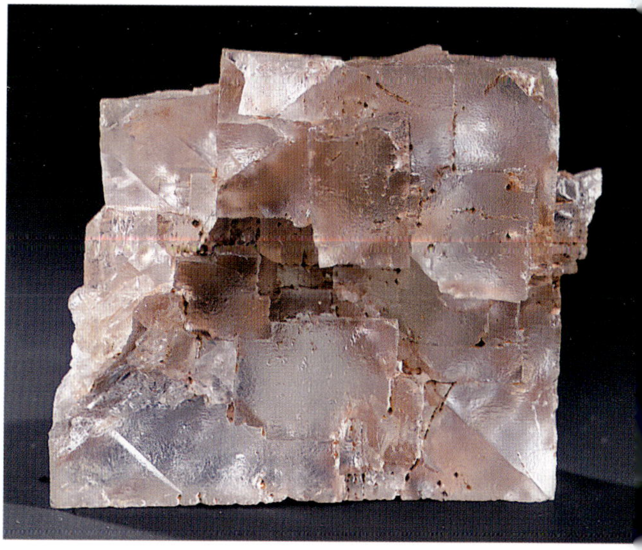

Gilt als »Stein des Genies« und macht sich gut auf dem Schreibtisch: Fluorit.

Stein auflegen. Ferner kann Fluorit bei Allergien, Atemwegserkrankungen und Hautleiden hilfreich sein (ebenfalls als Kette zu tragen). Fluorit-Wasser soll Zahn- und Zahnfleischerkrankungen vorbeugen. Zur Herstellung legt man den Stein über Nacht in ein Glas Wasser, nimmt ihn morgens wieder heraus, trinkt 3-mal am Tag von dem Wasser und spült zusätzlich den Mund damit.

Besondere Wirkungen auf Seele und Geist: Der Fluorit soll die geistige Klarheit, das Auffassungsvermögen und das Verantwortungsbewusstsein steigern. Ja, er gilt sogar als »Stein des Genies«, denn er unterstützt geistige Arbeiten, indem er zu erhöhter Konzentrationsfähigkeit verhilft. Es wird daher empfohlen, eine Fluorit-Druse auf den Schreib- oder Arbeitstisch zu stellen. Bei geistiger Verwirrung sollen Fluoritsteine auf die Stirn aufgelegt sowie in beiden Händen gehalten werden.

Tierkreiszeichen: Fische, Skorpion, Wassermann.

Gagat

Härte: 2,5–4,0 **Dichte: 1,20–1,35**
Formel: C (Kohle)

Farbe: Schwarz; opak.

Verwendung: Gagat ist viele Millionen Jahre alte versteinerte Kohle. Gagat galt und gilt bei einigen Indianerstämmen als starker Schutzstein. Im Mineralienhandel ist er im Allgemeinen in Form von Trommelsteinen oder Anhängern zu bekommen.

Besonderheit: Sehr wichtig ist es, diesen Stein nach jedem Gebrauch zu ent- und wieder aufzuladen, weil er ansonsten die zerstörerischen Kräfte speichert, vor denen er bewahren soll. Zum Entladen kann man ihn in Salz und zum Aufladen zwischen Bergkristallspitzen legen.

Heilkraft: Gagat soll vor allem gegen entzündliche Atemwegserkrankungen, Gelenkentzündungen, Rheuma und Wirbelsäulenprobleme helfen. Und er kann Hautleiden lindern. Auch Durchfallerkrankungen soll er stoppen können. Man legt diesen Stein vorzugsweise auf das Wurzelchakra auf oder trägt ihn in der Hosentasche bei sich.

Besondere Wirkungen auf Seele und Geist: Gagat soll Verzweiflung – auch Trauer und Trennungsschmerz – überwinden helfen und Ausdauer verleihen. Und er kann laut alten Überlieferungen vor böser Magie schützen.

Tierkreiszeichen: Steinbock.

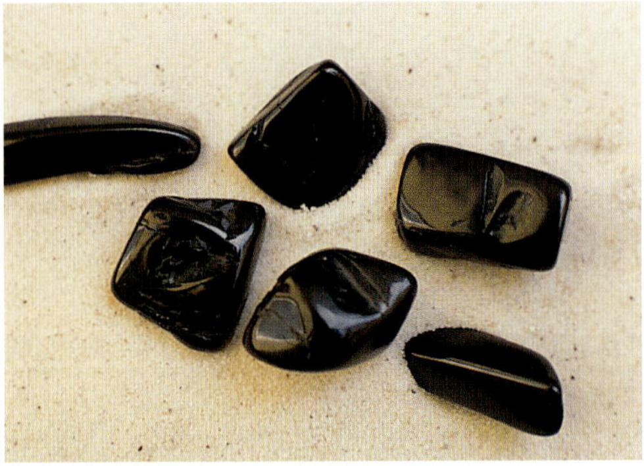

Versteinerte Kohle: Gagat.

Glimmer

Härte: 2,0–3,0 Dichte: 2,7–3,3
Formel: Aluminiumsilicat

Farbe: Glänzend grau, gelb, grün, braun, schwarz oder bläulich violett; durchsichtig bis opak.

Verwendung: Bei Glimmer handelt es sich um ein blättriges Aluminiumsilicat: Er besteht aus vielen dünnen Plättchen oder Schichten. Die chemische Zusammensetzung variiert je nach Farbe. Glimmer wird u. a. in der Elektrotechnik genutzt und eignet sich kaum für die Schmuckherstellung. Der Mineralienhandel aber führt oft Glimmer-Trommelsteine. Glimmer ist übrigens auch Bestandteil vieler anderer Mineralien, z. B. von Aventurin oder Granit.

Varietäten:
- **Fuchsit:** grün.
- **Lepidolith:** rosa bis violett.
- **Muskovit:** beigefarben bis grau.
- **Zinnwaldit:** gelbgrau.

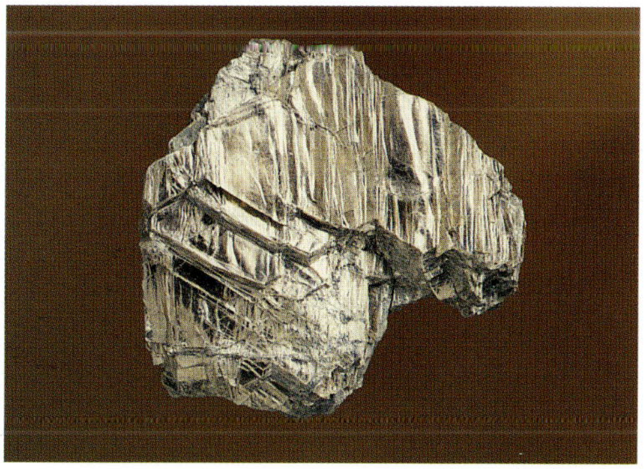

Heißt auch »Moskauer Glas«: Muskovit.

Heilkraft: Der grüne **Fuchsit** soll gegen Knochenmarkerkrankungen, Anämie und sogar Leukämie helfen. Er ist dem Herzchakra zugeordnet.
Der rosafarbene bis violette **Lepidolith** soll über eine Stärkung der Leber zur Entgiftung des Körpers beitragen. Er ist auf das Stirnchakra aufzulegen.
Der graue **Muskovit** soll Magen-Darm-Erkrankungen und Diabetes lindern. Man legt ihn vorzugsweise auf das Wurzelchakra auf.

Besondere Wirkungen auf Seele und Geist: Der Lepidolith gilt als starker Schutzstein.

Granat

Silicatmineral

Härte: 6,5–7,5 Dichte: 3,4–4,6
Formel: Almandin: $Fe_3Al_2 [SiO_4]_3$;
Pyrop: $Mg_3Al_2[SiO_4]_3$

Farbe: Farblos, braun, gelb, grün, rot, schwarz oder weiß; meist durchsichtig bis durchscheinend.

Verwendung: Teilweise fällt Granat als Nebenprodukt der Diamantgewinnung an. Größere Steine sind sehr rar. Überaus begehrt als Schmuck ist der rubinrote Granat; ein smaragdgrüner Granat (Demantoid) ist jedoch die wertvollste Granatart.

Varietäten:
- **Almandin:** rot bis dunkelrot; gemeinsam mit Pyrop der am häufigsten verwendete Granat für Schmuckstücke.

- **Andradit:** grün bis braun, kommt z. B. auf Klüften von Serpentingesteinen vor.
- **Demantoid:** gelbgrün bis smaragdgrün, Abart des Andradits, der wertvollste Granat.
- **Grossular:** farblos bis hellgrün, kommt in Kalksilicatgesteinen vor.
- **Hessonit:** farblos, hellgrün oder rot.
- **Melanit:** schwarz, Abart des Andradits, titanhaltig.
- **Pyrop** oder **Böhmischer Granat** (rubinrot): Modestein des 18./19. Jahrhunderts.
- **Spessartin:** gelb oder orange bis braun.
- **Topazolith:** gelb, Abart des Andradits.
- **Tsavorit:** vanadiumhaltiger grüner Granat.
- **Uwarowit:** sehr seltener grüner Granat aus Chromlagerstätten.

Heilkraft: Der rote **Granat** soll eine positive Wirkung auf den Blutaufbau/Blutkreislauf, die Durchblutung, das Herz (Stärkung) sowie die Fortpflanzungsorgane ausüben. Deshalb hilft er auch bei Erschöpfung. Bei Arthritis und Rheuma wird geraten, einen Granat in der Hand zu halten bzw. in der Tasche zu tragen. Ferner soll Granat auch gegen Depressionen wirken. Bei Entzündungen und Hautkrankheiten wird er direkt auf die betroffenen Stellen aufgelegt. Auch soll er – als Schmuck getragen – vor Ansteckung schützen.

Der **Grossular** soll wie der rote Granat bei Arthritis und Rheuma helfen, aber auch bei Osteoporose, Leber- und Gallenleiden wirksam sein.

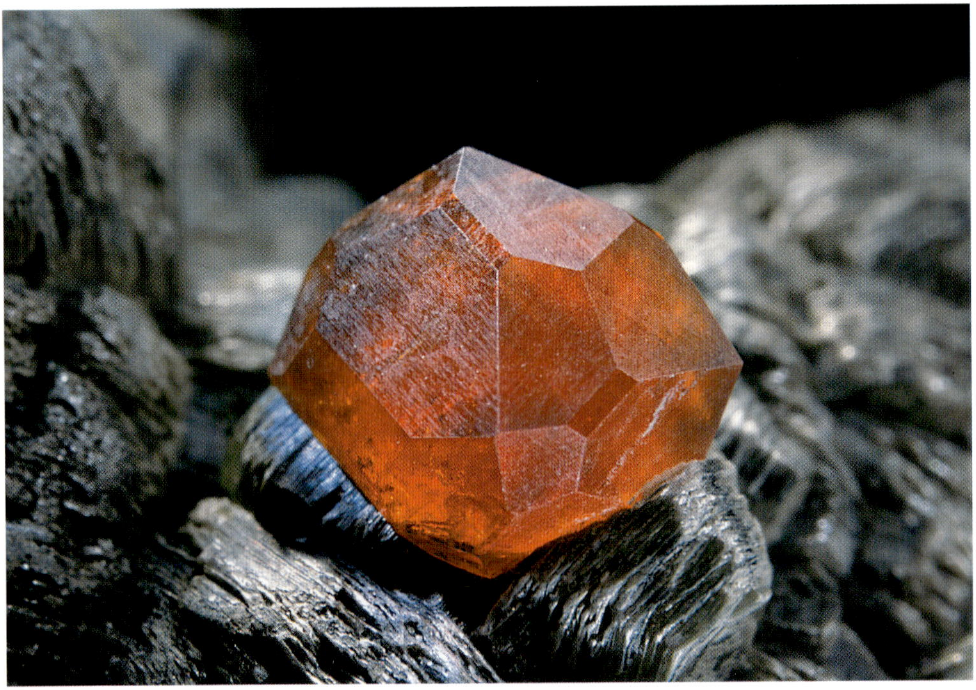

Als Schmuckstein fast so begehrt wie Rubin: der rote Granat.

Die hl. Hildegard empfiehlt, bei schweren, fiebrigen Erkrankungen, Viruserkrankungen oder Gicht einen »Karfunkel« um Mitternacht für ca. 1 Stunde auf den Bauchnabel des Kranken zu legen. Wichtig: Der Stein darf nur so lange dort liegen, bis sich der Kranke ein wenig »erwärmt« fühlt! Unter Karfunkel versteht sie dabei mit großer Wahrscheinlichkeit einen Granat. Es könnte sich allerdings auch um einen Rubin (siehe Korund, S. 94) oder einen roten Spinell handeln.

Besondere Wirkungen auf Seele und Geist: Der Granat soll allgemein die Lebensfreude, die Willensstärke und damit den persönlichen Erfolg fördern. Außerdem soll er seinen Träger vor Gefahren schützen.

Tierkreiszeichen: Löwe, Skorpion, Widder.

Monatsstein: Der Granat ist der Stein des Monats Januar.

Hämatit

Blutstein, Eisenglanz, Roteisenerz; Eisenerz

Härte: 5,5–6,5 **Dichte: 5,2–5,3**
Formel: Fe_2O_3

Farbe: Schwarz bis braunrot; mit Metallschimmer; undurchsichtig. Beim Schleifen des Steins wird das Schleifwasser durch Hämatitstaub blutrot gefärbt. Daher stammt auch die Bezeichnung »Blutstein«.

Verwendung: In der Steinzeit wurde Hämatit für Höhlenmalereien verwendet. Zu Beginn des 20. Jh. diente er als Schmuck für trauernde (weibliche) Personen. Und heute fertigt man Modeschmuck aus ihm.

Besonderheiten: Hämatit verträgt kein Wasser! Da dieses Eisenerz in guter (Schmuck-)Qualität relativ selten ist, wird oft Magnetit (s. dort) bzw. Magnetit-Hämatit-Gemenge als Hämatit verkauft.

Heilkraft: Hämatit fördert die Eisenaufnahme im Körper und damit Blutbildung und Zellaufbau. Bei Eisenmangel, z. B. in Folge von starker Monatsblutung, gestörter Eisenverwertung oder Verletzungen mit hohem Blutverlust, sollte man

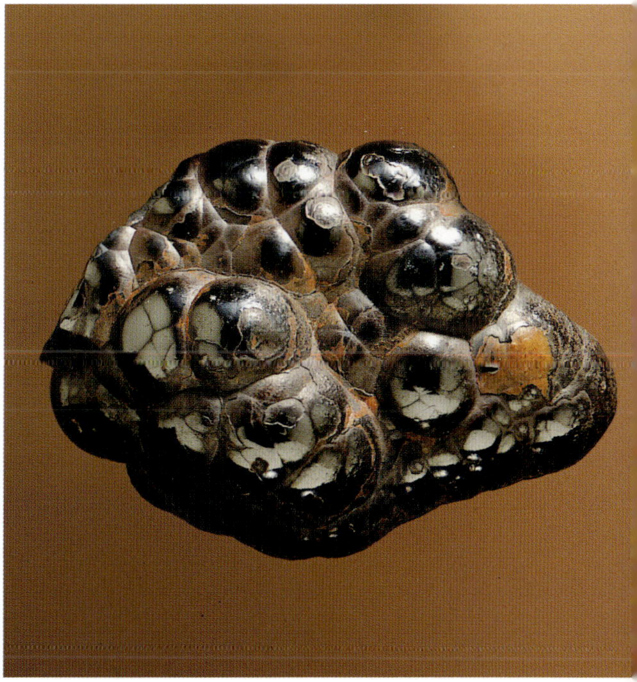

Fördert die Blutbildung: Hämatit, der »Blutstein«.

ihn daher als Kette oder in der Hosentasche tragen. (Aber nicht mit offenen Wunden in Berührung bringen!) Auch zur allgemeinen Stärkung des Körpers nach Krankheiten und bezüglich der Kreislaufstabilisierung soll er gute Dienste leisten. Ferner wird er empfohlen gegen Herz- und Milzleiden, Krampfadern, Nackenverspannungen und Rückenschmerzen. Jedoch nicht bei hohem Blutdruck anwenden!

Besondere Wirkungen auf Seele und Geist: Der Hämatit soll die Willenskraft stärken, von depressiv machenden Einflüssen befreien und Optimismus sowie Lebensfreude schenken.

Tierkreiszeichen: Skorpion, Widder.

Monatsstein: Der Hämatit ist der Stein des Monats Dezember.

Heliotrop

Blutjaspis; aus der Familie der Quarze, Gruppe der Chalcedone

Härte: 6,5–7,0 **Dichte: 2,58–2,64**
Formel: SiO_2

Farbe: Undurchsichtiger grüner Chalcedon mit roten Eisenoxid-Einlagerungen. Da der Heliotrop kein Jaspis ist, ist die gebräuchliche Bezeichnung als »Blutjaspis« eigentlich nicht korrekt.

Verwendung: Im Mittelalter hielt man die roten Eisenoxid-Flecken für Blutstropfen Christi und schrieb dem Heliotrop daher allerlei magische Kräfte zu. Man fertigte und fertigt auch noch heute u. a. Ziergegenstände und kleine (Tier-)

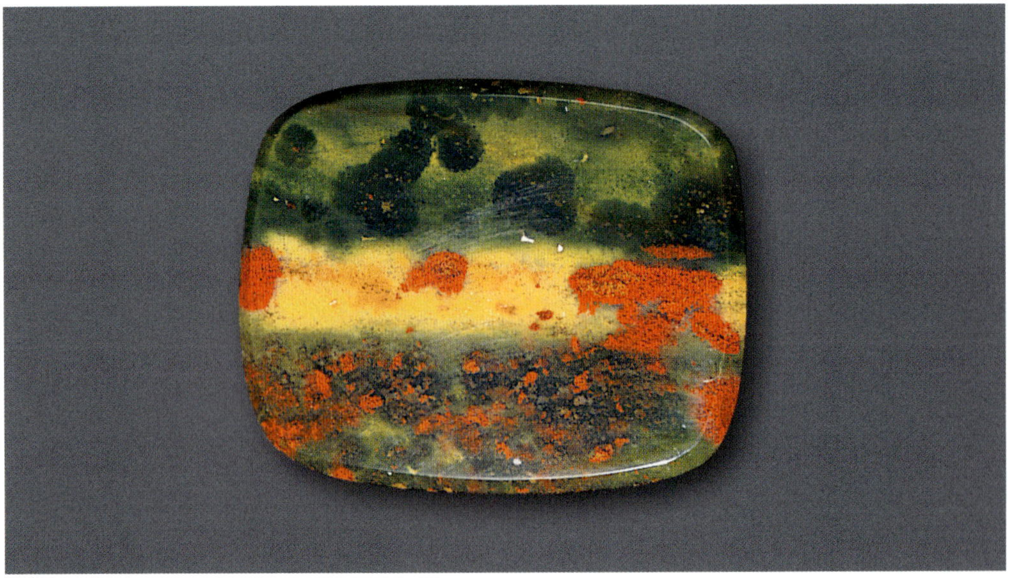

Heliotrop mit den »Blutstropfen Christi«.

Figuren aus diesem Stein. Auch für Einlegearbeiten findet er häufig Verwendung.

Heilkraft: Der Heliotrop soll gegen Eisenmangel/Blutarmut helfen. Dazu trägt man ihn als Kette. Außerdem wird er zur Stillung von Blutungen, bei Hämorrhoiden und Nasenbluten sowie gegen Durchblutungsstörungen des Herzens, Herzrhythmusstörungen und Hörbeschwerden verwendet. Darüber hinaus hilft der Heliotrop allgemein gegen Entzündungen, denn er stärkt das Immunsystem und damit die Abwehrkräfte. Daher empfiehlt es sich, ihn vorbeugend oder bei den ersten Anzeichen einer Erkältung/Grippe als Kette zu tragen. Ferner hat sich das Auflegen eines Heliotrops auf entzündete Insektenstiche oft als hilfreich erwiesen. Bei Blasenentzündung kann man zur Unterstützung der Heilung einen Heliotrop auf den Bereich über der Blase legen. Auch zur Reinigung und Stärkung von Darm, Gallenblase, Leber, Magen, Milz und Nieren wird er empfohlen. Dazu wird er auf das Sonnengeflecht oder bei Nierenbeschwerden im Nierenbereich aufgelegt. Und sogar gegen Tinnitus (Ohrgeräusche) und Mittelohrentzündung soll der Heliotrop wirken: Legen Sie einen großen Stein auf das Ohr. Vorsicht vor kleinen Steinen: Sie könnten in den Gehörgang rutschen! Um Warzen zu bekämpfen, klebt man am besten wiederholt einen flachen Heliotrop mit einem Pflaster über der betreffenden Stelle fest.

Besondere Wirkungen auf Seele und Geist: Der Heliotrop soll allgemein die geistige Reinigung, die Konzentrationsfähigkeit, die Lebenskraft und das Mitgefühl fördern sowie den Intellekt stärken.

Tierkreiszeichen: Skorpion, Widder.

Monatsstein: Der Heliotrop ist der Stein des Monats März.

Holzstein

versteinertes Holz

Härte: 5,5–7,0 **Dichte: 2,58–2,91**
Formel: SiO_2

Farbe: Oft erdig braun bis graubraun, aber auch fast alle anderen Farbtöne; durchscheinend bis opak.

Verwendung: Wie versteinert Holz? Holzstein entsteht, indem – durch Wasserkraft – immer

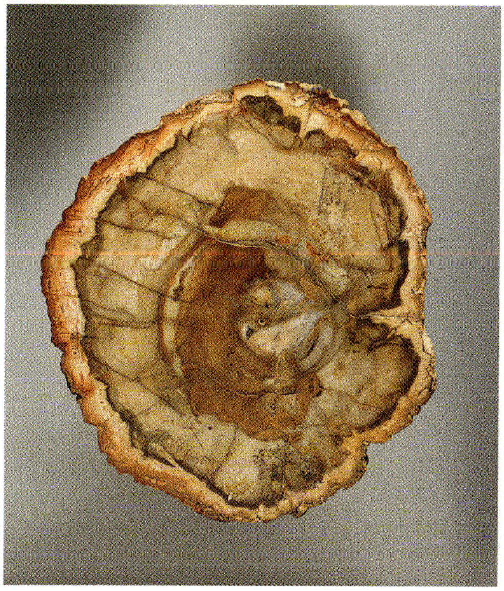

Verleiht Energie: rötlich brauner Holzstein.

wieder kleine Teile aus dem Holz herausgelöst und die so entstandenen Hohlräume durch kieselige Mineralien wie z. B. Chalcedon ausgefüllt werden. Auf diese Weise können selbst filigrane Holzstrukturen in Stein überliefert werden. Die bekannteste Holzsteinlagerstätte »Versteinerter Wald« liegt in Arizona (USA). Dort wurden gewaltige Baumstamm-Massen zusammengeschwemmt und dann von hohen Sedimentschichten überdeckt, unter denen sich Holzstein bilden konnte.

Heilkraft: Holzstein soll den Stoffwechsel aktivieren und die Abwehrkräfte stärken. Auch kann er beruhigen sowie Erholung und Konzentration fördern. Holzsteine in erdigen Tönen sind dem Wurzelchakra zugeordnet. Auf das Herzchakra aufgelegte rötliche bis rotbraune Steine sollen Energie verleihen.

Besondere Wirkungen auf Seele und Geist: Holzstein fördert die Verbundenheit mit der Natur.

Jade – Jadeit und Nephrit

Jadeit

Härte: 7 **Dichte: 3,30–3,38**
Formel: NaAl $[Si_2O_6]$

Nephrit

Härte: 6,5 **Dichte: 2,90–3,03**
Formel: $Ca_2(Mg,Fe)_5[(OH,F)/Si_4O_{11}]_2$

Farbe: Braun, grün, orangefarben, rötlich, violett, schwarz oder weiß (Nephrit meist gelbgrün oder cremefarben); durchscheinend bis undurchsichtig. Am begehrtesten sind smaragdgrüne Varietäten.

Verwendung: Als Jade werden zwei unterschiedliche Minerale bezeichnet: Jadeit (Natrium-Aluminium-Silicat) und Nephrit (Calcium-Magnesium-Silicat). Sie sind jedoch selbst von Fachleuten häufig nur schwer zu unterscheiden. Aus der zähen Jade werden Schmuckstücke und vielfach auch kleine Figuren, Vasen und andere Gefäße gefertigt.
Besonders in China hat Jade als Schmuckstein hohe Bedeutung. Auch in Zentralamerika wurde sie sehr geschätzt, nicht zuletzt wegen ihrer Seltenheit.

Heilkraft: Jade wird als beruhigend, entkrampfend und ausgleichend eingeschätzt. Sie soll den heilsamen Schlaf fördern. Schon zur Zeit der Entdeckung Amerikas galt Jade (vor allem grüner Jadeit oder Nephrit) als wirkungsvolles Mittel gegen Blasenleiden und Nierenbeschwerden. Damals sahen die spanischen »Eroberer« grüne Jade-Amulette bei den eingeborenen Indianern und brachten die Jade mit nach Europa. Heute wird Jade bei den genannten Beschwerden direkt auf den Blasen-/Nierenbereich platziert. Auch gegen Migräne, Neuralgien, Magen- und Verdauungsbeschwerden, Grippe, Gelbsucht, Gürtelrose und Herpes

wird Jade auf die betroffenen Körperstellen aufgelegt.
Ferner soll Jade das Herz stärken, zur Entwässerung des Körpers beitragen und gegen Unfruchtbarkeit helfen sowie Beschwerden bei der Entbindung lindern: Dazu wird sie in der Hand gehalten. Ob Jade gegen Alpträume wirkt, wenn man einen Stein unter das Kopfkissen legt, gilt es auszuprobieren, denn auch das Gegenteil kann der Fall sein!
Insbesondere helle Jade soll gegen Krampfadern, Hämorrhoiden und Darmträgheit helfen.

Besondere Wirkungen auf Seele und Geist: Jade soll für Ausgeglichenheit und inneren Frieden sorgen und die Toleranz fördern.

Tierkreiszeichen: Fische, Krebs, Waage.

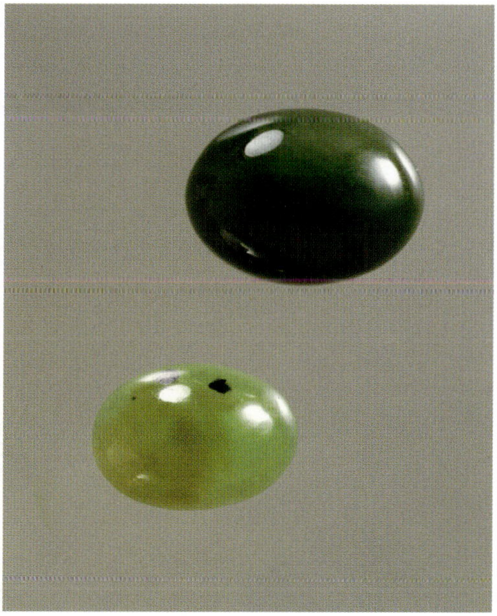

Jadeit und Nephrit: einfach beruhigend.

Jaspis

aus der Familie der Quarze; Gruppe der Chalcedone

Härte: 6,5–7,0 **Dichte: 2,58–2,91**
Formel: SiO_2

Farbe: Beigefarben, braun, grau, grün oder rot; meist opak.

Verwendung: Schon seit alters werden aus Jaspis Schmuckstücke und kunsthandwerkliche Gegenstände wie Vasen und Schalen gefertigt.

Varietäten:

- **Plasma:** rein grüner Jaspis.
- **Landschaftsjaspis:** weist durch Eisenoxide entstandene landschaftsähnliche Zeichnungen auf. Das macht ihn zu einem begehrten Sammlerobjekt.
- **Leopardenjaspis:** sieht in Farbe und Zeichnung einem Leopardenfell ähnlich.
- **Mookait:** australischer Jaspis in einer pastellfarbenen Kombination aus Weiß, Beige, Gelb und vor allem Rosa bis Hellrot.
- **Regenwaldjaspis:** erinnert an die Luftansicht eines Regenwaldes.

Besonderheit: Die Verwachsung von grünem Epidot und rotem Jaspis nennt man Unakit. Siehe unter Epidot.

Heilkraft: Roter Jaspis soll den Körper stärken und Blut bildend wirken, auf Gehör- und Geruchssinn, Hals sowie Eileiter und Gebärmutter positiven Einfluss nehmen und gegen Gicht wirken. Dazu legt man ihn auf die betreffenden

Stellen sowie auf das betreffende Chakra auf. **Grüner Jaspis** gilt als beruhigend und harmonisierend und soll gegen Übersäuerung helfen. Ferner werden dem Jaspis heilende Wirkungen auf Aorta, Gehirn, Magen (gegen Übelkeit) und bei Epilepsie nachgesagt. Sogar Radioaktivität soll er aus dem Körper ziehen. Überliefert ist auch, dass Jaspis bei Sehstörungen hilfreich sein soll. **Mookait** unterstützt Blutreinigung und Vitalität. Eiternde Wunden, Ekzeme, Abszesse usw. soll er heilen. Außerdem kann er die Funktion der Bauchspeicheldrüse stärken. Und er kann bei körperlicher wie bei geistiger Überanstrengung helfen, d.h. ausgleichend wirken. Mookait ist dem Wurzelchakra zugeordnet. **Leopardenjaspis** soll die Funktion von Leber, Gallenblase, Nieren und Blase positiv beeinflussen und daher entgiftend, aber auch krampflösend wirken. **Regenwaldjaspis** soll ebenfalls die Blase und aufgrund seiner Grünanteile auch Herz und Nerven stärken.

Besondere Wirkungen auf Seele und Geist: Jaspis soll Selbstvertrauen, Willen, Ausgeglichenheit und Geduld stärken.

Tierkreiszeichen: Skorpion und Widder (roter Jaspis), Jungfrau, Krebs, Steinbock und Wassermann.

Monatsstein: Roter Jaspis ist der Stein des Monats März.

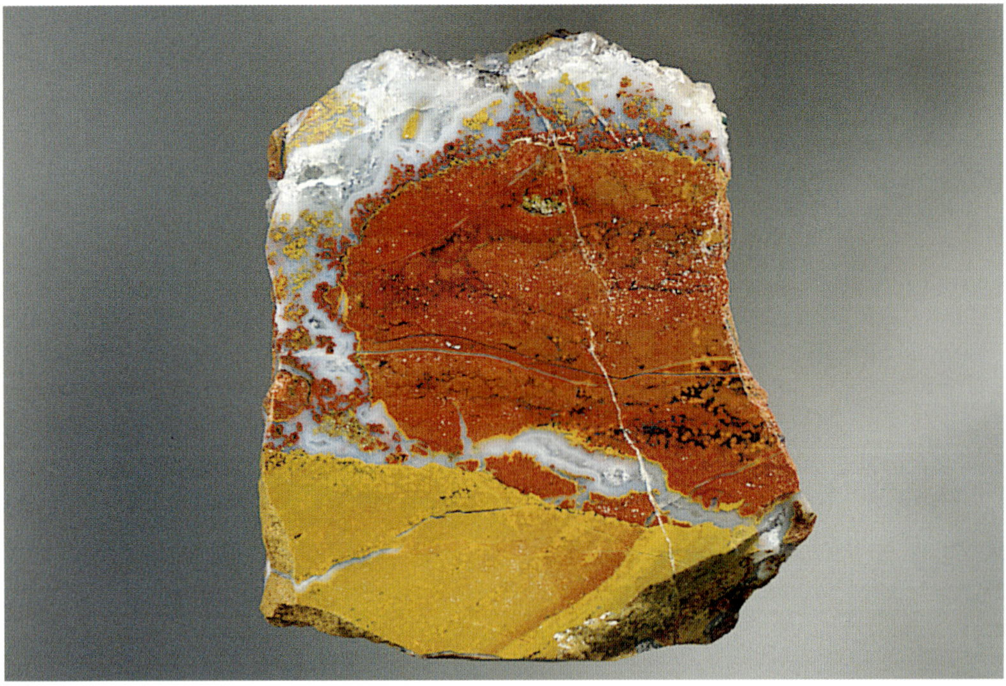

Wirkt allgemein stärkend: roter Jaspis.

Karneol und Sarder

aus der Familie der Quarze; Gruppe der Chalcedone

Härte: 6,5–7,0 **Dichte:** 2,58–2,64
Formel: SiO_2

Farbe: Durchscheinend rot bis rotbraun oder gelblich orange (durch Eisenoxide).

Verwendung: Karneol wird zu Cabochons geschliffen. (Auch durch Eisennitratlösung gefärbte Achate werden oft als Karneole verkauft!)

Varietät:

- **Sarder** nennt man einen rotbraunen bis bräunlichen Karneol, wobei der Übergang zwischen Karneol und Sarder fließend ist.

Heilkraft: Bereits im Mittelalter galt der **Karneol** als blutstillend. Dazu wurde er z. B. in warmen Wein gelegt und der Wein dann – natürlich ohne Stein – getrunken. Auch wurde er zum Schutz vor ansteckenden Krankheiten getragen, sollte Fieber senken, Nervenschmerzen lindern sowie Depressionen und Aggressionen vertreiben. Heute werden ihm folgende Anwendungsmöglichkeiten zugeschrieben: positive Wirkung auf alle Ausscheidungsorgane, Hilfe bei Durchblutungsstörungen, Krampfadern, Kreislauferkrankungen, schmerzhafter Regelblutung, Unfruchtbarkeit und Impotenz, Rheuma und Beschwerden im Hüftbereich sowie Lebererkrankungen. Auch zur Blutreinigung und als unterstützende Maßnahme bei der Behandlung einer Blutvergiftung soll er geeignet sein. Man legt den Karneol auf die betreffenden Körperbereiche und Chakren auf bzw. trägt ihn in der Hosentasche. Das gilt analog auch für den **Sarder**. Dieser soll gegen Bluthochdruck, Arthritis, Rheuma, Gicht, Geschwüre, Fieber, Gelbsucht und Gehörverlust nach infektiösen Krankheiten helfen.

Besondere Wirkungen auf Seele und Geist: Karneol soll den Realitätssinn, die Konzentration und die Fähigkeit, Probleme zu lösen, stärken.

Tierkreiszeichen: Jungfrau, Krebs, Skorpion (blutroter Karneol), Stier (orangefarbener Karneol), Widder (roter Karneol) und Zwillinge (gelber Karneol).

Monatsstein: Karneol ist der Stein des Monats Juli.

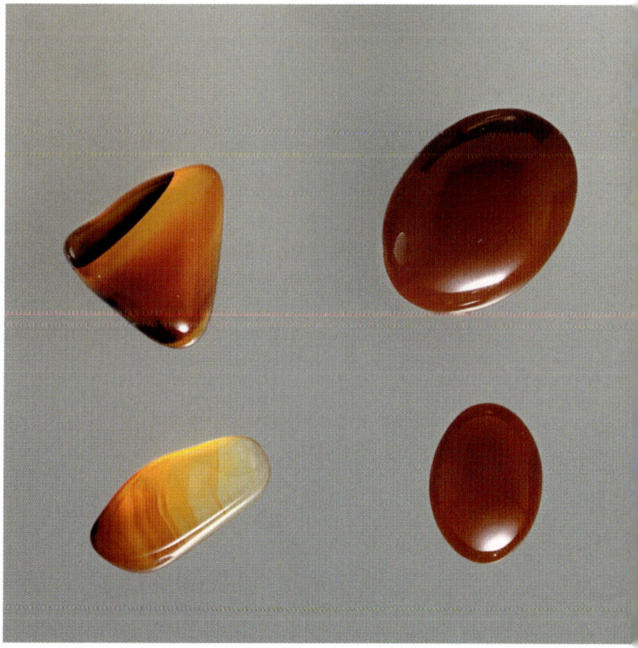

Sind eng verwandt: Karneol (links) und Sarder (rechts).

Kieselstein

Härte: 7 **Dichte:** 2,33
Formel: SiO_2

Farbe: Weiß, beige, braun, grau, schwarz, aber auch gelblich, rosa, rötlich, bläulich oder grünlich, meist jedoch in Mischungen aus diesen Farben; opak.

Verwendung: Vielfältig eingesetzter Stein für Haus, Garten und Wege.

Heilkraft: Auch der ganz normale Kieselstein kann eine heilende Wirkung auf den menschlichen Körper ausüben. Denn der »gemeine Kiesel« hat die gleiche chemische Grundsubstanz wie ein Bergkristall oder Rosenquarz. Und zumindest die rein weißen Exemplare sowie Kiesel mit auffälligen Farbkombinationen und Mustern oder mit Kristalleinschlüssen ziehen uns mit Recht in ihren Bann. Sogar die »handschmeichelnde« Form, die bei den meisten Edelsteinen erst mühsam erarbeitet werden muss, gibt es beim Kieselstein umsonst. Wer seinen Kiesel im Flussbett sucht, hat dort die Auswahl zwischen unzähligen – naturbelassenen – vom Wasser rundpolierten Exemplaren. Und jeder weiß, wie angenehm es ist, einen glatten runden oder flachen Stein in der Hand zu halten.

Aber auch die eckigen Kiesel-Vertreter haben ihren Charme. Oft erinnern sie uns von ihrer natürlich entstandenen Form her an Menschen, Tiere, Pflanzen oder Gegenstände. Schon die Azteken, die Medizinmänner der Indianer und die alten Chinesen verwendeten besonders geformte Kiesel für ihre heilenden Rituale oder arbeiteten daraus schützende Amulette. In China nutzt man noch heute die geheimnisvolle Wirkung von einfachen Steinen, indem man sie beispielsweise vorgewärmt auf die Energiezentren des Körpers auflegt und ihre heilenden Energieschwingungen wirken lässt. Die Steine halten ihre wohlige Wärme etwa 15 Min. lang. Man kann sie jedoch auch zum Kühlen – z. B. gegen Schwellungen – verwenden, indem man sie eine Weile ins Tiefkühlfach legt und dann kalt für ca. 15 Min. auf den zu behandelnden Körperteilen platziert.

Besondere Heilwirkungen werden dem Kieselstein bei Appetitlosigkeit, Magersucht bzw. Bulimie und allgemein bei Kummer, z. B. Liebeskummer, sowie bei Erschöpfung zugeschrieben. Zuweilen werden weiße Steine mit roten Adern besonders gegen typische Frauenleiden empfohlen.

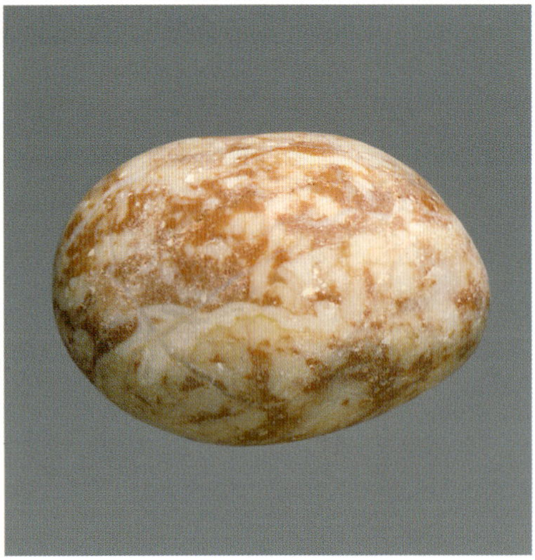

Der Kieselstein, ein sanfter Heiler, eignet sich auch für den Steinkreis (siehe S. 40).

Koralle

Meeresprodukt

Härte: 3–4 **Dichte:** 2,6–2,7
Formel: $CaCO_3$

Kleinste Meereslebewesen (Polypen, Korallentierchen) scheiden eine Kalksubstanz aus und bilden so skelettartige Korallenstöcke, die sich zu ganzen Korallenriffen ausbreiten. Die einzelnen Stöcke erreichen eine Höhe von bis zu 40 cm. Der jährliche Zuwachs beträgt dabei nur einige Millimeter. Da Korallen eine bestimmte Wassertemperatur benötigen, finden sie sich vor allen Dingen in Äquatornähe. Aber die zunehmende Verschmutzung der Meere lässt immer mehr Korallentierchen absterben. Und das Losreißen der Korallenstöcke mit modernen Mitteln bewirkt die Zerstörung der Korallenriffe.

Farbe: Blau, rosarot bis tiefrot, schwarz oder weiß, undurchsichtig matt bis glänzend.

Verwendung: Aus rosafarbenen und roten Korallen werden bereits seit Jahrtausenden Schmuckstücke gefertigt sowie Figuren geschnitzt. Häufig werden kurze Korallenästchen durchbohrt und zu Ketten aufgezogen; ansonsten verarbeitet man die Korallen zu Cabochons oder Kugeln. Aus Naturschutzgründen sollte man jedoch genau abwägen, ob man Korallen (-Schmuck) wirklich braucht. Besser ist es daher, auf andere »Edelsteine« auszuweichen.

Varietäten:

- **Edelkorallen:** aufgrund ihrer roten Farbe für die Schmuckfertigung begehrt.
- **Engelshautkorallen:** elfenbeinfarbene Korallen mit rötlichen Flecken.

Besonderheiten: Korallenschmuck ist empfindlich gegen heißes Wasser, großen Druck und verschiedene Kosmetika. Ab und zu sollten die Korallen in Meersalzwasser gelegt werden. Übrigens sind viele Nachahmungen – auch rein synthetische – auf dem Markt.

Heilkraft: Rosafarbene Korallen beruhigen das Herz, mildern Depressionen und steigern die Lebensfreude: So wird es seit alters überliefert. Auch gegen Blutarmut werden sie angewandt. Lachsfarbene bis rote Korallen sollen den Blutkreislauf, die Entschlackung und die Blasen- und Nierentätigkeit fördern. Auch bei Menstruationsbeschwerden, Unfruchtbarkeit und – genauso wie die rosafarbene Koralle – bei Blutarmut werden rote Korallen eingesetzt. Tiefrote Koral-

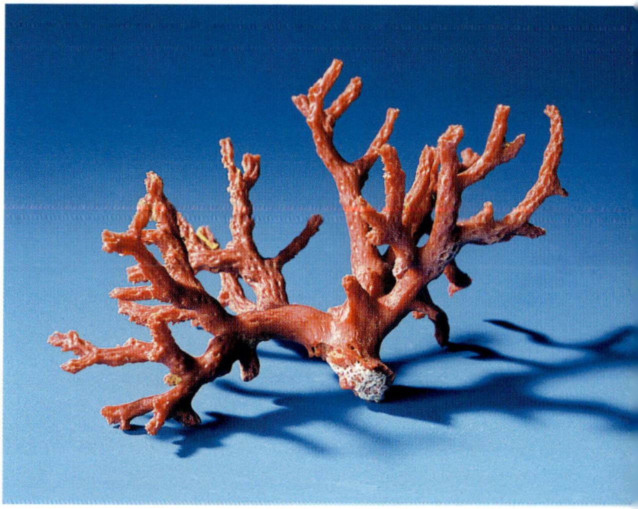

Rote Koralle: begehrt und daher im Bestand gefährdet.

len stärken das Herz, weiße sollen bei Knochenkrankheiten/Rachitis helfen. Zu diesen Zwecken trägt man am besten eine Korallenkette um den Hals und legt Korallenstücke auf die erkrankten Körperbereiche auf.

Besondere Wirkungen auf Seele und Geist: Korallen sollen zugleich Beständigkeit und Flexibilität verleihen. Die rote Koralle steht für Energie und das offene und liebevolle Zugehen auf andere Menschen, die rosafarbene für Harmonie und die weiße für klare Gedanken.

Tierkreiszeichen: Fische, Krebs, Skorpion (rote Koralle), Stier (rotbraune Koralle) und Waage (rosafarbene Koralle).

Korund – Rubin und Saphir

Härte: 9 **Dichte: 3,97–4,05**
Formel: Al_2O_3

Farbe: Blau, braun, gelb, grün, orangefarben, rosafarben, rot (Rubin), weiß oder farblos; meist durchsichtig, aber auch opak. Das tiefe Blau der Saphire wird z. T. durch Brennen von hellfarbigen/weißen Saphiren bei sehr hohen Temperaturen (über 1550 °C) bewirkt. Solche Saphire sind nur von Fachleuten von den »echten« zu unterscheiden.

Verwendung: Der rote Korund (= Rubin) ist seltener als die übrigen Farbvarianten. Rubine guter Qualität, d. h. unter anderem mit einheitlich tiefroter Farbgebung, können noch wertvoller sein als vergleichbare Diamanten. Alle übrigen Farbvarianten der Korundgruppe gehören zu den Saphiren, müssen aber, wenn es sich nicht um den begehrten blauen Saphir handelt, einen Zusatz tragen (z. B. gelber Saphir). Rubine und Saphire werden meist facettiert geschliffen und als Schmucksteine angeboten. Nur mit vielen Einschlüssen behaftete Varietäten erhalten einen Cabochonschliff.

Varietäten:
Generell unterscheidet man Rubine (rote Korunde) und Saphire (nichtrote Korunde). Die Abgrenzung zwischen Rubinen und Saphiren ist jedoch nicht eindeutig.
Rosafarbene bis hellrote Kristalle werden häufig zu den Saphiren gerechnet, da sie bei den Rubinen als minderwertig eingestuft werden müssten.

- Rubine mit eingeschlossenen Rutilnädelchen zeigen nach dem Cabochonschliff einen 6-strahligen Lichtschimmer, der bei Bewegung des Steins über dessen Oberfläche hinwegwandert. Diese Steine werden daher **Sternrubine** genannt.
- Der begehrteste Saphir ist der intensiv (kornblumen-)**blaue Saphir**.
- Der **Leukosaphir** ist farblos.
- Neben dem blauen Saphir ebenfalls sehr geschätzt wird der **Padparadscha**, ein orangefarbener Saphir.
- Analog zum oben beschriebenen Sternrubin gibt es auch den **Sternsaphir**.
- Vorsicht: Es werden häufig Imitationen angeboten!

Heilkraft: Rubine sollen das Herz stärken, den Kreislauf aktivieren sowie die Durchblutung der Augen und damit die Sehkraft fördern. Wegen ihrer blutdrucksteigernden Wirkung dürfen sie allerdings nur bei niedrigem Blutdruck angewandt werden. Ebenso trägt Rubin zur Blutreinigung bei. Auch eine Linderung von Kopfschmerzen und Menstruationsbeschwerden sowie die Bewahrung vor Fehlgeburten werden dem Rubin nachgesagt. Und Rubin soll gegen typische Rückenbeschwerden im Bereich Kreuzbein/Steißbein helfen, wenn man ihn an der betreffenden Stelle auflegt. Früher galt der Rubin darüber hinaus als Schutzstein. Er sollte vor ansteckenden Krankheiten bewahren. Als Mittel zur Heilung und Verjüngung wird auch Rubin-Wasser verwendet. Dazu legt man einen Rubin über Nacht in ein Glas Wasser, nimmt ihn am Morgen heraus und trinkt das Wasser über den Tag verteilt.

Ebenso wie der Rubin wird der **blaue Saphir** allgemein zur Förderung der Sehkraft und gegen Augenleiden, sogar bei grauem Star, empfohlen. Dazu werden Saphire zwischen die Augenbrauen und auf die geschlossenen Augen gelegt.

Nach der hl. Hildegard soll man gegen Star einen Saphir in der Hand erwärmen und die Linsentrübung an 3 Tagen jeweils morgens und nachts mit dem feuchten Stein berühren. Gerötete Augen sollen geheilt werden, indem man einen Saphir auf nüchternen Magen im Mund befeuchtet und mit diesem Speichel dann die Augen bestreicht. Gegen Gicht und für die Steigerung der intellektuellen Fähigkeiten soll man einen Saphir jeden Morgen ca. 1 Stunde lang in den Mund nehmen. Vorsicht vor dem Verschlucken: Davor bewahrt ein durchbohrter Stein am Band.

Saphir-Wasser – analog zu Rubin-Wasser – wird zum Trinken und Abreiben bei Hauterkrankun-

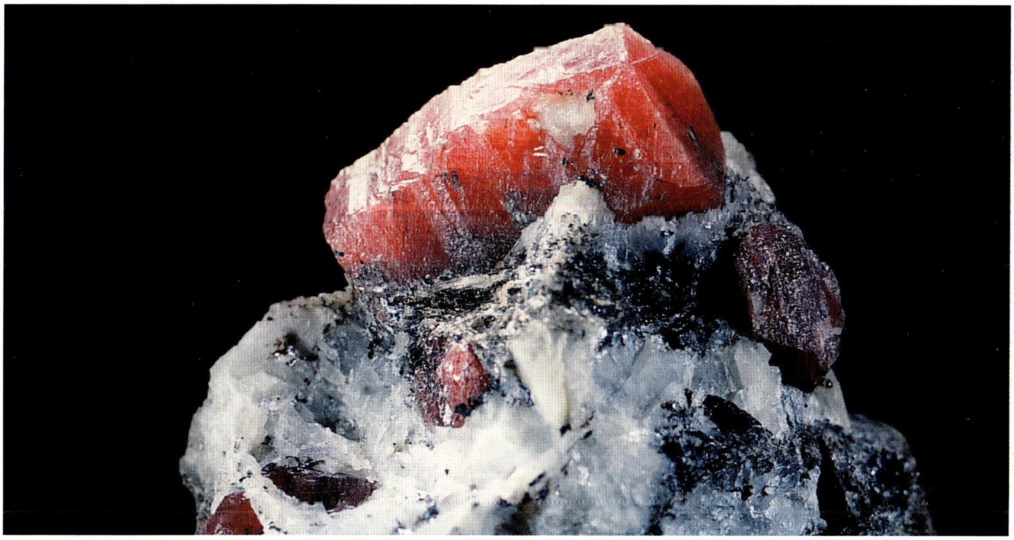

Lässt (auch im übertragenen Sinne) Herzen höher schlagen: Rubin.

gen und gegen Alterserscheinungen verwendet. Auch werden Saphire bei hohem Blutdruck, gegen Fieber und rheumatisch bedingte Kopf- sowie Ischiasschmerzen, Geschwüre und Tumore eingesetzt. Asthmatikern soll ein an einer längeren Kette getragener Saphir helfen. Saphire sollen darüber hinaus die Nerven beruhigen, die Gehirnfunktion verbessern und bei Ohrenerkrankungen und Schwindelanfällen für Besserung sorgen. Außerdem werden sie als Hilfe gegen Stottern sowie bei geistigen Störungen und Gemütsschwankungen angeraten. Der dunkelblaue Saphir soll beruhigen und den Schlaf fördern.
Der orangefarbene Saphir **(Padparadscha)** soll die Fruchtbarkeit fördern, wenn er im Beckenraum aufgelegt wird.

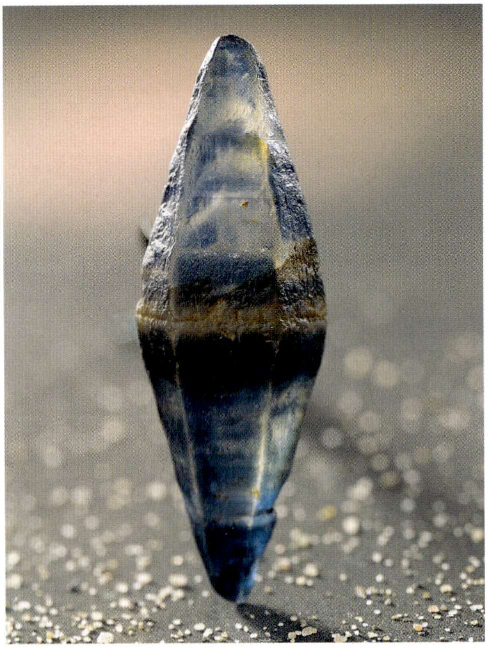

»Balsam« für die Augen: der blaue Saphir.

Besondere Wirkungen auf Seele und Geist: Der Rubin soll Lebenskraft sowie Lebensfreude fördern. Und der Saphir soll uns an die Allgegenwart von Gott erinnern und uns auf den rechten Weg führen.

Tierkreiszeichen: Löwe, Skorpion, Widder (Rubin); Fische, Jungfrau, Stier, Waage (blauer Saphir); Wassermann (hellblauer Saphir); Schütze (dunkelblauer Saphir); Zwillinge (gelber Saphir).

Monatsstein: Der Rubin ist der Stein des Monats Juli, der Saphir der Stein des Monats September. In manchen Fällen wird der Rubin allerdings auch dem Monat Dezember zugeordnet.

Labradorit

Spektrolith

Härte: 6,0–6,5 Dichte: 2,65–2,75
Formel: $(Ca,Na)[(Al,Si)_2Si_2O_8]$

Farbe: Graublau bis bräunlich mit wunderschönem Farbschimmer in metallischen Tönen (meist blau und grün); durchsichtig bis opak.

Verwendung: Der Labradorit ist eine Feldspatvarietät und wurde nach einem seiner Fundorte, der kanadischen Halbinsel Labrador, benannt. Die beste Qualität kommt jedoch unter der Bezeichnung »Spekrolith« aus Finnland. Der Labradorit wird in vielfältigen Formen als Schmuckstein verarbeitet.

Heilkraft: Der Labradorit gilt vor allem als Helfer gegen alters- bzw. abnutzungsbedingte Wirbelsäulen- und Gelenkbeschwerden sowie Rheuma und Gicht. Er soll Nieren und Leber stärken und den Säure-Basen-Haushalt ausgleichen. Man sollte ihn häufig in der Hand halten. Außerdem soll Labradorit den Kreislauf stabilisieren und zu hohen Blutdruck senken. Dazu legt man ihn am besten auf das Herzchakra auf.

Besondere Wirkungen auf Seele und Geist: Labradorit kann dabei helfen, Aggressionen zu überwinden und sich selbst so zu sehen, wie man ist.

Tierkreiszeichen: Fische, Steinbock und Wassermann.

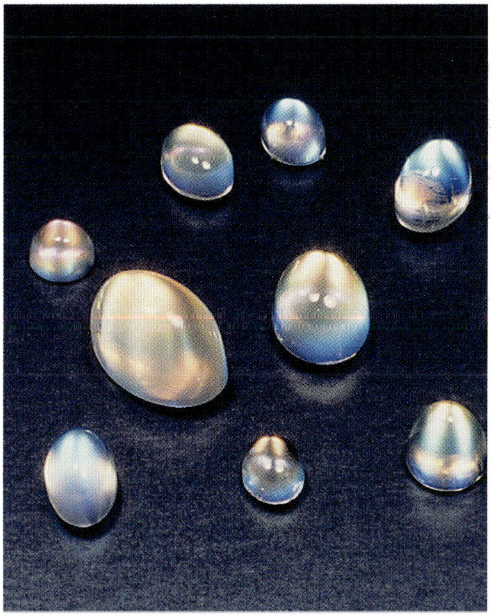

Stärkt Rücken und Gelenke und ist ein wunderschöner Schmuckstein: Labradorit.

Lapislazuli

Härte: 5–6 **Dichte: 2,4–3,0**
Formel: $Na_6Ca_2[(S,SO_4,Cl_2)_2/(AlSiO)_6]$

Farbe: Blau oder überwiegend blau; undurchsichtig. Lapislazuli ist häufig mit weißem Calcit und goldfarbenem oder grünem Pyrit verwachsen. Je höher der tiefblaue Lasuritanteil, desto wertvoller ist der Lapislazuli.

Verwendung: Lapislazuli wird seit alters für Schmuck, Ziergefäße und -gegenstände sowie für Möbelintarsien, Altäre und Wandverkleidungen verwendet. Lapislazuli galt früher allgemein als heiliger Stein, wurde jedoch auch in gemahlenem Zustand zu Farben und Augenschminke verarbeitet.

Besonderheiten: Lapislazuli ist empfindlich gegen heißes Wasser, Seifen und starken Druck. Es sind viele Nachahmungen auch rein synthetische – auf dem Markt.

Heilkraft: Lapislazuli soll gegen hohen Blutdruck und Blutkrankheiten wirken. Zum Ausgleich von Über- oder Unterfunktion der Schilddrüse empfiehlt es sich, eine Lapislazuli-Kette zu tragen.
Ferner wird der Lapislazuli gegen Depressionen, Kopf- und Nervenschmerzen sowie Menstruationsbeschwerden eingesetzt. Er soll Fieber senken und Entzündungen der Atemwege lindern. Trägt man ihn als Halsschmuck, fällt es leichter, die Wahrheit zu sagen oder auch kritische Worte entgegenzunehmen. Bei Gelbsucht soll der Lapislazuli im Leberbereich aufgelegt werden.

Einem Schlaganfall oder der Wassersucht soll er vorbeugen, Hautausschläge heilen und gemeinsam mit Gold sogar Multiple Sklerose hemmen. Zu diesen Zwecken wird er – möglichst vorher von der Sonne erwärmt – auf die betroffenen Stellen aufgelegt. Man soll ihn jedoch niemals im Schlaf tragen.

Besondere Wirkungen auf Seele und Geist: Lapislazuli soll das Selbstbewusstsein stärken, Kontaktfreude sowie Harmonie fördern und »weise« machen.

Tierkreiszeichen: Jungfrau, Schütze.

Monatsstein: Im Mittelalter galt der Lapislazuli als Stein des Monats September.

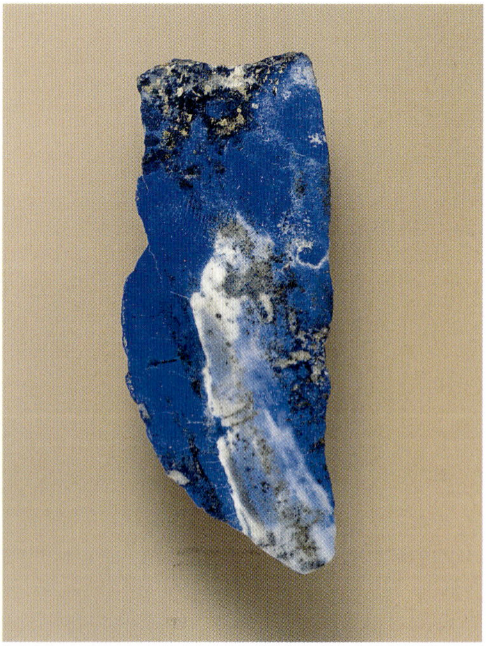

Stein der Weisheit: Lapislazuli.

Magnesit

Bitterspat, Magnesiumcarbonat

Härte: 3,5–4,5 **Dichte: 3**
Formel: $MgCO_3$

Farbe: Blaugrau, bräunlich, gelblich, weiß oder farblos; durchsichtig bis durchscheinend. Dichte Knollen sind gelblich weiß und undurchsichtig.

Verwendung: Magnesit wird aufgrund seiner hohen Temperaturbeständigkeit vor allen Dingen industriell genutzt. Man verwendet ihn z. B. zur Herstellung bestimmter Legierungen und Keramikartikel. Als Schmuckstein kommt er meist gefärbt in den Handel.

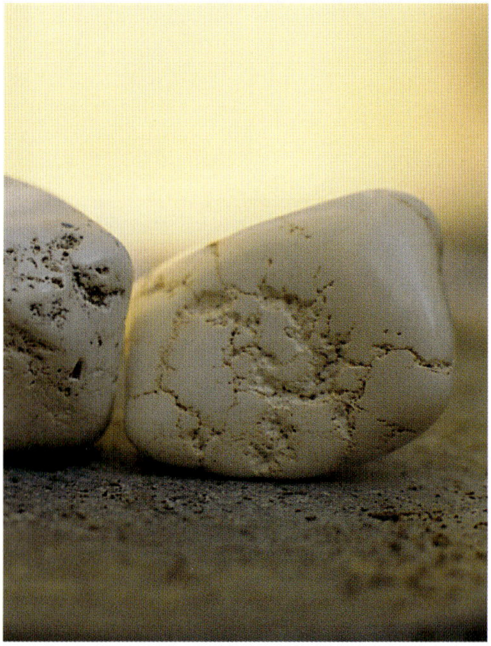

Naturbelassener (ungefärbter) Magnesit.

Heilkraft: Magnesit soll gegen Nackenverspannungen und die ernährungsbedingte bzw. die regelmäßig wiederkehrende Migräne helfen. Dazu trägt man am besten eine Magnesit-Kette. (Zur Migräne siehe auch Amethyst, Rhodochrosit und Rosenquarz.) Gegen Sodbrennen und Übersäuerung soll man einen Magnesit auf den Magenbereich auflegen. Außerdem fördert Magnesit den Stoffwechsel und soll so auch zur Reduktion von Übergewicht beitragen. Dem Magnesit werden darüber hinaus positive Wirkungen auf Atmungsorgane, Dickdarm, Milz, Mund einschließlich Zähne, Nasen-/Stirnhöhlenbereich und Schilddrüse zugeschrieben. In beide Hände genommen, soll er etwaige Umweltgifte und Radioaktivität aus dem Körper ziehen. Verwenden Sie zu Heilzwecken nur ungefärbten Magnesit.

Besondere Wirkungen auf Seele und Geist: Magnesit fördert die Entspannung.

Magnetit

Magneteisenerz, Magneteisenstein

Härte: 5,5 **Dichte: 5,0–5,2**
Formel: Fe_3O_4

Farbe: Schwarz bis bräunlich schwarz; undurchsichtig (metallisch).

Verwendung: Magnetit wird zu Cabochons und zu Kugeln für Halsketten geschliffen.

Besonderheiten: Da Hämatit (siehe dort) in guter (Schmuck-)Qualität relativ selten gehandelt wird, kommt unter der Bezeichnung Hämatit häufig Magnetit (bzw. Magnetit-Hämatit-Gemenge) auf den Markt. Magnetit ist im Gegensatz zu Hämatit jedoch magnetisch. Deshalb hielten ihn die Menschen früher für einen »Zauberstein«.

Heilkraft: Magnetit soll der Blutreinigung dienen und gegen Lebererkrankungen, Lungenentzündung sowie Rheuma helfen. Außerdem soll er Gelenk-, Nacken- und Rückenschmerzen (einschließlich Hexenschuss) sowie allgemein Nervenschmerzen lindern. Und Magnetit regt die Hormondrüsen sowie die Zellneubildung an und stärkt das Bindegewebe. Zu diesen Zwecken legt man ihn auf, streicht mit ihm über die erkrankten Körperbereiche oder trägt ihn bei sich.

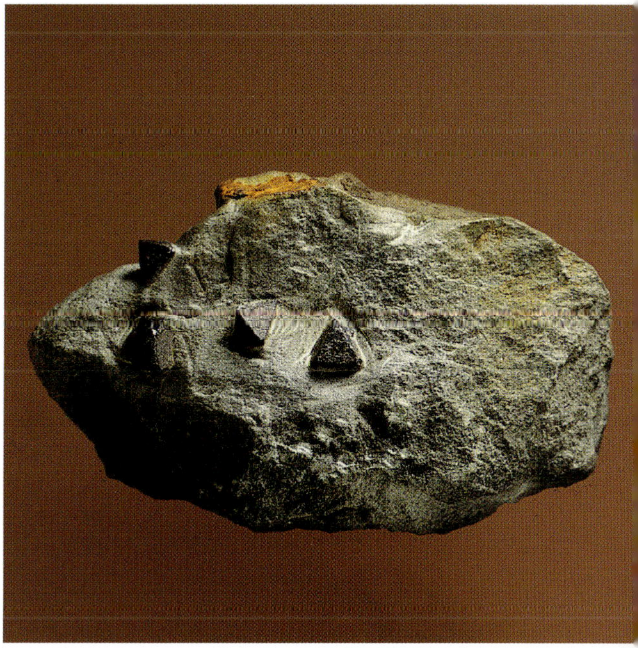

Unscheinbarer »Zauberstein«: Magnetit.

Malachit

Kupfercarbonatmineral

Härte: 3,5–4,0 **Dichte: 3,25–4,10**
Formel: $Cu_2[(OH)_2/CO_3]$

Farbe: Undurchsichtige Steine mit gebänderter Struktur in verschiedenen Grüntönen.

Verwendung: Malachit wird teilweise zu Schmucksteinen, da er aber relativ weich und empfindlich ist, häufiger zu Ziergefäßen und -figuren verarbeitet. Insbesondere in Russland wurde der Malachit seit dem 18. Jahrhundert für Einlegearbeiten, Säulenverkleidungen und Wandvertäfelungen in Schlössern und anderen Prachtbauten verwendet.

Besonderheiten: Malachit ist sehr stoß- und kratzempfindlich. Auch heißes Wasser und große Hitze sowie Ammoniak und Säuren verträgt er nicht. Er sollte von Zeit zu Zeit vorsichtig mit klarem Wasser gereinigt werden, damit er seinen Glanz nicht verliert.
Vorsicht: Es gibt auch Malachit-Nachahmungen! Und Malachit mit Chrysokoll sowie Türkis wird als »Eilatstein« bezeichnet.

Heilkraft: Der Malachit kann auf jede schmerzende Stelle aufgelegt werden, besonders gut wirkt er aber über das Herzchakra. So soll er ge-

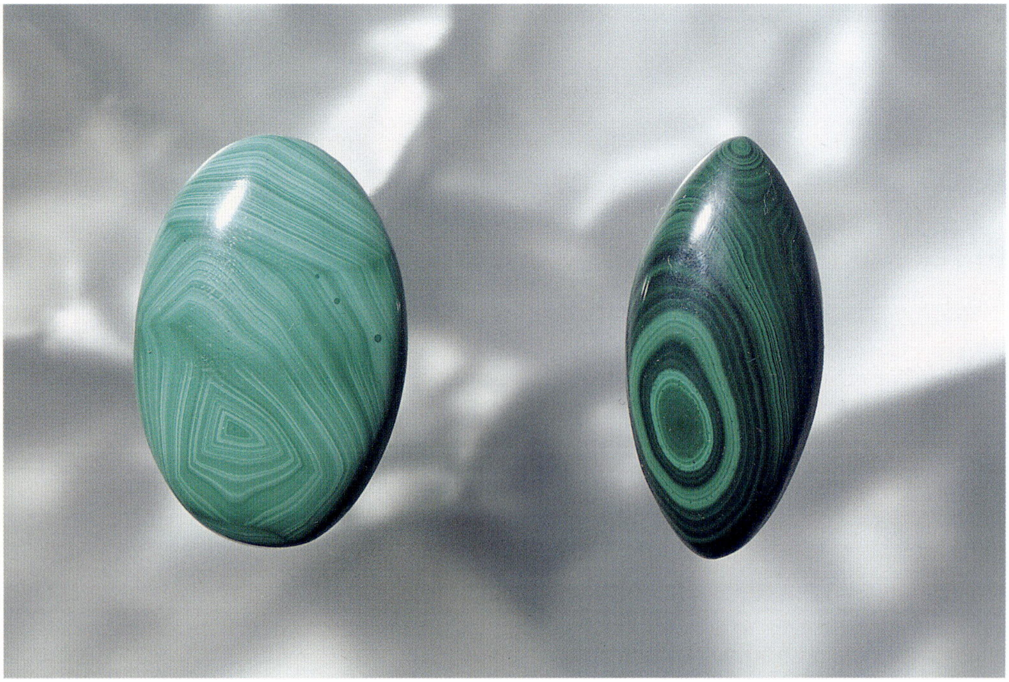

Typisch für den Malachit: die schöne Bänderung in verschiedenen Grüntönen.

gen Herzschmerzen, Beschwerden an Knochen, Wirbelsäule und Gelenken sowie Magenkrämpfe, Koliken und Menstruationsbeschwerden helfen. Darüber hinaus stärkt er das Immunsystem und wird deshalb gegen alle Entzündungen sowie bei Asthma, Cholera, Milzerkrankungen, Multipler Sklerose und Parkinson'scher Krankheit empfohlen. Über seine Leber anregende Wirkung kann er auch die Entgiftung des Körpers fördern und so Rheuma lindern. Und: In der Hand gehalten soll Malachit die Geburtswehen lindern. Er heißt daher auch »Hebammenstein«.

Besondere Wirkungen auf Seele und Geist: Malachit soll die Selbsterkenntnis und das Verständnis für andere fördern.

Tierkreiszeichen: Skorpion, Steinbock, Stier und Wassermann.

Markasit

Härte: 6,0–6,5 **Dichte: 4,92**
Formel: FeS_2

Farbe: Messinggelb mit einem deutlichen Grünstich; opak.

Verwendung: Markasitschmuck erlebte in der Zeit von 1920 bis 1940 seine Hochblüte. Allerdings handelte es sich bei dem so bezeichneten Schmuck zum großen Teil um Pyrit (siehe dort) und nicht wirklich um Markasit. Auch heute wird Markasit nur selten zu Schmuck verarbeitet. In der Hauptsache findet der Stein in der chemischen Industrie Verwendung. Hier wird er zur Herstellung von Schwefelsäure genutzt.

Heilkraft: Markasit soll die Leber stärken, allgemein von Verdauungsstörungen befreien und so die Entgiftung des Körpers sowie die Abwehr- und Selbstheilungskräfte fördern. Man legt den Markasit auf das Sonnengeflecht auf.

Besondere Wirkungen auf Seele und Geist: Markasit soll die Fähigkeit verleihen, mit schwierigen Problemen besser umgehen zu können und die jeweils richtige Entscheidung zu treffen.

Tierkreiszeichen: Löwe.

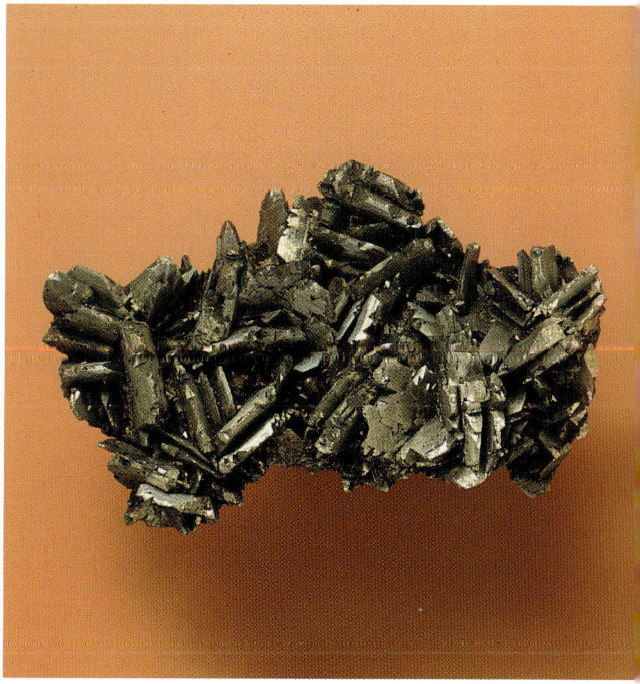

»Entgiftend«: Markasit.

Mondstein

Kalifeldspat

Härte: 6,0–6,5 **Dichte: 2,56–2,59**
Formel: $K[AlSi_3O_8]$

Farbe: Farblos bis milchig weiß bzw. gelblich braun; durchscheinend und oft bläulich schimmernd. Feldspäte (z.B. Amazonit, Labradorit, Mondstein, Sonnenstein) sind in anderen Gesteinen bzw. in deren Hohlräume eingewachsen. – Mondstein sieht zuweilen dem Labradorit (siehe dort) zum Verwechseln ähnlich.

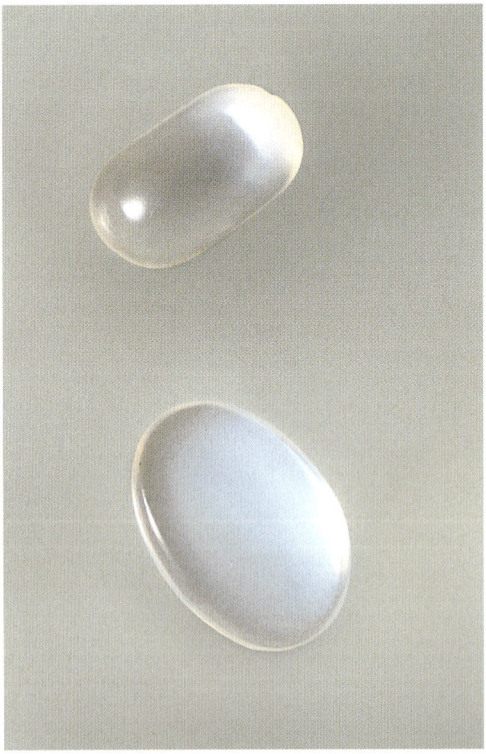

Symbol der Weiblichkeit: Mondstein.

Verwendung: Mondsteine werden meist zu Cabochons geschliffen und dienen als Schmucksteine. Ihr Wert steigt mit der Intensität des bläulichen Schimmers.

Heilkraft: Der Mondstein wird insbesondere gegen Lymphstauung und Schilddrüsenerkrankungen empfohlen. Zu diesen Zwecken wird er an den betreffenden Stellen aufgelegt bzw. an einer Kette getragen. Aufgrund seiner positiven Wirkung auf den Hormonhaushalt wird er auch bei bestimmten Menstruationsbeschwerden, gegen Unfruchtbarkeit und bei Wechseljahrsbeschwerden eingesetzt. (Er ist also mehr noch als andere Schmucksteine ein echter Frauen-Stein.) Dazu legt man ihn im Bereich der Eierstöcke auf. An einer Kette zwischen den Brüsten getragen, soll er Müttern bei der Milchbildung helfen. Auch Wachstumsstörungen soll er beseitigen. Ferner werden ihm Heilwirkungen gegen Mond-, Schwind- und Wassersucht nachgesagt. Es wird jedoch häufig davor gewarnt, ihn bei Vollmond oder während der Menstruation zu tragen.
Der Mondstein galt in vielen Kulturen als magischer oder heiliger Stein und als Symbol der Weiblichkeit.

Besondere Wirkungen auf Seele und Geist: Mondstein soll die Intuition fördern, die Erinnerung an Träume steigern und für ein emotionales Gleichgewicht sorgen, aber auch ganz allgemein die Psyche stärken.

Tierkreiszeichen: Fische, Krebs, Steinbock.

Monatsstein: Der Mondstein ist der Stein des Monats Juni.

Obsidian

Lavaglas

Härte: 5,0–5,5 **Dichte: 2,35–2,60**
Formel: Lavagestein

Farbe: Braun bis schwarz; undurchsichtig bis an den Kanten durchscheinend, teilweise mit weißen Flecken durchsetzt.

Verwendung: Obsidian – man findet ihn in der Nähe vieler großer Vulkane – wurde bereits in der Steinzeit zu Werkzeugen wie Pfeilspitzen und Messern verarbeitet. Heute werden vor allen Dingen aus dem Schneeflockenobsidian Schmuck und Ziergegenstände hergestellt.

Varietäten:

- **Apachenträne:** grauschwarz bis schwarz.
- **Mahagoni-Obsidian:** rotbraun mit holzstrukturähnlicher Zeichnung.
- **»Normaler« Obsidian:** schwarz.
- **Regenbogenobsidian:** mit vielfarbigen konzentrischen Ringen (sehr seltener Stein).
- **Schneeflockenobsidian:** schwarz mit weißen Flecken.

Heilkraft: Obsidian (schwarz oder Regenbogenobsidian) soll Schmerzen lindern, die Wundheilung fördern und bei Angst oder Schock helfen. Dazu legt man dem Betroffenen den Obsidian in die Hand. Auch gegen Durchblutungsstörungen – wie bei kalten Händen und Füßen und bei der Schaufensterkrankheit (Raucherbein bzw. arterielle Verschlusskrankheit) – wird das Mineral empfohlen. Ebenso bei durch Viren hervorgerufenen Erkrankungen wie Herpes, Masern und Windpocken. Außerdem soll der schwarze Obsidian gemeinsam mit einem Bergkristall gegen Sehschwäche wirken. Dazu legt man die Steine auf die geschlossenen Augen auf.

Die **Apachenträne** kann mit ihrem positiven Einfluss auf Magen und Darm die Verdauung regulieren. Sie soll vor allem stressbedingte Verdauungsbeschwerden lindern. Noch besser als der Obsidian allgemein soll der **Schneeflockenobsidian** gegen leichte und schwere Durchblutungsstörungen wie z.B. kalte Füße und sogar Schaufensterkrankheit wirken. Dazu legt man jeweils einen kleinen flachen Stein in den Schuh bzw. trägt ihn in der Hosentasche bei sich.

Besondere Wirkungen auf Seele und Geist: Obsidian soll dabei helfen, emotionale Probleme zu klären und innere Blockaden zu lösen. Die Apachenträne kann die Intuition fördern.

Tierkreiszeichen: Skorpion, Steinbock.

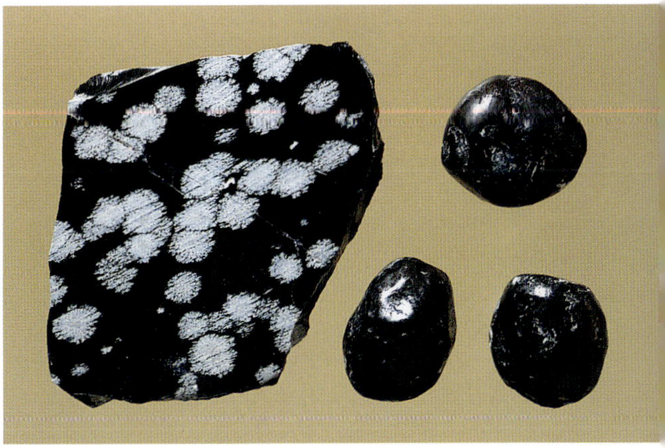

Schneeflockenobsidian (links) und Apachentränen.

Onyx

aus der Gruppe der Chalcedone; Familie der Quarze

Härte: 6,5–7,0 **Dichte: 2,65**
Formel: SiO_2

Farbe: Stein mit oft schwarzer Grundschicht und weißer Oberlage; auch Bezeichnung für einen schwarzen opaken Chalcedon/Achat. Farbe der Onyx-Varietäten siehe unten.

Verwendung: Onyx findet sehr vielfältige Verwendung als Schmuckstein sowie in Form von »Eiern« und Kugeln, Ziergefäßen oder Zierfiguren.

Varietäten:

- **Eigentlicher oder arabischer Onyx:** schwarze Grundschicht und weiße Oberlage.
- **Karneolonyx:** rote Grundschicht und weiße Oberlage.
- **Sardonyx:** braune Grundschicht und weiße Oberlage.

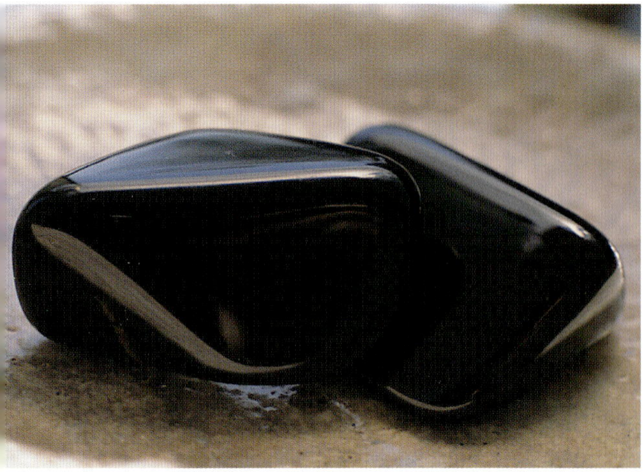

Naturschwarzer Onyx.

Besonderheiten: Wie alle Chalcedone/Achate kann Onyx künstlich gefärbt sein. Früher wurde z. B. schwarzer Onyx durch Einlegen von Chalcedon in Honig und nachfolgende Behandlung mit Schwefelsäure hergestellt.

Heilkraft: Naturschwarzer **Onyx** soll eine positive Wirkung auf Beine, Knie und Füße sowie den Knochenbau allgemein haben, Augen, Bauchspeicheldrüse und Herz in ihrer Funktion stärken sowie die Blutbildung und die Durchblutung fördern. Ferner werden ihm Heilwirkungen bei Angina Pectoris, Hautentzündungen, Magengeschwüren und Milzerkrankungen nachgesagt. Und er soll gegen Traurigkeit helfen. Die hl. Hildegard empfiehlt Onyx u. a. gegen Augenleiden wie schwache Augen/Augengeschwüre und gegen Herz- und Magenleiden sowie Milzerkrankungen. Bei Augenleiden soll man die Augenlider mit Wein bestreichen, in dem zuvor 15–30 Tage lang ein Onyx gelegen hat. Gegen Herz- und andere Leiden soll heißer Wein getrunken werden, in dessen Dampf zuvor ein Onyx »geschwitzt« hat, der anschließend auch noch ganz hineingelegt wurde. (Stein vor dem Trinken herausnehmen!)
Sardonyx soll bei Hörsturz und Tinnitus helfen. Dazu legt man einen großen Stein auf das Ohr. Vorsicht bei kleinen Steinen: Sie könnten in den Gehörgang rutschen!

Besondere Wirkungen auf Seele und Geist: Onyx soll Melancholie vertreiben sowie Selbstbewusstsein und Willenskraft stärken.

Tierkreiszeichen: Steinbock.

Monatsstein: Onyx und Sardonyx sind die Steine des Monats August.

Opal

aus der Familie der Quarze

Härte: 5,5–6,5 **Dichte: 1,98–2,50**
Formel: $SiO_2 \cdot nH_2O$

Farbe: Blau, braun, dunkelgrün, grau, schwarz oder weiß – meist undurchsichtig – mit dem Schiller der Regenbogenfarben (»Opalisieren«) bzw. durchsichtige farblose oder orangerote Kristalle.

Verwendung: Opale bestehen aus Kieselsäure und etwas Wasser. Oft sind die Opalschichten nur wenige Millimeter dick. So erklären sich auch die im Handel erhältlichen Dubletten – dünne Edelopal-Plättchen, die mit dunklem Material unterlegt sind – und Tripletten. Letztere sind ebenfalls unterlegte dünne Edelopal-Plättchen, die zusätzlich oben mit einer dünnen Bergkristall-Schicht überklebt sind. Diese Dubletten und Tripletten sind ein preiswerter Opalschmuck. Ansonsten werden Edelopale zu Cabochons und Feueropale facettiert geschliffen. Vorsicht: Es gibt viele Opal-Imitate.

Varietäten:

- **Gemeiner Opal** oder **Halbopal:** Er wird je nach Beschaffenheit in Holzopal und Milchopal unterschieden und kaum zu Schmuckzwecken verwendet.
- **Edelopal:** ein weißer, blauer, brauner, dunkelgrüner, grauer oder schwarzer undurchsichtiger Opal mit buntem Farbenspiel. Bei geometrischer Anordnung der Farbflecken auch als Harlekin-Opal bezeichnet. Diese Opale sind als Schmucksteine sehr begehrt. Eine weitere Variante des Edelopals ist der Boulder-Opal. Er wird gemeinsam mit dem ihn umgebenden braunen Eisenstein verschliffen. Kristallopal oder Wasseropal heißt ein durchsichtiger Edelopal mit Farbenspiel.
- **Feueropal:** ein durchsichtiger orangeroter Kristall. Er wird facettiert geschliffen.
- **Hyalit:** ein farbloser durchsichtiger Opal.

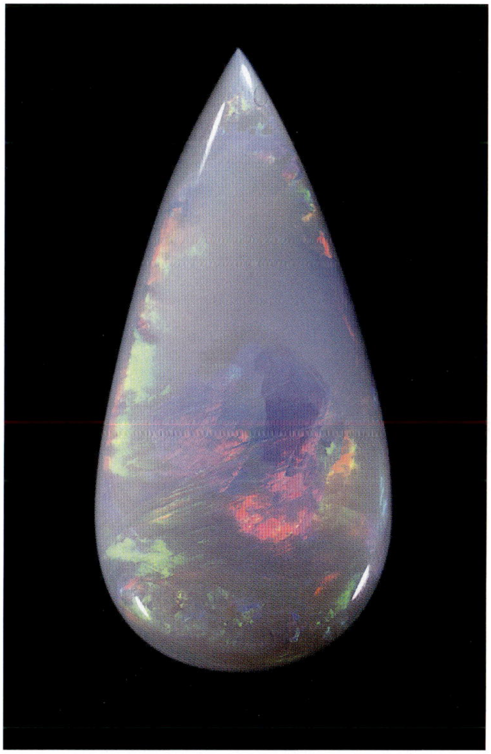

Edelopal mit typischem Farbenspiel.

Besonderheiten: Opale sind sehr empfindlich gegen Stoß, Hitze, Öl und Reinigungsmittel. Als wasserhaltige Steine sollten sie von Zeit zu Zeit etwas angefeuchtet werden, damit sie nicht rissig werden.

Heilkraft: Opale werden vor allem gegen Magen- und Darmerkrankungen sowie zur Stärkung bzw. Beruhigung des Herzens empfohlen. Der **Edelopal** soll den Lymphfluss anregen. Bei geschwollenen Lymphknoten und Infektionen empfiehlt es sich daher, eine Edelopal-Kette zu tragen. Außerdem soll der Edelopal vor Anämie (Blutarmut) und Leukämie (Blutkrebs) schützen.
Der **Feueropal** soll allgemein den Stoffwechsel aktivieren und auf den Unterleib aufgelegt diesen entspannen sowie gegen Verdauungsbeschwerden helfen. Außerdem wirkt er gegen Müdigkeit, regt die Lebensgeister wieder an und macht aktiv. Feueropal sollte jedoch stets nur über einen kurzen Zeitraum angewendet werden.

Besondere Wirkungen auf Seele und Geist: Opal macht seinem Träger die innersten Sehnsüchte bewusst und hilft dabei, sich den – bisher vernachlässigten – schönsten Seiten des Lebens zu öffnen. Der schwarze Edelopal wird bei Angst vor Dunkelheit und bei Depressionen als hilfreich beschrieben.

Tierkreiszeichen: Fische, Krebs, Schütze, Skorpion, Wassermann (Edelopale); Widder (Feueropal).

Monatsstein: Der Opal ist der Stein des Monats Oktober.

Orthoklas

aus der Feldspat-Gruppe

Härte: 6,0 **Dichte:** 2,53–2,56
Formel: $K[AlSi_3O_8]$

Farbe: Helles Gelb; durchsichtig bis durchscheinend.

Verwendung: Orthoklas ist eine Feldspatvarietät und wird u.a. bei der Herstellung von Emaille und Porzellan verwendet. Im Mineralienhandel bekommt man diesen Stein vor allem in Form

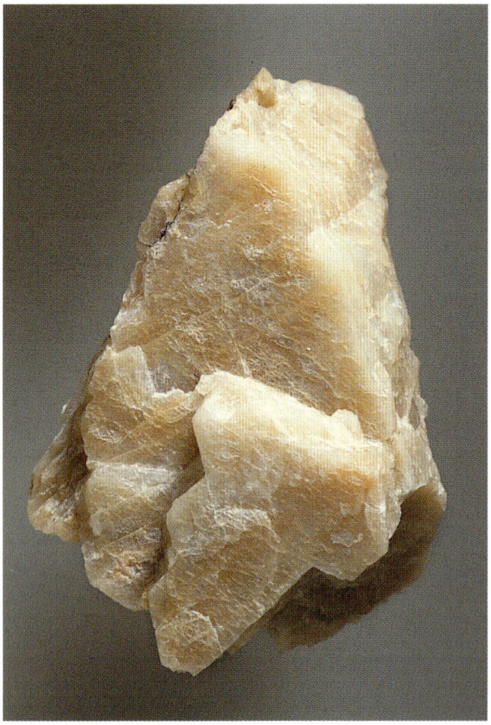

Orthoklas: Sein helles Sonnengelb schenkt Zuversicht.

von Trommelsteinen, er wird aber auch als Anhänger angeboten.

Heilkraft: Orthoklas ist der Stein für alle, die Kummer, Sorgen, Depressionen oder Angst vor dem Älterwerden haben, denn er schenkt Optimismus und Elan. Nervlich bedingte körperliche Beschwerden wie Herz- oder Magenschmerzen kann er lindern. Und er soll auch vor altersbedingten Gelenkerkrankungen, Gicht, Kreislaufbeschwerden sowie Sehschwäche bewahren bzw. diese Erscheinungen abmildern. Man legt den Stein am besten auf das Sonnengeflecht auf.

Besondere Wirkungen auf Seele und Geist: Orthoklas kann Ängste vertreiben und zu einer positiven Lebenseinstellung verhelfen.

Tierkreiszeichen: Krebs.

Peridot

Chrysolith, Olivin; Magnesium-Eisen-Silicat

Härte: 6,5–7,0 **Dichte:** 3,28–3,48
Formel: $(Mg,Fe)_2SiO_4$

Farbe: Grün (gelblich grün, bräunlich grün); durchsichtig.

Verwendung: Peridot wird gerne als Schmuckstein verwendet und meist facettiert geschliffen.

Besonderheit: Der Peridot hat viele Namen. So wird die Bezeichnung Olivin in der Mineralogie und die Bezeichnung Peridot – insbesondere für sehr schöne Kristalle – in der Edelsteinkunde benutzt. Man könnte den Peridot auch als edle Varietät des Olivins verstehen.

Heilkraft: Der Peridot soll Leber und Galle stärken und bei Entzündungen, Arthritis, Arthrose, Wetterfühligkeit, Frigidität, Gicht, Rheuma, Erkrankungen der Herzkranzgefäße, Herzrhythmusstörungen und Verstopfung sehr hilfreich sein. Außerdem soll er nervös bedingte Verspannungen lösen. Und Peridot soll Warzen abheilen lassen. Dazu klebt man einen flachen Stein mit einem Pflaster über der Warze fest und wiederholt die Prozedur bis zum Erfolg.

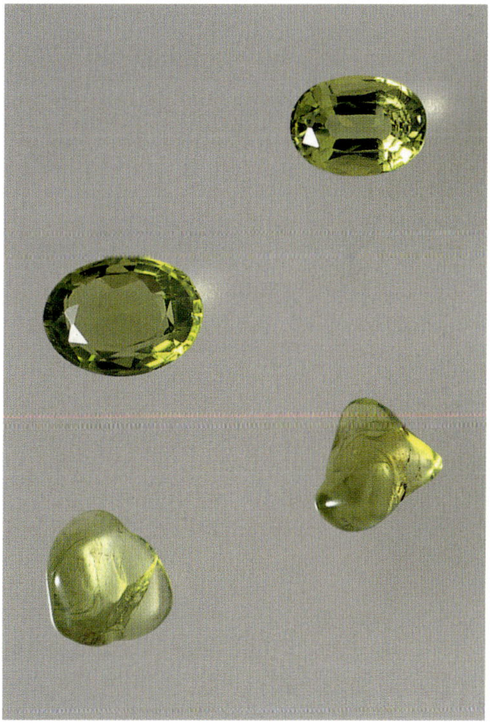

Peridot als Rohstein und als geschliffener Kristall.

Die hl. Hildegard empfiehlt gegen Fieber, einen Chrysolith (Peridot) über heißem Wein »schwitzen« zu lassen, den Wein dann zu trinken und ca. 1 Stunde lang den Stein in den Mund zu nehmen: Aber Vorsicht vor dem Verschlucken, am besten einen durchbohrten Stein am Band verwenden! Bei Herzbeschwerden soll man den Stein in Olivenöl tauchen und danach mit ihm über den Herzbereich streichen.

Besondere Wirkungen auf Seele und Geist: Der Peridot soll dabei helfen, Trauer, Schuldgefühle, Melancholie und Pessimismus zu überwinden.

Tierkreiszeichen: Krebs, Löwe.

Monatsstein: Der Peridot ist der Stein des Monats September.

Perlen und Perlmutt

Meerwasserperlen, Süßwasserperlen, Zuchtperlen

Härte: 2,5–4,5 **Dichte: 2,6–2,8**
Formel: $CaCO_3$ + organische Substanz + H_2O

Farbe: Meist perlmuttweiß, aber auch bläulich, gelblich, golden, grünlich, rosa oder schwarz schimmernde kugelige Gebilde.

Verwendung: Perlen sind Produkte von »Wasserbewohnern« wie Muscheln und Schnecken. Diese Tiere umschließen eingedrungene Fremdkörper – wie z.B. Parasiten oder Sandkörner – mit Perlmutter. Perlmutt ist übrigens kohlensaurer Kalk in der Modifikation des Aragonits. Die Perlmuttlagen werden dann durch Conchym, eine organische Hornsubstanz, gekittet. Perlen können stecknadelkopf- bis taubeneigroß sein und werden zu Schmuck verarbeitet.

Varietäten:

- **Meerwasserperlen:** Perlen erzeugende Meeresmuscheln leben in den warmen Gewässern, insbesondere beiderseits des Äquators. Die Muschelbänke befinden sich in ca. 15–20 m Tiefe und werden teilweise – zum Schaden des natürlichen Gleichgewichtes – durch Perltaucher systematisch ausgebeutet. Die schönsten Perlen liefert die Muschelgattung Pinctada.
- **Süßwasserperlen/Flussperlen:** Perlen erzeugende Flussmuscheln findet man in den Flüssen gemäßigter Breiten. Durch die zunehmende Gewässerverschmutzung sind die Muscheln jedoch in ihrem Bestand enorm zurückgegangen. Die Gewinnung von »echten« Süßwasserperlen spielt daher auch kaum noch eine wirtschaftliche Rolle.
- **Zuchtperlen:** Um den Bedarf an Perlen für die Schmuckindustrie zu decken, gibt es sowohl für Meerwasser- als auch für Süßwasserperlen Zuchtbetriebe. Hier wird der Natur nachgeholfen, indem in die Muscheln größere Fremdkörper – meist aus Perlmutt – eingesetzt werden, die dann nur noch mit einigen echten Perlschichten ummantelt werden müssen. So entstehen relativ große und je nach der Form des eingesetzten Fremd-

körpers auch besonders runde Perlen. Die Zeit der außergewöhnlich großen und damit auch außergewöhnlich wertvollen Perlen ist allerdings auch in den Zuchtbetrieben aufgrund der Gewässerverschmutzung vorbei.

- **Barockperlen:** So werden unregelmäßig geformte Perlen genannt.
- **Blisterperlen:** Hierbei handelt es sich um halbkugelige Perlen. Sie entstehen, indem an der inneren Muschelschale angewachsene Perlen abgeschnitten werden.

Besonderheiten: Der Wert einer Perle hängt von ihrer Farbe, Form und Größe sowie ihrem Glanz ab. Gelbliche und rosarote Perlen sind wertvoller als vergleichbare weiße. Bläuliche, grünliche und schwarze Perlen stehen aufgrund ihrer Seltenheit noch höher im Kurs.

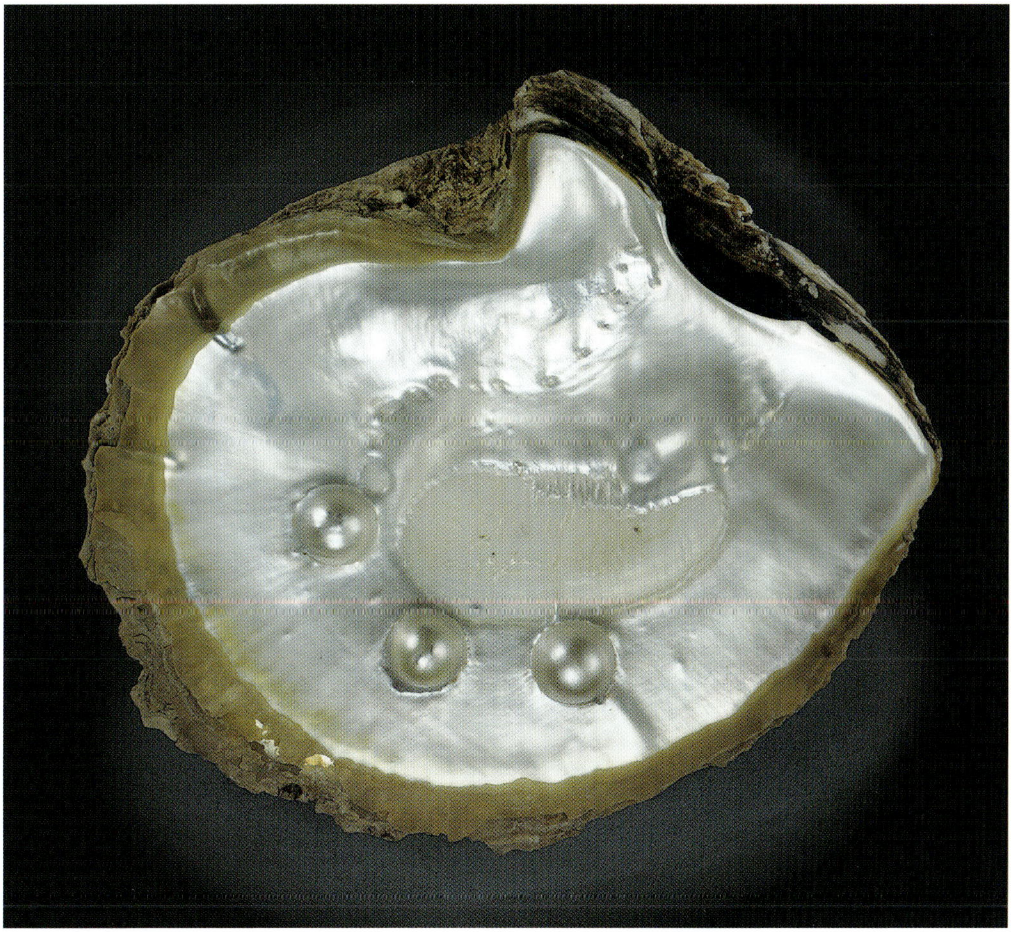

Das Innere einer Muschel: leuchtendes Perlmutt und wunderschöne Perlen.

Perlen sind sehr empfindlich gegen zu große Trockenheit. Auch Kosmetika und Reinigungsmittel schaden ihnen. Meist wird empfohlen, sie häufig zu tragen (Kontakt mit der Hautfeuchtigkeit) und Meeresperlen zuweilen kurz in Meerwasser zu »baden«.

Heilkraft: Perlen sollen die körperlichen Reinigungs- und Ausscheidungsprozesse fördern, Fettsucht, aber auch Magersucht bzw. Bulimie und Allergien lindern.
Bei Kalk-/Calciummangel wird zusätzlich zur Calcium-Einnahme das Tragen einer Perlenkette empfohlen. Echte (= nicht gezüchtete) Perlen gelten dabei als besonders wirksam.
Die Perle ist das Symbol der Schönheit und soll die Schönheit ihrer Trägerin erhalten. Darüber hinaus soll eine Perlenkette vor Unglück bewahren. Die hl. Hildegard rät, gegen Kopfschmerzen erwärmte Flussperlen auf die Stirn zu legen. Und gegen Fieber soll man die Perlen einige Zeit in Wasser legen und das Wasser – natürlich ohne Perlen – dann trinken.
Das Auflegen von Perlmutt aus Muschelschalen soll vor allem gegen Entzündungen von Hals bzw. Mandeln helfen.

Besondere Wirkungen auf Seele und Geist: Perlen lassen uns emotionale Probleme aufarbeiten, sollen Geborgenheit vermitteln und in ein harmonisches Leben führen.

Perlmuttschmuck soll die Konzentration sowie ein gesundes Selbstbewusstsein fördern und seinem Träger auf diese Weise zu Macht und Reichtum verhelfen.

Tierkreiszeichen: Fische, Krebs, Waage; Steinbock (schwarze Perlen).

Monatsstein: Die Perle ist der »Stein« des Monats Juni.

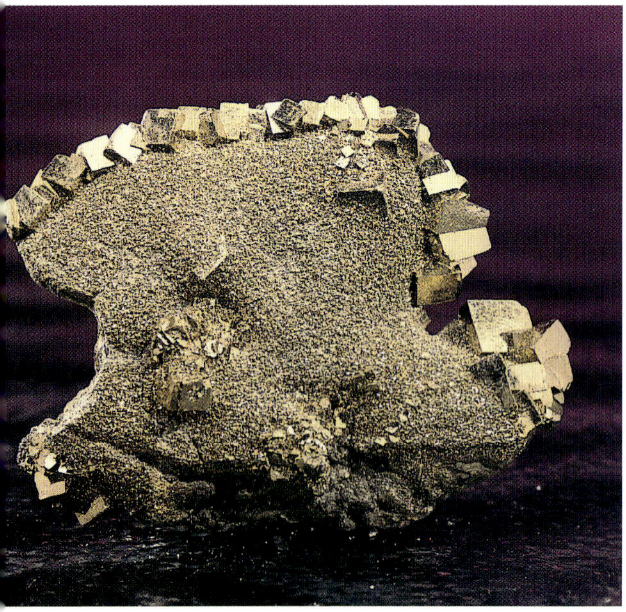

Lindert chronische Schmerzen: Pyrit.

Pyrit

Eisenkies, Eisensulfat, Schwefelkies

Härte: 6,0–6,5 **Dichte: 5,0–5,2**
Formel: FeS_2

Farbe: Silbrig bis messinggelb, metallisch glänzend; undurchsichtig.

Verwendung: Pyrit wird entweder zu Cabochons oder facettiert geschliffen und zu

Schmuckzwecken verwendet. Aus Verwachsungen mit dem schwarzen Hämatit werden Kugeln für Ketten hergestellt.

Varietät:

- Nicht kristallartig gewachsener, sondern kugeliger, radialstrahliger oder scheibenartiger Pyrit wird als **Pyritsonne** bezeichnet.

Besonderheiten: Pyrit muss stets trocken aufbewahrt und vor Schlag und Stoß bewahrt werden. Markasit (siehe S. 101) ist ein dem Pyrit sehr ähnliches Material, nur eine Spur grünlicher. Markasitschmuck war in den 20er- bis 40er-Jahren des vorigen Jahrhunderts in Mode und ist heute fast nur noch im Antiquitätenhandel zu bekommen. Allerdings wurde damals auch häufig Pyrit als Markasit bezeichnet.

Heilkraft: Pyrit soll die Funktion der Leber stärken (»Entgiftung«) und gegen chronische Erkrankungen und Schmerzen (wie z.B. Hexenschuss oder starke Regelschmerzen) helfen. Zu diesem Zweck legt man eine Pyritscheibe auf die betroffenen Stellen auf oder hält sie über diese. (Zu langer direkter Hautkontakt kann nämlich zu Reizungen führen!) Ferner soll Pyrit heilend bei Entzündungen von Lunge bzw. Bronchien und auf den Mageneingang wirken. Auch Sodbrennen kann er lindern. Noch intensiver als einfacher Pyrit sollen **Pyritsonnen** Schmerzen dämpfen.

Besondere Wirkungen auf Seele und Geist: Pyrit soll Ängste und Depressionen lindern sowie Selbsterkenntnis und Offenheit fördern. Er bringt »untergegangene« Erinnerungen zurück.

Rhodochrosit

Himbeerspat, Manganspat

Härte: 4 **Dichte: 3,3–3,7**
Formel: $MnCO_3$

Farbe: Rosafarben und undurchsichtig (z.T. mit weißen Mustern versehen und gebändert) oder durchsichtige rote Kristalle.

Verwendung: Die undurchsichtigen Steine werden zu Cabochons geschliffen. Oder es werden aus ihnen Kugeln, Schalen und andere kunstgewerbliche Gegenstände hergestellt. Die durchsichtigen Kristalle sind zwar mit Facettenschliff zu bekommen, können aber wegen ihrer geringen Härte kaum zu Schmuckzwecken verwendet werden. Aufgrund ihrer schönen Farbe, die auch

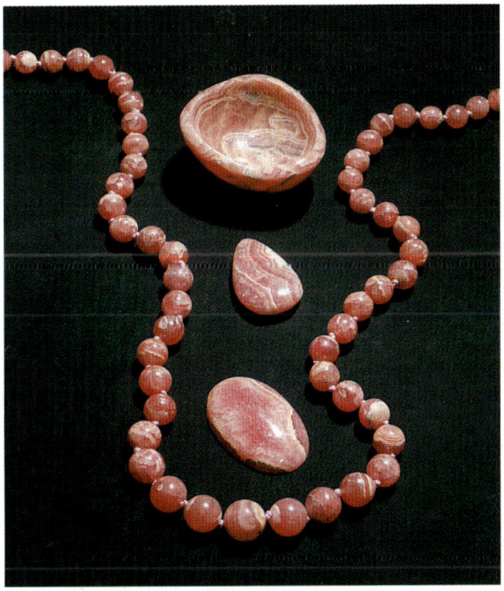

Rosa durch Mangan: Rhodochrosit.

zur Bezeichnung »Himbeerspat« führte, sind sie jedoch als Sammlerstücke begehrt.

Heilkraft: Rhodochrosit soll das Sehvermögen stärken und Akne lindern. Er kann die Nierentätigkeit aktivieren sowie Kreislauf und Durchblutung anregen und wirkt gegen Müdigkeit: Aber nur kurze Zeit und nicht bei hohem Blutdruck anwenden! Außerdem soll er hervorragend gegen Migräne helfen, wenn man ihn ca. 30 Min. lang genau an der Stelle auflegt, an der der Hals in den Hinterkopf übergeht. (Zu Migräne siehe auch Amethyst, Magnesit und Rosenquarz.)

Besondere Wirkungen auf Seele und Geist: Der Rhodochrosit soll die Dynamik und auch die Fähigkeit zur selbstlosen Liebe fördern.

Tierkreiszeichen: Stier, Krebs.

Rhodonit

Mangankiesel

Härte: 5,5–6,5 Dichte: 3,4–3,7
Formel: $CaMn_4[SiO3]_5$

Farbe: Rosafarben, rot oder tiefrot; durchscheinend bis undurchsichtig; teilweise mit bläulichem Stich und schwarzen Adern durch Manganoxide (Dendriten).

Verwendung: Man fertigt aus Rhodonit Kugeln für Halsketten und kunstgewerbliche Gegenstände wie z. B. Schalen, Vasen und Zierfiguren. Berühmt ist die Rhodonit-Wandvertäfelung einer Moskauer U-Bahn-Station.

Heilkraft: Rhodonit wird ein positiver Einfluss auf das Herz (Stärkung), die Luftwege und die Knochen – z. B. bei Osteoporose – zugeschrieben. Er soll die Sauerstoffaufnahme durch die Lunge erhöhen. Zu diesem Zweck sollte er im Lungenbereich an einer Kette getragen werden. Außerdem lässt Rhodonit kleine Wunden und leichte Verbrennungen besonders schnell abheilen, wenn man ihn (eventuell mit Speichel befeuchtet) auf die betreffende Stelle auflegt. Auch Nasenbluten soll er schnell stoppen sowie das bei Insektenstichen übertragene Gift neutralisieren. Und auch mit Verletzungen verbundene Schmerzen lindert der Rhodonit.

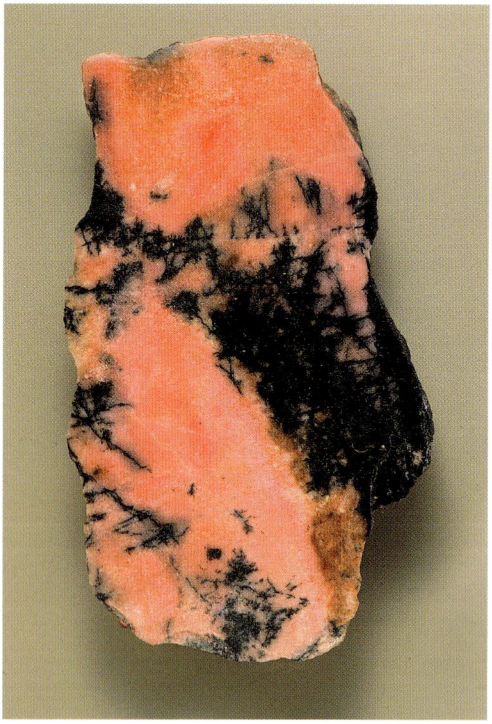

Der Stein des »Verstehens und Vergebens«: Rhodonit (mit Dendriten).

Besondere Wirkungen auf Seele und Geist: Rhodonit soll das Bewusstsein klären, gegen innere Ängste helfen, besänftigend wirken und die Bereitschaft zur Vergebung fördern.

Rosenquarz

Härte: 7 **Dichte:** 2,65
Formel: SiO_2

Farbe: Rosafarben; durchscheinend. Spuren von Mangan bewirken die Farbe.

Verwendung: Rosenquarz wird oft zu Cabochons oder Kugeln für Ketten geschliffen.

Heilkraft: Rosenquarz wird eine beruhigende Wirkung auf das Herz und damit eine mögliche Heilung psychosomatischer Herzerkrankungen nachgesagt. Dazu trägt man ihn am besten an einer Kette im Herzbereich. Ferner soll er heil sam auf den Nasen-/Stirnhöhlenbereich sowie den Dickdarm wirken. Auf Blutergüsse und Narben soll er zur schnelleren Abheilung bzw. Glättung aufgelegt werden. Auch um ältere Narben zu glätten, kann man immer wieder mit einem rundpolierten Rosenquarz-Trommelstein darüber streichen. Gemeinsam mit Gold wird er zur Behandlung der Multiplen Sklerose verwendet.
Ähnlich wie Amethyst, Magnesit und Rhodochrosit wird Rosenquarz gegen Migräne empfohlen. Und ein großer Rosenquarz neben dem Computer platziert, soll vor den möglicherweise schädlichen Auswirkungen der Strahlung bewahren (ggf. oft reinigen).

Besondere Wirkungen auf Seele und Geist: Rosenquarz hilft dabei, die eigenen Bedürfnisse zu erkennen und entsprechend zu handeln. Zudem soll er Einfühlungsvermögen und Harmonie stärken und zwischenmenschliche Beziehungen vertiefen oder neu entstehen lassen. Auch soll er gegen Liebeskummer helfen und das Herz für »alles Schöne« öffnen. Dazu kann man große Rohsteine offen im Raum aufstellen oder Rosenquarz-Schmuck tragen.

Tierkreiszeichen: Stier, Waage.

Monatsstein: Januar.

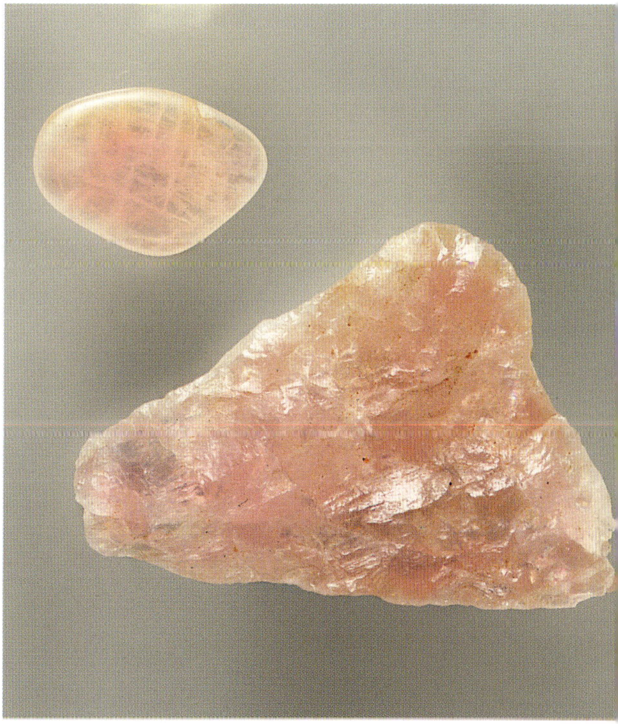

Rosenquarz – eine »Herzenssache«. Oben: Trommelstein. Unten: Rohstein.

Salzkristall

Härte: 2,0 **Dichte: 2,16**
Formel: NaCl (Salz oder Halit)

Farbe: Salz bildet oft würfelförmige Kristalle und ist meist durchsichtig farblos bis trübweiß. Die häufige Orangefärbung von Steinsalz stammt von Eisensalzen.

Verwendung: Man unterscheidet Meersalz und Steinsalz. Meersalz kann überall da durch Eindunsten gewonnen werden, wo es salzhaltiges Meerwasser gibt. Steinsalz wird in Salzbergwerken abgebaut. Es gibt viele Verwendungsmöglichkeiten für Salz, aber vor allem ist es als wohl dosiertes Gewürz unverzichtbar für unser Leben.

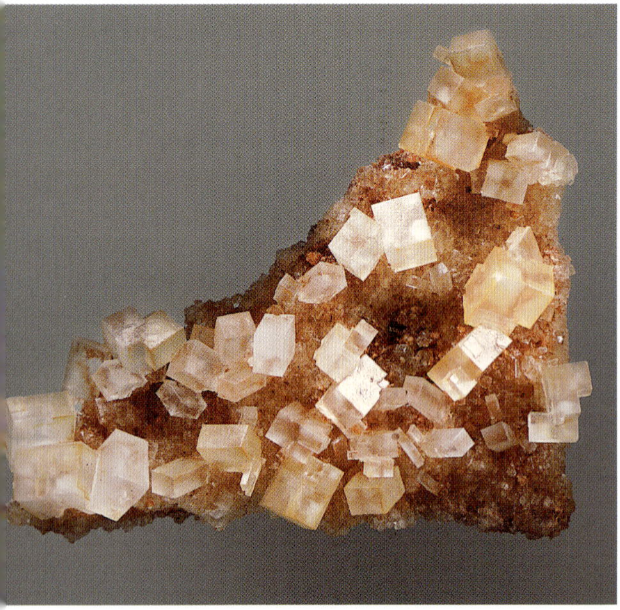

Steinsalz: orangebraun durch Eisen.

Heilkraft: Ohne die Aufnahme von Salz kann der menschliche (und tierische) Körper nicht funktionieren. Zu viel Salz allerdings ist schädlich! Auch zur Inhalation oder als Badesalz bzw. Bestandteil von Hautpflegecremes usw. wirkt Salz reinigend und wohltuend bis heilsam. Es kann z. B. bei Atemwegserkrankungen wie chronischer Bronchitis und Asthma sowie bei Hauterkrankungen wie Neurodermitis helfen. Und Salzkristall-Lampen sowie -Kerzenhalter für Teelichter können die Raumluft harmonisieren und somit für Wohlbefinden sorgen. Sie werden in der Regel aus bis zu 250 Mio. Jahre altem Steinsalz gearbeitet.

Die positive Wirkung von Salzkristall-Leuchten basiert auf ihrer Farbe und ihrem Ionisierungseffekt: Luft besteht aus vielen (positiv geladenen) Plus-Ionen und vielen (negativ geladenen) Minus-Ionen. Wissenschaftliche Untersuchungen zeigen, dass die Minus-Ionen einen besonderen Einfluss auf unser Wohlbefinden bzw. unsere Gesundheit haben. An Orten, an denen Minus-Ionen konzentriert bzw. in einem ausgewogenen Verhältnis zu den Plus-Ionen vorkommen, fühlen wir uns nämlich in der Regel besonders wohl. Das ist z. B. am Meer, an Wasserfällen und in den Bergen so. Dagegen sorgen in unseren Wohnungen und Büros Elektroleitungen, Computer, Handys, Fernsehgeräte, »abgestandene Luft« usw. für eine hohe Konzentration an Plus-Ionen, die sich gesundheitlich schädlich auswirken kann. Deshalb erscheint es nur sinnvoll, in solchen »belasteten« Räumen die Luft mit Minus-Ionen anzureichern. Hier empfehlen sich Salzkristall-Lampen und -Kerzenhalter, die Minus-Ionen an ihre Umgebung abgeben. Die Erwärmung der Salzkristalle mittels Glühbirne oder einzusetzendem Teelicht verstärkt den Ionisierungseffekt übrigens noch. Die angenehmen Farben – insbesondere die Orangetöne – haben überdies eine gleichzeitig belebende und wunderbar entspannende Wirkung auf ihren Betrachter. Wer einmal das romantische Licht einer Salzkristall-Leuchte gesehen hat, wird sich dieser Faszination kaum entziehen können. Außerdem können Menschen mit Atemwegserkrankungen bzw. Asthma durch Verwendung dieser Lampen manchmal sogar eine direkte Linderung ihrer Beschwerden erfahren. Weiße Salzkristall-Leuchten eignen sich besonders zur Harmonisierung von Arbeitsräumen, denn ihr Licht sorgt für einen »klaren Kopf« und fördert die Konzentration. Das heißt aber nicht, dass diese Lampen eine Arbeitsbeleuchtung ersetzen können, denn sie sind nicht sehr hell.

Wichtig: Da Salz bekanntlich wasserlöslich ist, sollte man Salzkristall-Leuchten stets trocken halten, also auch auf keinen Fall nass abwischen.

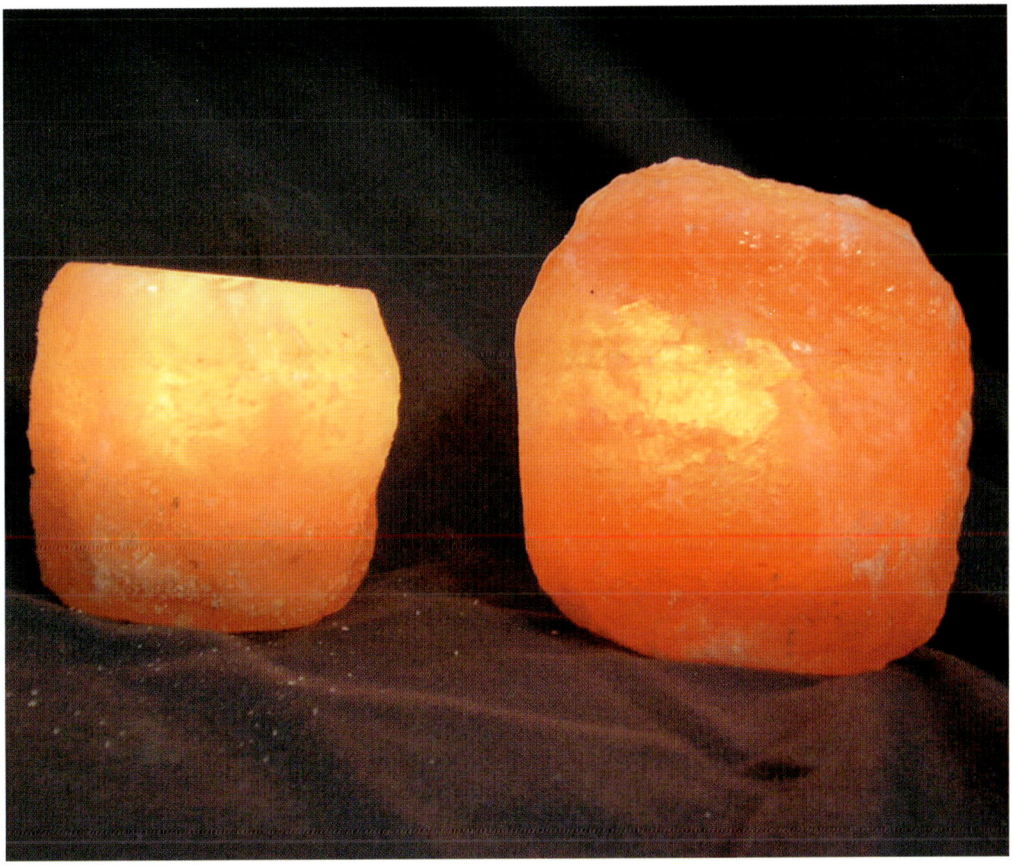

Harmonisieren die Raumluft: Salzkristall-Lampen.

Serpentin

Härte: 2,5–4,0 **Dichte: 2,40–2,60**
Formel: $Mg_6[(OH)_8/Si_4O_{10}]$

Farbe: Meist grünlich gelb bis braun; glänzend; durchscheinend bis opak.

Verwendung: Der Name Serpentin leitet sich vom lat. »serpens« = Schlange ab, denn Serpentin ähnelt in Farbe und Zeichnung zuweilen einer Schlangenhaut. Aufgrund seiner hohen Feuerfestigkeit wird dieses Magnesiumsilicat teilweise industriell genutzt. Weiterhin werden aus Serpentin Ketten, Anhänger, Schmeichelsteine und Kunstgegenstände wie Figuren, Schalen u. a. Gefäße hergestellt.

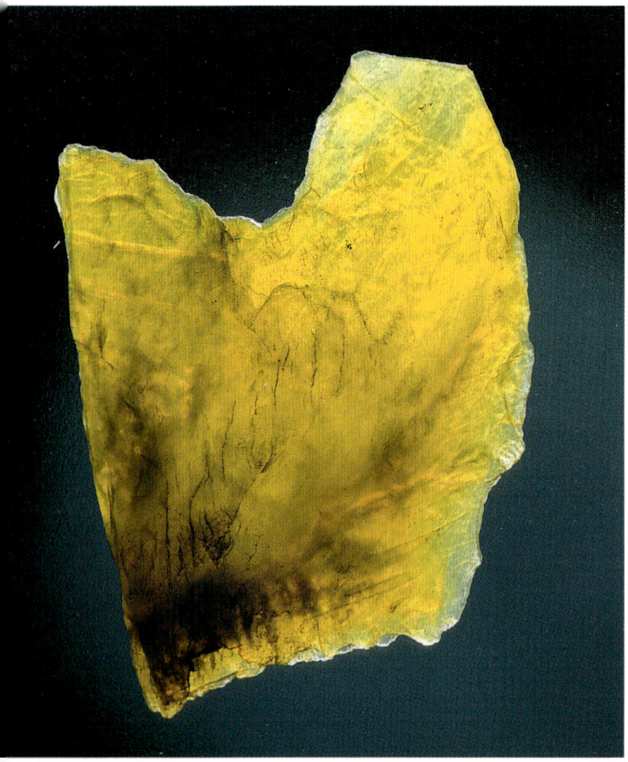

Gilt als Schutzstein und hilft, wenn etwas »an die Nieren geht«: Serpentin.

Heilkraft: Serpentin kann entspannend und krampflösend wirken und so Herz, Magen, Darm und Nieren günstig beeinflussen. Auch soll er gegen Migräne sowie Menstruationsbeschwerden helfen und die Fruchtbarkeit stärken. Je nach zu behandelnder Erkrankung legt man ihn auf das Herz- oder das Wurzelchakra auf. Auch kann er die geistigen Fähigkeiten steigern.

Besondere Wirkungen auf Seele und Geist: Serpentin gilt als Schutzstein vor bösen Mächten und soll außerdem die innere Ausgeglichenheit fördern.

Shivalingam

Härte: – **Dichte: –**
Formel: Sedimentgestein/Flussgeröll

Farbe: Der opake Shivalingam aus dem Fluss Narmada ist rotbraun mit grauem Anteil. Daneben gibt es noch die äußerst seltenen durchsichtigen Shivalingam-Kristalle.

Verwendung: Dieser seltene Stein gilt in Indien als heilig und wird intensiv zu Meditationszwecken verwendet. Auch findet man ihn häufig in indischen Tempeln … zu Ehren des Gottes Shiva. Er ist ein »Produkt« des Flusses Narmada, der den Indern ebenfalls heilig ist. Der Narmada entspringt in den Höhen des Vindhya-Gebirges und ist rund 1250 km lang. Shivalingams finden sich jedoch nur in einem bestimmten Flussabschnitt. Dort haben sich in den Felsen des Flussbettes Löcher bzw. Gruben gebildet, in denen die Shivalingams dank der Kraft des Wassers rotieren. So erhalten sie ihre typische ovale Form … und werden dann von den Einheimischen entnommen. Ließe man sie immer weiter rotieren, wären sie irgendwann verloren, weil die Rotation sie mit der Zeit kleiner werden lässt. Und außerdem kommen mit dem nächsten Hochwasser neue Steine aus dem Gebirge, die die Felslöcher wieder auffüllen. – Die Form des Shivalingams ist also naturgegeben und sie wird nur bei Bedarf leicht nachgearbeitet. Die Inder polieren Shivalingams ausschließlich nach bewährten traditionellen Methoden und lassen die Steine von Geistlichen segnen.

Heilkraft: Der rotbraun-graue Shivalingam (übersetzt »Licht-Säule«) steht für universales Bewusstsein. Er strahlt männliche und weibliche Energie – Kraft und Sanftheit – aus. Und er besitzt eine umfassende Heilwirkung auf Körper, Seele und Geist. Obwohl es sich um einen harten Stein handelt, fühlt er sich in der Hand »seidig«, warm und angenehm an. Er hilft dabei, schlechte Kindheitserfahrungen oder andere belastende Ereignisse aus der Vergangenheit endlich aufzuarbeiten. Dies ermöglicht ein »Loslassen« und führt zu mehr Ausgeglichenheit, Gelassenheit und Ruhe. So verbessert sich auch das körperliche Befinden. Außerdem soll der Shivalingam speziell bei Frauenbeschwerden, wie starken Unterleibskrämpfen und -schmerzen, Linderung bringen. Zu diesem Zweck kann man ihn in der Hosentasche bei sich führen.

Zum Meditieren nimmt man den Stein in beide Hände und hält ihn an Herz oder Stirn. Ansonsten sollte man den Shivalingam an einem zentralen Ort im Haus aufstellen. Von dort kann er seine positive Energie verbreiten.

Besondere Wirkung auf Seele und Geist: An wenigen Stellen in Indien (nicht im Narmada) hat man durchsichtige Shivalingam-Kristalle gefunden. Dort wurden Tempel erbaut. Die der Öffentlichkeit nicht zugänglichen Shivalingam-Kristalle sollen außerordentliche Kräfte auf das menschliche Bewusstsein ausüben.

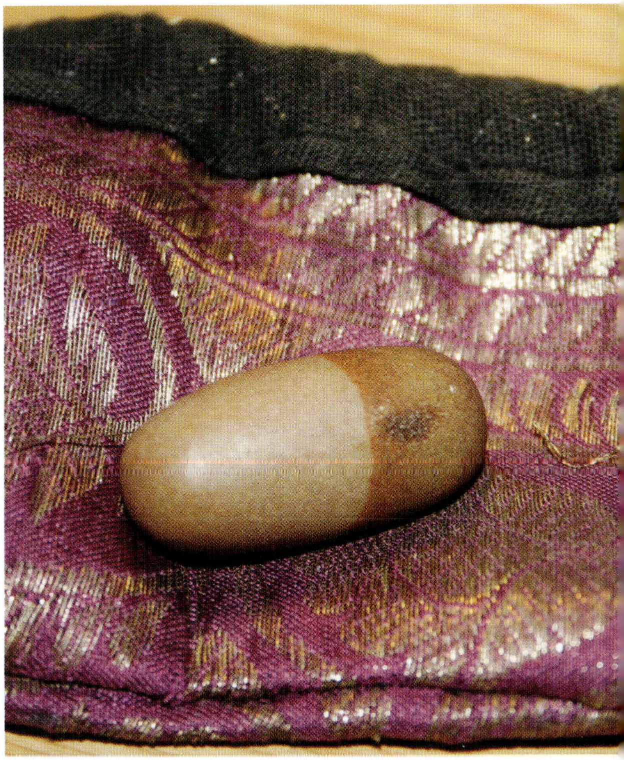

Shiva heißt »Licht«, Lingam »Säule«. Im Shivalingam (Shiva Lingam) sind männliche und weibliche Energien vereint.

Smaragd

grüner Beryll

Härte: 7,5–8,0 **Dichte:** 2,67–2,78
Formel: $Al_2Be_3[Si_6O_{18}]$

Farbe: Helles Grün bis kräftiges Smaragdgrün; meist durchsichtig.

Verwendung: Der Smaragd wird ähnlich wie der Beryll »Aquamarin« facettiert verschliffen und als Schmuckstein verwendet. Längliche Smaragde erhalten oft den so genannten Smaragd- oder Treppenschliff. Große Smaragde zählen zu den wertvollsten Edelsteinen überhaupt. Schon die Königin Kleopatra schätzte sie ganz besonders. Sie bezog ihre Smaragde aus Oberägypten.

Heilkraft: Der Smaragd soll Bakterien abtöten und daher bei Schleimhautentzündungen, Grippe, Durchfallerkrankungen und Lebensmittelvergiftungen helfen. Auch bei Augenentzündungen/-erkrankungen, Blähungen, Epilepsie, Gallen-, Leber- und Magenbeschwerden, Gicht, Kopfschmerzen, Malaria und Rheuma soll er heilsam wirken. Ferner wird ihm eine stärkende Wirkung auf das Herz und eine Linderung von Diabetes nachgesagt. Ebenso wird er gegen Hautkrebs oder Warzen eingesetzt. Zu diesen Zwecken trinkt man Smaragd-Wasser bzw. reibt die betroffenen Körperstellen damit ein und legt den Smaragd zusätzlich auf diese Körperstellen auf. Diese Behandlungen sollen auch zur Normalisierung des Blutdrucks und allgemeinen Regeneration beitragen sowie Gedächtnisschwäche beseitigen.

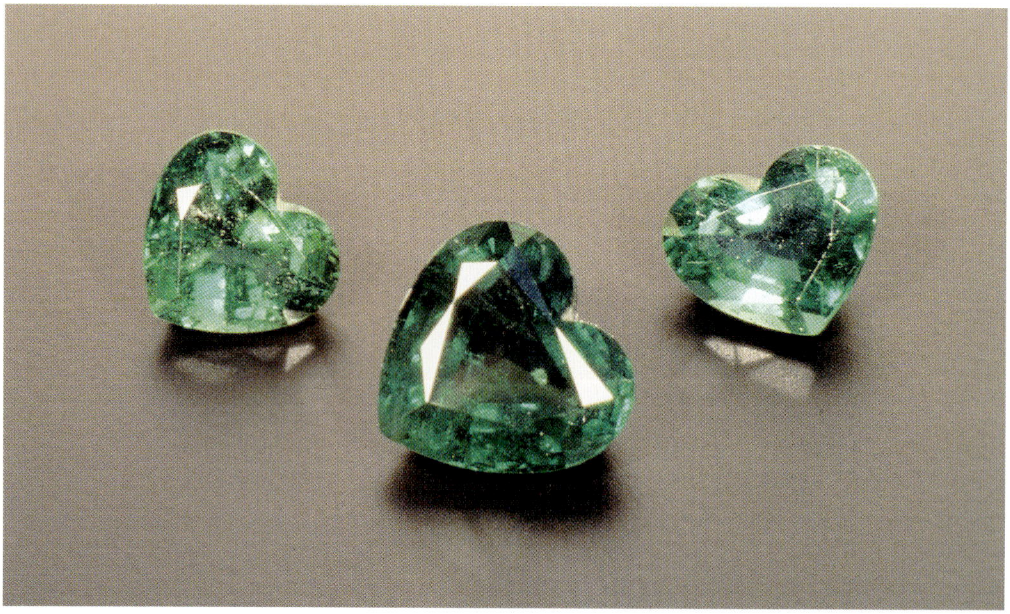

Der Smaragd: Die hl. Hildegard sah in ihm einen Stein fürs Herz und sogar ein Universalheilmittel.

Die hl. Hildegard empfiehlt den Smaragd als Universalheilmittel, insbesondere aber bei Herz-, Kopf- und Magenbeschwerden sowie gegen »Fallsucht«. Man soll ihn bei sich tragen bzw. in den Mund nehmen. Vorsicht jedoch vor dem Verschlucken! Gegen Kopfschmerzen z. B. soll man den Smaragd ca. 1 Stunde lang im Mund behalten, nachdem man zuvor auch Stirn und Schläfen mit dem durch den eigenen Atem angefeuchteten Stein abgerieben hat.

Besondere Wirkungen auf Seele und Geist: Es heißt, der Smaragd lasse uns in Harmonie mit den Naturkräften handeln. Er soll die Erkenntnisfähigkeit und die Lebensfreude steigern und zu materiellem Wohlstand führen.

Tierkreiszeichen: Krebs, Stier, Waage.

Monatsstein: Der Smaragd ist der Stein des Monats Mai.

Sodalith

Härte: 5,5 – 6,0 **Dichte:** 2,14 – 2,40
Formel: $Na_8Cl_2[AlSiO_4]_6$

Farbe: Dunkel- bis violettblau, häufig mit weißen Adern durchzogen; meist undurchsichtig. Daneben existieren farblose und weiße Varietäten, die jedoch nicht zu Schmuckzwecken verarbeitet werden.

Verwendung: Aus Sodalith werden Cabochons, Kugeln für Ketten und auch große Ziergegenstände angefertigt.

Heilkraft: Der Sodalith soll beruhigen und blutdrucksenkend wirken, wenn man ihn als Anhänger an einer langen Kette trägt. Weitere Heilwirkungen werden ihm auf Augen-/Nasen- und Stirnhöhlenbereich, Hals (Kehlkopf und Stimmbänder) sowie Stoffwechsel nachgesagt. Dazu legt man ihn auf die Stirn auf, trägt ihn an einer kurzen Kette bzw. hält ihn in der Hand. Das Trinken von Sodalith-Wasser soll Bauchspeicheldrüse bzw. Insulinproduktion positiv beeinflussen.

Besondere Wirkungen auf Seele und Geist: Der Sodalith soll »Mut machen« und ein klares Bewusstsein, Idealismus, Konzentration sowie konsequentes Handeln fördern.

Tierkreiszeichen: Jungfrau, Schütze.

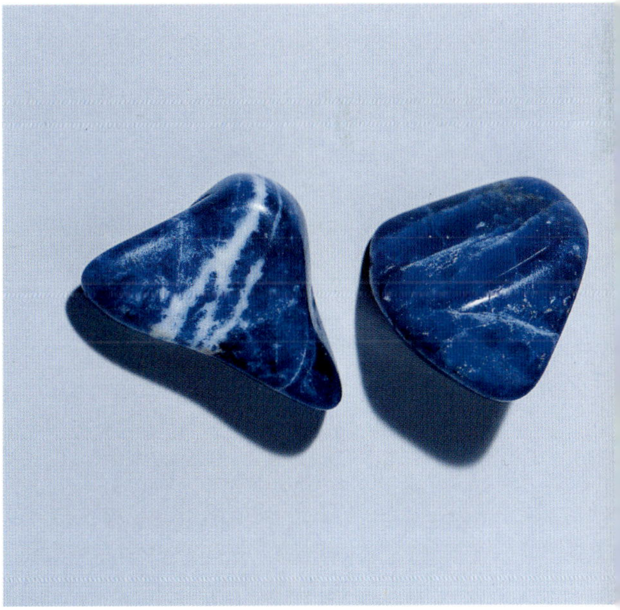

Sodalith: Sein dunkles Blau wirkt beruhigend.

Sonnenstein

Aventurinfeldspat

Härte: 6,0–6,5 **Dichte:** 2,62–2,65
Formel: $(Ca,Na)[(Al,Si)_2Si_2O_8]$

Farbe: Orange bis bräunlich; durchscheinend bis opak. Das metallische Glitzern des orangefarbenen Sonnensteins (Familie der Feldspate) erinnert an das des grünen Aventurins (Quarz-Familie). Daher wird der Sonnenstein auch Aventurinfeldspat genannt. Beim Sonnenstein wird der faszinierende Schimmer allerdings nicht wie beim Aventurin durch Fuchsiteinlagerungen, sondern durch Goethit- oder Hämatitschüppchen hervorgerufen.

Verwendung: Sonnenstein wird hauptsächlich zu Kugeln für Ketten geschliffen bzw. als Anhänger oder Schmeichelstein angeboten.

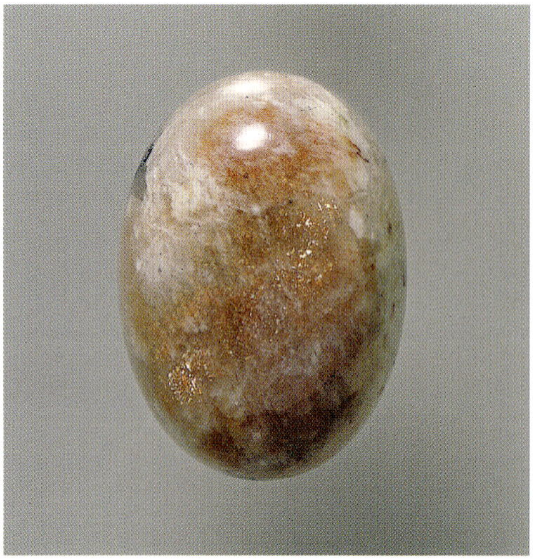

Erhellt das Gemüt: Sonnenstein.

Heilkraft: Der Sonnenstein wirkt positiv auf das vegetative Nervensystem und soll die Durchblutung und die Funktion aller Organe, insbesondere aber die des Herzens fördern. Er kann Energie verleihen und daher hilfreich sein für alle, die an Erschöpfung und Verstimmungen leiden. Außerdem soll der Sonnenstein Asthma, Nierenleiden und Gicht lindern.

Besondere Wirkungen auf Seele und Geist: Sonnenstein bringt symbolisch die Sonne in unser Leben. Er hilft Versagensängste zu überwinden und eigene Stärken erkennen.

Tierkreiszeichen: Löwe, Waage.

Spinell

Härte: 8,0 **Dichte:** 3,54–3,63
Formel: $MgAl_2O_4$

Farbe: Orange, rosa, rot, blau, violett, grün oder schwarz; meist durchsichtig.

Verwendung: Spinelle werden häufig zu Schmuck verarbeitet. Die St.-Wenzels-Krone von 1347 enthält einige der größten Spinelle der Welt. Früher wurden die roten Spinelle übrigens oft mit Rubinen verwechselt.

Varietäten:

- **Balasrubin** (blassrot).
- **Chlorospinell** (grün).
- **Picolit** (braun).
- **Pleonast** oder **Ceylanit** (grünschwarz bis schwarz).

- **Rubicell** (gelbrot).
- **Rubinspinell** (blutrot).
- **Zinkspinell** (blau).

Besonderheit: Es sind auch synthetisch hergestellte Spinelle auf dem Markt.

Heilkraft: Spinelle sollen vor allem auf das Knochengerüst, die Gelenke und die Muskeln sowie bei allen Krankheiten heilsam wirken, die mit Entzündungen einhergehen. Und sie können den Herzmuskel stärken und vor Schwindelanfällen bewahren. Spinell-Wasser gilt als Hilfe gegen Sodbrennen und Magenerkrankungen (auch Magengeschwüre). Zur Herstellung legt man den Stein über Nacht in ein Glas Wasser und trinkt das Wasser über den Tag verteilt.

Besondere Wirkungen auf Seele und Geist: Der Spinell soll Ängste lösen, Mut machen und den Blick sowie den Tatendrang auf das Wesentliche lenken. Er hilft dabei, sich so zu akzeptieren, wie man ist, und zuversichtlich zu werden.

Tierkreiszeichen: Skorpion (roter Spinell); Schütze (blauer Spinell).

Spodumen – Hiddenit und Kunzit

Härte: 6,5–7,0 **Dichte: 3,15–3,21**
Formel: LiAl [Si_2O_6]

Farbe: Gelb, grün, rosafarben und violett; durchsichtig. Minderwertige Kristalle sind auch undurchsichtig weiß oder gelb.

Verwendung: Schöne Kristalle werden facettiert als Schmucksteine angeboten.

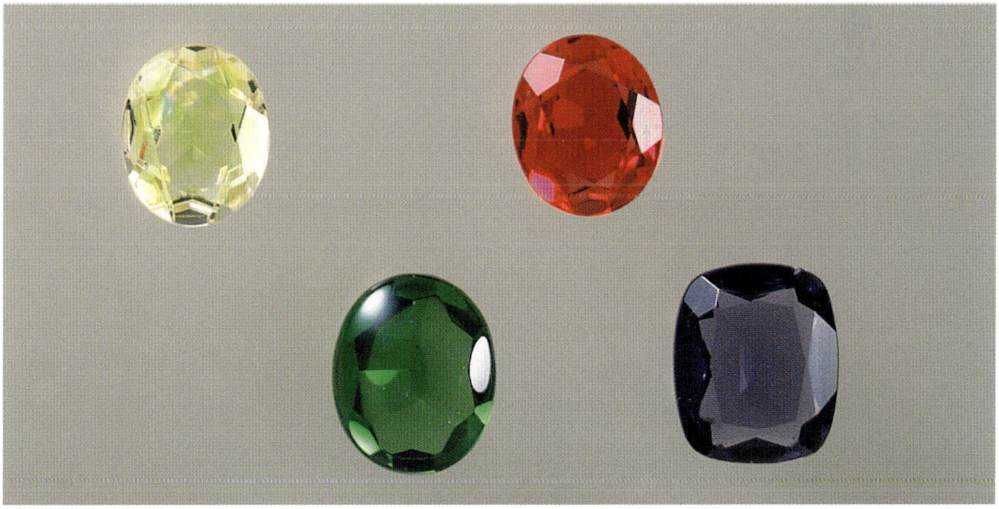

Echte Spinelle (rot und violett) und synthetische (farblos und grün).

Varietäten:

- **Hiddenit:** Die gelblich grünen bis smaragdgrünen Hiddenit-Kristalle sind relativ selten. Die smaragdgrüne Variante ist dabei besonders begehrt.
- Der **Kunzit** ist rosa bis violett und kommt sehr viel häufiger vor als der Hiddenit.
- Weiße und hellgelbe Kristalle werden nur unter dem Oberbegriff **»Spodumen«** geführt.

Heilkraft: Der **Hiddenit** soll z. B. Verspannungen lindern: Dazu legt man ihn auf die schmerzende Stelle auf. Und er kann Herz und Kreislauf stärken, wenn man ihn über dem Herzchakra trägt.
Auch der **Kunzit** soll das Herz stärken und gegen Durchblutungsstörungen helfen, wobei er jedoch nicht direkt auf der Haut liegen muss, sondern bereits über die Aura wirkt. Außerdem soll er Nervenschmerzen lindern und gegen Ischiasbeschwerden helfen. Dazu wird er auf die schmerzende Stelle aufgelegt oder mit einem Pflaster dort aufgeklebt.

Besondere Wirkungen auf Seele und Geist: Der Kunzit soll Blockaden lösen und die selbstlose göttliche Liebe fördern.

Tierkreiszeichen: Fische und Waage (Kunzit).

Staurolith

Härte: 7,0–7,5 **Dichte:** 3,65–3,77
Formel: $(Fe,Mg,Zn)_2Al_9[O_6/(OH,O)_2/SiO_4)_4]$

Farbe: Graubraun, gelbbraun, rotbraun oder schwarzbraun; durchscheinend bis opak.

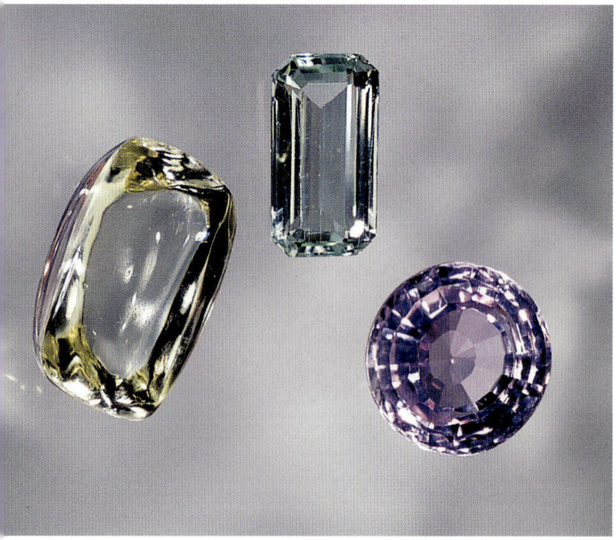

Gelber Spodumen, grüner Hiddenit und violetter Kunzit.

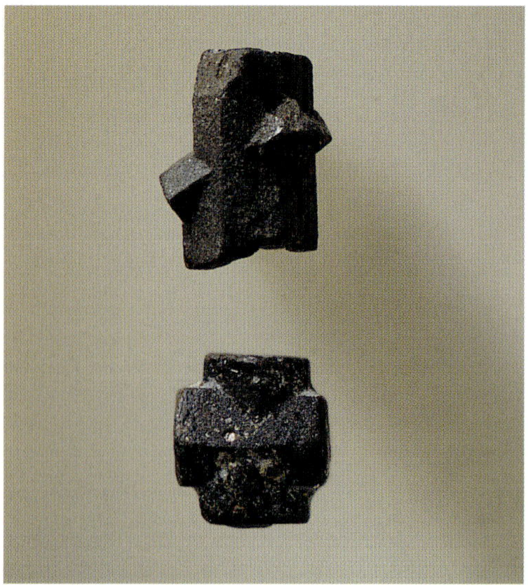

Macht bodenständig: Staurolith.

Verwendung: Staurolith-Kristalle wachsen häufig in regelmäßiger Kreuzform, weshalb sie früher gerne als Amulette getragen wurden.

Heilkraft: Staurolith dient der »Blutreinigung« und soll vor Infektionskrankheiten schützen bzw. bereits vorhandene Viren oder Bakterien bekämpfen. Auch wird ihm nachgesagt, Pilzinfektionen, Gehirnerkrankungen, nervliche Leiden und Epilepsie zu lindern.

Besondere Wirkungen auf Seele und Geist: Staurolith soll vor Größenwahn bewahren.

Tierkreiszeichen: Fische.

Sugilith

Härte: 6–7 **Dichte:** 2,76–2,80
Formel: $(K, NA)(Na, Fe)_2 (Li_2Fe) [Si_{12}O_{30}]$

Farbe: Hell- bis dunkelviolett; durchscheinend bis undurchsichtig.

Verwendung: Der Sugilith wurde erst ca. 1944 auf der zu Japan gehörenden Insel Iwagi entdeckt. Er wird meist zu Cabochons geschliffen und als Schmuckstein genutzt.

Heilkraft: Der Sugilith soll die Drüsentätigkeit und den Lymphfluss fördern sowie Leber und Galle positiv beeinflussen (reinigen). Außerdem soll er gegen Nerven- und Zahnschmerzen helfen, wenn man ihn auf die schmerzende Stelle auflegt. Bei Zahnschmerzen sollten Sie jedoch nur einen durchbohrten Stein an einem Band verwenden, um sich vor einem versehentlichen Verschlucken zu schützen. Oder Sie sollten den Stein außen auf die Wange auflegen.

Besondere Wirkungen auf Seele und Geist: Sugilith soll Ängste nehmen und die Selbstzufriedenheit fördern.

Tierkreiszeichen: Fische und Waage.

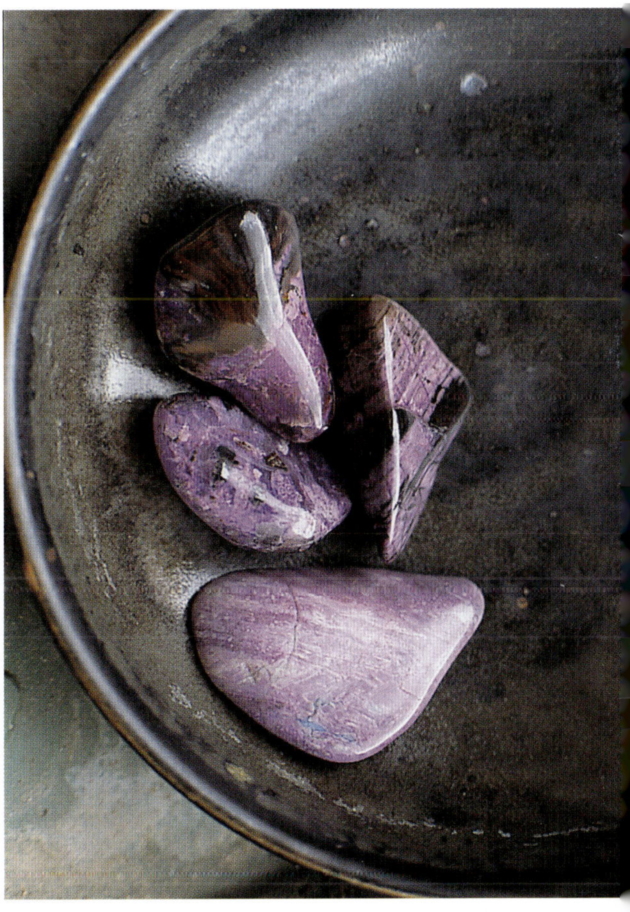

Aktiviert die Drüsen: Sugilith.

Tigerauge und Tigereisen

Härte: 6,5–7,0	**Dichte: 2,65**
Formel: SiO_2	**(Tigerauge)**

Farbe: Tigerauge: Goldbraun; opak, mit Flächenschiller. Beim Tigerauge hat sich das eingelagerte Krokydolith in Quarz umgewandelt. Das verbliebene Eisen ist oxidiert und bewirkt so die goldbraune Farbe.
Tigereisen: Vereint Tigerauge, Hämatit und Jaspis in sich. Entsprechend gefärbt ist seine gebänderte Struktur.

Verwendung: Tigerauge und Tigereisen werden zu Schmuck oder Ziergegenständen wie z. B. Tierfiguren verarbeitet.

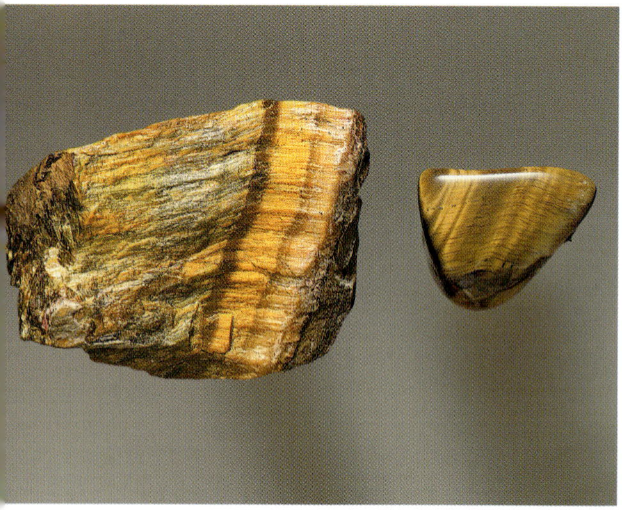

Soll die Sehkraft stärken: Tigerauge. Poliert (rechts) und Rohstein.

Varietät:

- Sowohl Tigerauge als auch Falkenauge (siehe dort) werden teilweise gebrannt und erhalten dann eine rotbraune Farbe. Solche Steine werden meist unter der Bezeichnung »**Ochsenauge**« gehandelt.

Besonderheit: Tigerauge ist sehr empfindlich gegen Säuren.

Heilkraft: Ähnlich wie das Falkenauge soll auch das **Tigerauge** die Sehkraft fördern. Außerdem soll es Lunge und Bronchien stärken sowie gegen Asthma helfen, wenn man es an einer längeren Halskette in Brusthöhe trägt. Und es wird bei Infektionen durch Bakterien oder Viren, Gelenk-, Knochen- und Lebererkrankungen sowie Kopfschmerzen als wirksam beschrieben. Auch vor so genannten Geisteskrankheiten soll es bewahren. Dazu trägt man das Tigerauge als Kette oder legt es auf das Sonnengeflecht auf.
Tigereisen wird ebenfalls eine stärkende Wirkung auf Lunge und Bronchien zugeschrieben. Außerdem soll es der Blutreinigung, Blutbildung sowie besseren Durchblutung dienen, die Abwehrkräfte und die Vitalität fördern.

Besondere Wirkungen auf Seele und Geist: Tigerauge soll den Blick für das Wesentliche – z. B. Geborgenheit und Glück – schärfen und so in schwierigen Situationen zu richtigen Entscheidungen verhelfen. Tigereisen steigert geistige Leistung und konsequentes Handeln.

Tierkreiszeichen: Jungfrau, Löwe, Zwillinge.

Monatsstein: Das Tigerauge ist der Stein des Monats November.

Topas

Härte: 8 **Dichte:** 3,49–3,57
Formel: $Al_2[SiO_4](F,OH)_2$

Farbe: Blau, braun, gelb, grün, rosafarben, rot bis blauviolett oder farblos; durchsichtig.

Verwendung: Topas wird facettiert geschliffen und als edler Schmuckstein angeboten. Zu beachten: Topas-Blau kann durch Bestrahlung entstanden sein (muss ggf. deklariert werden).

Besonderheiten: Topas muss vor Schlag und Stoß geschützt werden. Gebrannter Amethyst (siehe dort) wird häufig unter der Bezeichnung »Goldtopas«, »Madeiratopas« oder »Quarztopas« angeboten. Zuweilen findet man auch Rauchquarz (siehe Bergkristall) unter der Bezeichnung »Rauchtopas«.

Heilkraft: Der **gelbe Edeltopas** (sowie **Topas allgemein**) soll insbesondere gegen Depressionen, Angstzustände und Schlaflosigkeit wirken. Ferner werden ihm gute Heilwirkungen auf das zentrale Nervensystem, die Wirbelsäule und bei Kopfschmerzen aufgrund von Verspannungen zugeschrieben. Das Herz soll er stärken und auch gegen Appetitmangel (sogar Magersucht!), Bindehautentzündungen, Epilepsie, Hämorrhoiden, Leber- und Milzerkrankungen sowie Verdauungsbeschwerden helfen. Zu diesen Zwecken wird er meist auf die betroffenen Körperstellen aufgelegt.
Die hl. Hildegard empfiehlt gegen »schlechtes Sehen«, einen Topas 3 Tage lang in Wein zu legen und dann mit dem feuchten Stein nachts die Augen zu bestreichen. Die Prozedur ist an jedem der folgenden 4 Tage durchzuführen. Diese »5-Tage-Kur« soll bis zum Eintreten der erwünschten Besserung wiederholt werden. Außerdem hat der Topas – laut der hl. Hildegard – von Gott die Kraft erhalten, Unheil von seinem Träger abzuwenden. Wichtiger Hinweis: Allerdings wurden früher auch Citrin, gebrannter Amethyst, gelber Korund und der gelbgrüne Chrysolith/Peridot als Topas bezeichnet!
Der **blaue Topas** wirkt ebenfalls beruhigend und wird bei nervösen Kopfschmerzen und gegen Schlaflosigkeit eingesetzt. Ferner soll er bei Augenleiden (Bindehautentzündung und sogar Grauer Star) hilfreich sein. Und er kann gegen Entzündungen allgemein (insbesondere aber Halsentzündung), Hautausschläge, Herzschmerzen, Krampfadern, Masern sowie Mumps helfen. Dazu trägt man ihn am besten an einer Kette im Halsbereich.

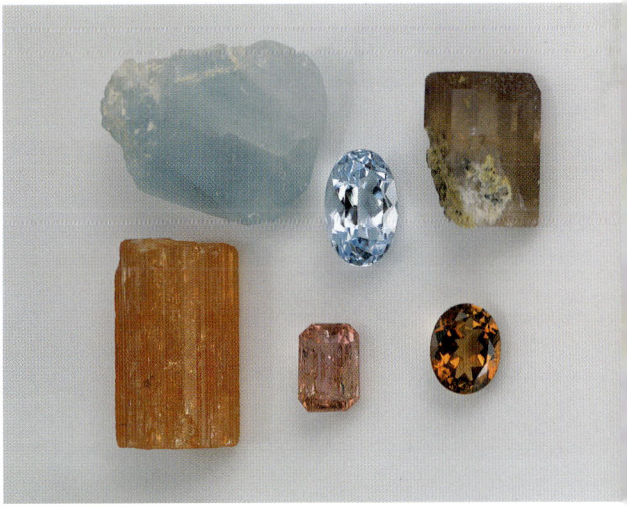

Viele Farben – ein Stein: Topas. Schon die hl. Hildegard heilte mit seiner Hilfe.

Besondere Wirkungen auf Seele und Geist: Der gelbe Topas soll Lebensfreude, Kreativität und Energie steigern, der blaue Topas die Reinheit und Klarheit von Seele und Geist fördern.

Tierkreiszeichen: Löwe, Zwillinge (gelber Topas); Schütze, Wassermann (blauer Topas).

Monatsstein: Der Topas ist der Stein des Monats November.

Türkis

Kallait

Härte: 5–6 **Dichte: 2,31–2,84**
Formel: $CuAl_6\,[(OH)_2/PO_4]_4 \cdot 4H_2O$

Farbe: Blau bis grün; undurchsichtig. Das begehrte »blaue« Türkis ist auf Kupferbestandteile zurückzuführen, die weniger begehrte grüne Variante beruht auf der Farbwirkung von Eisen.

Verwendung: Im Südwesten der USA wird noch heute der weltweit geschätzte »Indianerschmuck« aus Türkis und Silber gefertigt. Schon die Azteken, aber auch die Pharaonen in Ägypten verwendeten Türkis für Amulette, Schmuck, Mosaike und Ziergegenstände sowie zur Herstellung von Schminkfarbe. In unserer Zeit wird Türkis meist zu Cabochons oder Kugeln für Ketten verarbeitet.

Varietät:

- **Türkismatrix** oder Matrix-Türkis: So bezeichnet man einen Türkis, der von braunen, dunkelgrauen oder schwarzen Adern, d.h. von anderen Mineralien durchzogen ist.

Besonderheiten: Türkis ist sehr empfindlich gegen Hautcremes, Sonnenöle und Kosmetika, die seine blaue Farbe z.B. in Grün verwandeln können. Deshalb wird Türkis zuweilen mit Paraffin getränkt, um seine Farbe zu konservieren und ihn gleichzeitig zu härten.
Häufiger als echten Türkis findet man nachgefärbte oder aus Türkispulver und Kunstharz hergestellte Steine im Handel. Auch durch Färben von Magnesit (siehe dort) werden türkisähnliche Steine hergestellt. Ehemals blaue Türkis-Steine können zuweilen durch Einlegen in bestimmte Lösungsmittel ihre ursprüngliche Farbe wiedererhalten. – Verwachsungen von Türkis mit Chrysokoll und Malachit werden unter der Bezeichnung »Eilatstein« gehandelt.

Heilkraft: Der Türkis gilt insbesondere als starker Schutzstein. So soll er seinen Träger vor schwarzmagischen Angriffen, Krankheiten und einem unnatürlichen Tod bewahren. Er »opfert« sich dann häufig für seinen Träger, indem er bei Krankheit oder Schock schwarz wird oder zerspringt. Danach sollte man einen neuen Türkis auswählen.
Weiterhin soll der Türkis besonders gute Heilwirkungen bei Erkrankungen der Augen sowie des Hals-/Lungenbereiches zeigen. Im ersten Fall legt man Türkise auf die geschlossenen Augen auf, im zweiten trägt man einen Türkis als Anhänger. Und der Türkis soll Sodbrennen sowie Asthmaanfälle lindern. Türkis wirkt aber auch allgemein entschlackend und entgiftend und wird daher z.B. bei Rheuma eingesetzt. Zur Stärkung von Herz – auch in Verbindung mit einem Sa-

phir – und Kreislauf soll man ihn als Anhänger im Herzbereich tragen. Ferner wird Türkis als hilfreich bei Mager- oder Fettsucht sowie gegen Stottern und Alpträume beschrieben. »Indianerschmuck«, also die Verbindung von Türkis und Silber, soll übrigens besonders heilsam wirken.

Besondere Wirkungen auf Seele und Geist: Der Türkis soll die Reinheit der Gedanken, die Selbstsicherheit und die Intuition fördern. Er macht es möglich, die innere Ruhe zu bewahren und trotzdem besonders aktiv zu werden.

Tierkreiszeichen: Fische, Wassermann.

Monatsstein: Der Türkis ist der Stein des Monats Dezember.

Turmalin

Härte: 7,0–7,5 Dichte: 2,82–3,32
Formel: $(Na,Li,Ca)(Fe,Mg,Mn,Al)_3$ $Al_6[(OH)_4/(BO_3)_3/Si_6O_{18}]$

Farbe: Turmalin ist der farbenreichste Edelstein. Er kommt in fast allen denkbaren Farbvarianten vor und ist meist durchsichtig.

Verwendung: Für Turmaline guter Qualität wird meist der Facettenschliff oder für längliche Kristalle der Treppenschliff verwendet. Turmaline dienen nicht nur als Schmucksteine, sondern werden auch zu kleinen Zierfiguren verarbeitet.

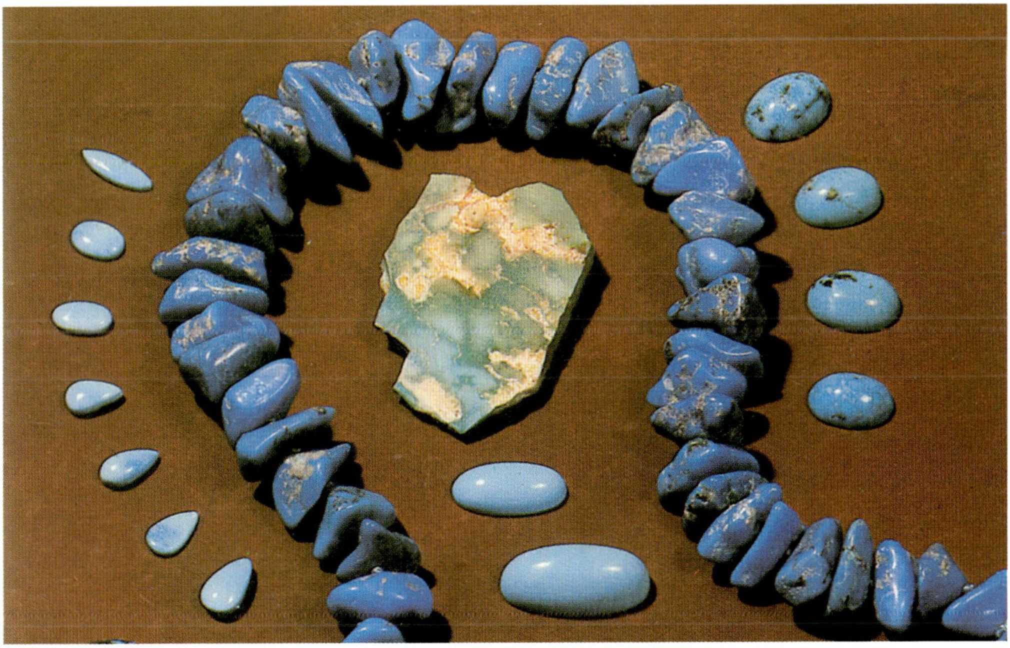

Ein starker Schutzstein: Türkis.

Varietäten:

- **Achroit** (farblos).
- **Dravit** (hell- bis dunkelbraun).
- **Indigolith** (blau).
- **Mohrenkopf** (farbig mit schwarzen Enden).
- **Rubellit** (rosafarben bis rot).
- **Schörl:** schwarz; die Verwachsung von Schörl und Bergkristall heißt Turmalinquarz (milchig weiß mit Schwarz).
- **Siberit** (lila bis violettblau).
- **Türkenkopf** (grün mit roten Enden).
- **Verdelith** (grün bis blaugrün).
- **Wassermelonen-Turmalin** (grün mit einem roten Kern).

Besonderheit: Durch Druck und Reiben sowie Erhitzen und Abkühlen lädt sich der Turmalin auf und zieht Asche, Papierschnitzel und Staubpartikel an.

Heilkraft: Eine Turmalin-Kette hilft dabei, Nackenverspannungen zu lösen. **Grüne Turmaline** sollen die Thymusdrüse aktivieren, positiv auf die Lymphe wirken, den Blutdruck senken und bei Epilepsie, Erschöpfungszuständen, Geschwüren, Grippe, Gallen- und Nierenbeschwerden, Kopfschmerzen sowie Schwindsucht heilsam wirken. Selbst Krebs sollen sie vorbeugen. Auch bei Gelenkbeschwerden wie Arthritis sollte man häufiger einen grünen Turmalin oder einen Turmalinquarz auflegen. Beide können Entzündungen lindern und so degenerativen Erscheinungen, wie Arthrose, vorbeugen.
Gelbe bis braune Turmaline sollen gegen Angstzustände und Depressionen sowie Magen-Darm-Erkrankungen helfen.
Gegen Entzündungen im Hals-/Kehlkopfbereich, bei Asthma und zur Stärkung der Nierentätigkeit wird der blaue Turmalin eingesetzt.

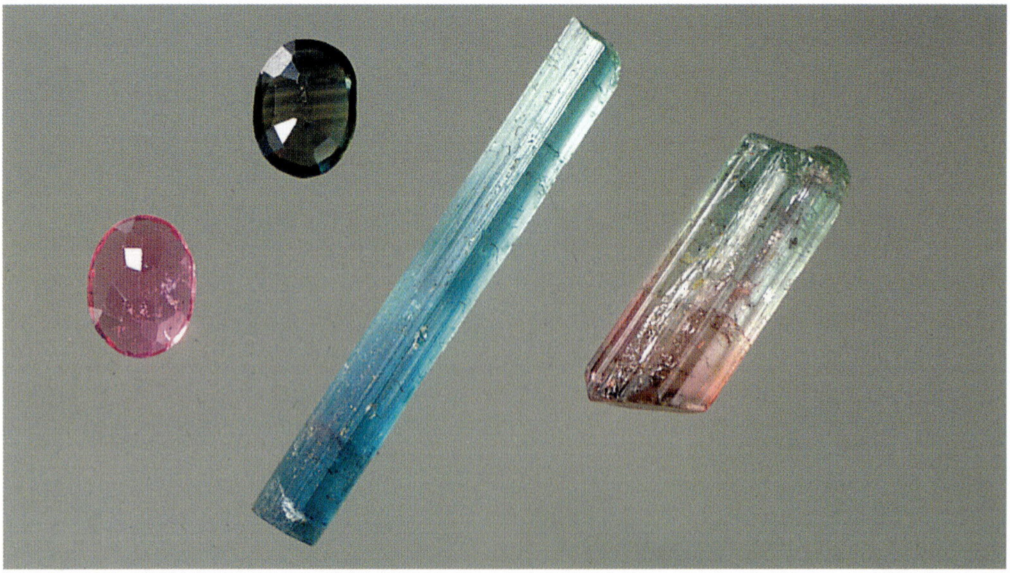

So farbenreich wie vielfältig in seinen Heilwirkungen: Turmalin.

Der **schwarze Turmalin** hingegen gilt als Schutzstein gegen negative Energien oder schädliche Strahlung von Computern. Er soll entgiftend wirken und z. B. eine Schwermetallbelastung im Körper abbauen. Neurosen kann er lindern. Auch wird er zur Behandlung von Frauenbeschwerden – wie Myome, Zysten im Unterleib, Eierstock-Erkrankungen – und Diarrhöe/Durchfall verwendet: Dazu streicht man mit dem Stein über den Bauchbereich bzw. legt ihn auf das Wurzelchakra auf.
Auf das Herzchakra aufgelegt, kann der **rosarote Turmalin** das Herz und die Blutgefäße stärken und damit auch gegen Erschöpfungszustände helfen.
Dravit und **Wassermelonen-Turmalin** werden zur Linderung von Verspannungen bzw. Nackenverspannungen und der Wassermelonen-Turmalin darüber hinaus gegen Hexenschuss, Nervenleiden sowie auch bei Herzbeschwerden empfohlen.

Besondere Wirkungen auf Seele und Geist: Turmalin allgemein soll Energie, Willenskraft und Lebensfreude schenken. Verdelith und Rubellit können gegen Kummer helfen. Schörl soll Denkvermögen und Toleranz stärken.

Tierkreiszeichen: Steinbock (grüner und schwarzer Turmalin); Waage (rosafarbener Turmalin); Widder (roter Turmalin); Skorpion (roter und schwarzer Turmalin).

Monatsstein: Der Turmalin ist der Stein des Monats März.

Zur seltenen und kostbaren Varietät »Paraiba-Turmalin« siehe Seite 141.

Variscit

Härte: 4–5 **Dichte:** 2,40–2,60
Formel: $Al[PO_4]\cdot 2H_2O$

Farbe: Farblos, hell- bis smaragd- oder blaugrün; durchscheinend bis opak.

Verwendung: Variscit ist ein interessantes Sammlermineral. Es bildet oft viele kleine Kügelchen, die an Opale erinnern. Variscit ist seit Jahren als exotischer Schmuckstein beliebt und wird gelegentlich mit Türkis verwechselt.

Heilkraft: Variscit ist der Stein für Magenkranke, denn er soll gegen Übersäuerung und bei Reizungen sowie Magengeschwüren helfen. Auch Asthmatikern, deren Beschwerden durch Reflux-

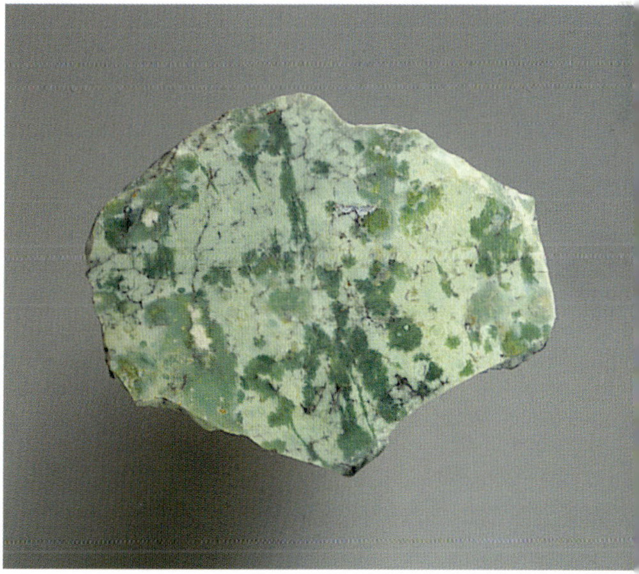

»Magenfreundlich« durch Auflegen: Variscit.

krankheit (hochsteigende Magensäure) ausgelöst werden, kann er eine Hilfe sein. Außerdem kann er Rheuma und Gicht lindern. Man legt ihn in der Nähe der Beschwerden, also auf das Herz- oder das Sakralchakra auf.

Besondere Wirkungen auf Seele und Geist: Variscit ist der »Stimmungsmacher« unter den Heilsteinen. Er wirkt belebend und aufmunternd und hilft somit auch bei chronischer Erschöpfung.

Vesuvian

Idokras

Härte: 6,5 **Dichte:** 3,27–3,45
Formel: $Ca_{19}(Mg,Fe,Ti)_4Al_9[(OH,F)_{10}/(SiO_4)_{10}/(Si_2O_7)_4]$

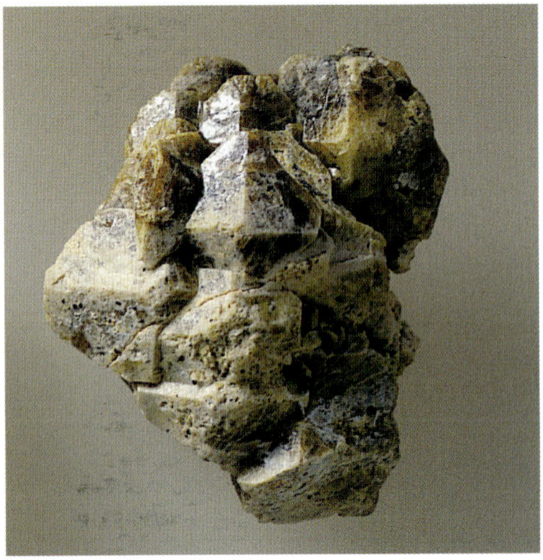

Unterstützt die Rekonvaleszenz: Vesuvian.

Farbe: Gelblich grün bis braun; durchsichtig bis durchscheinend.

Verwendung: Der Vesuvian galt schon bei den alten Griechen als starker Schutzstein.

Varietät:
- **Cyprin:** blau.

Heilkraft: Vesuvian fördert die Entgiftung des Körpers – z. B. von Umweltgiften – sowie den Elan und damit auch die Regeneration und Rekonvaleszenz nach Krankheiten. Dazu legt man ihn am besten auf das Herzchakra auf.

Besondere Wirkungen auf Seele und Geist: Vesuvian kann die Lebensfreude steigern und Selbstsicherheit geben. Mit diesem Stein gelingt es seinem Träger oft, Ängste zu überwinden und offen auf andere zuzugehen.

Tierkreiszeichen: Steinbock.

Vivianit (Blaueisenerz)

Härte: 1,5–2,0 **Dichte:** 2,64–2,70
Formel: $Fe_3(PO_4)_2 \cdot 8H_2O$

Farbe: Frisch gefördert ist der Vivianit (wasserhaltiges Eisenphosphat) farblos bis weiß. An der Luft wird er blau oder grünlich blau. Er ist durchsichtig bis durchscheinend.

Verwendung: Aufgrund der geringen Härte wird Vivianit selten zu Schmuck verarbeitet.

Vivianit-Kristalle sind jedoch bei Sammlern beliebt und werden auch zu Heilzwecken eingesetzt. Schon in der Antike wurde aus Vivianit die Farbe Eisenblau hergestellt.

Besonderheit: Vivianit ist so »weich«, dass er mit Hilfe eines Messers in Teile zerlegt werden kann. Darüber hinaus ist er sehr empfindlich gegen Säuren und Seifen.

Heilkraft: Vivianit soll Zähne und Zahnfleisch stärken. Außerdem soll er die Lebertätigkeit anregen und positiven Einfluss auf das Blut nehmen (das »Blutbild« verbessern). Doch sollte er nur bei Eisenmangel angewendet werden! Vivianit unterstützt auch die Entsäuerung des Körpers. Auf diese Weise kann der Stein Kraft und Energie verleihen. Ideal also bei anhaltender Müdigkeit und Schwäche. Man legt das Mineral im Stirn- oder im Bauchbereich auf bzw. trägt es in der Hosentasche bei sich.

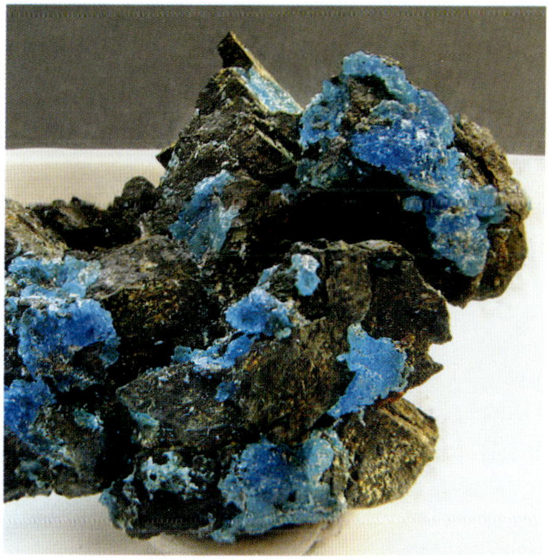

Wirkt belebend: Vivianit.

Besondere Wirkung auf Seele und Geist: Da Vivianit belebend wirkt, regt er zur neuen konstruktiven Auseinandersetzung mit Menschen und Problemen an. Unternehmens- und Lebenslust werden gesteigert. Trägheit und Langeweile weichen der Freude an der Abwechslung und entsprechenden Aktivitäten.

Zirkon

Zirkonerdesilicat

Härte: 6,5–7,5 **Dichte: 3,93–4,73**
Formel: $Zr[SiO_4]$

Farbe: Farblos bis in fast allen Farbtönen vorkommend; durchsichtig bis trüb.

Verwendung: Zirkon ist ein kleiner, diamantähnlicher Stein, der sich in vulkanischen Gesteinen findet. Zirkone sind zwar als Schmucksteine – teilweise als Diamantimitate – verwendbar, da sie jedoch spröde und schwer zu schleifen sind, werden sie nur relativ selten angeboten. Zirkone werden facettiert geschliffen.

Varietäten:

- **Hyazinth:** orange- bis rotbrauner Zirkon.
- **Jargon:** hellgelber Zirkon.
- **Starlit:** blauer Zirkon.

Besonderheiten: Da farblose und blaue Zirkone in der Natur nur sehr selten vorkommen, werden Farben häufig durch Brennen bei hohen Temperaturen künstlich erzeugt. So wird aus braunem Zirkon durch Brennen unter Luftabschluss blauer Zirkon (früher auch

Siam-Aquamarin genannt). Brennt man diesen blauen Zirkon dann an der Luft weiter, entsteht goldgelber Zirkon. Bei diesen Verfahren fällt gleichzeitig auch eine geringe Menge farbloser Zirkone an. Weil Zirkon sehr spröde ist, können seine Facettenkanten relativ leicht absplittern. Er sollte daher vor Druck und Stoß geschützt werden. Grüner Zirkon z.B. kann uranhaltige (also radioaktive und evtl. gesundheitsschädliche!) Einschlüsse enthalten. Und auch andere Zirkone können leicht radioaktiv sein!
Zirkon hat übrigens nichts mit den synthetisch hergestellten Zirkonia zu tun. Zirkonia dienen als preiswerter Diamantersatz und werden nicht zu Heilzwecken eingesetzt.

Heilkraft: Zirkon kann die Leberfunktion und damit die Entschlackung/Entgiftung des Körpers steigern. Dazu legt man ihn im Leberbereich auf. Auch gegen Verdauungsbeschwerden und daraus resultierende Bauchkrämpfe kann er helfen. Außerdem sollen Zirkone heilend bei Allergien und Lungenerkrankungen sowie Asthma wirken. Bei Lungenbeschwerden trägt man sie zu diesem Zweck als Anhänger, ansonsten auch als Ringstein (nur kurzzeitig tragen!).
Gegen Herzbeschwerden wird zuweilen der Hyazinth empfohlen. Nach der hl. Hildegard hilft der Hyazinth zudem gegen Augenentzündungen und soll sogar Blinde wieder sehend machen können. Dazu soll er in der Sonne erwärmt, mit Speichel befeuchtet und dann sofort auf die Augen gelegt werden. Diese Behandlung soll bis zur Gesundung immer wieder durchgeführt werden. Allerdings wurden früher fälschlicherweise auch farbschwache Aqua-

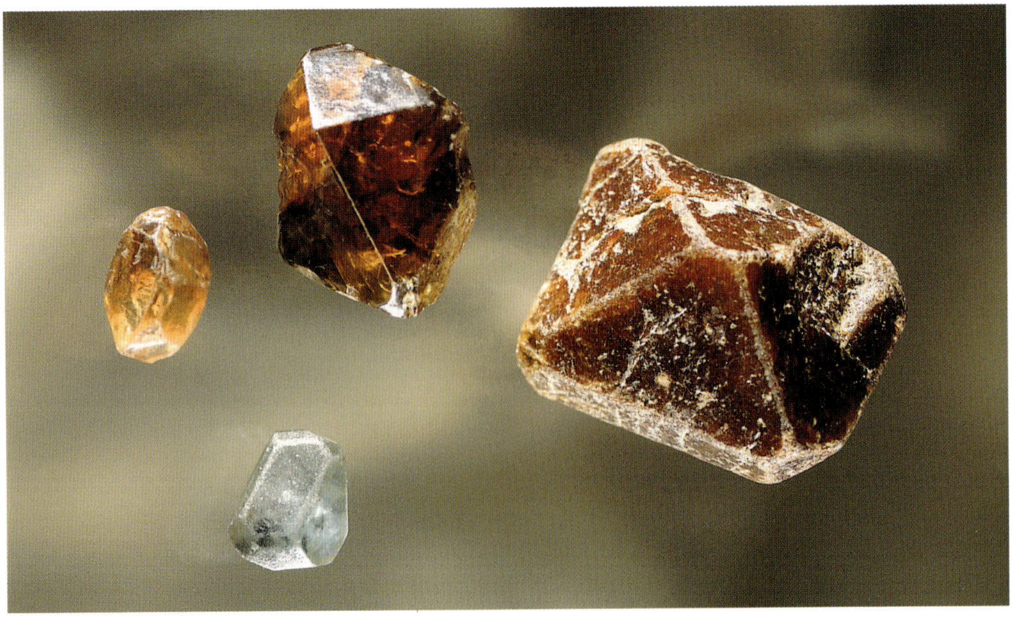

Hilft bei Allergien, Asthma und Lungenbeschwerden: Zirkon.

marine, Chrysoberylle, Topase, Turmaline, bräunlicher Korund u.a. als Hyazinth bezeichnet!

Besondere Wirkungen auf Seele und Geist: Zirkon soll beruhigend wirken und die Harmonie fördern. Materialistisch denkenden Menschen soll der durchsichtige Zirkon dazu verhelfen, sich auf die wirklich wichtigen Dinge im Leben zu besinnen.

Tierkreiszeichen: Stier; Wassermann (farbloser Zirkon).

Monatsstein: Zirkon ist der Stein des Monats Dezember.

Zoisit

Härte: 6,5–7,0 **Dichte: 3,20–3,40**
Formel: $Ca_2Al_3[O/OH/SiO_4/Si_2O_7]$

Farbe: Grünlich, grauweiß, rosa oder blau; durchsichtig bis opak.

Verwendung: Der Zoisit wird nur selten zu Schmuck verarbeitet. Der Mineralienhandel bietet aber zuweilen Roh- oder Trommelsteine an.

Varietäten:

- **Anyolith:** grauweiß bis grünlich.
- **Rubin-Zoisit:** grün mit roten Rubineinschlüssen.
- **Tansanit:** blau; **Thulit:** rosa.

Heilkraft: Der **Zoisit** soll gegen Arthritis und Arthrose helfen sowie den Cholesterinspiegel senken. Außerdem ist er *der* Fruchtbarkeitsstein für Frau und Mann. Und er wirkt allgemein kräftigend.
Der **Thulit** wird bei allgemeinen Erschöpfungszuständen, Schwächeanfällen und Depressionen empfohlen.
Man legt den Stein auf das Herz- oder das Wurzelchakra auf bzw. trägt ihn in der Hosentasche bei sich.

Besondere Wirkungen auf Seele und Geist: Zoisit fördert die Intuition und gilt als starker Schutzstein für Schwangere. Speziell der Thulit soll dazu ermutigen, sich selbst solchen Situationen zu stellen, die von vornherein wenig Erfolg versprechend aussehen.

Tierkreiszeichen: Zwillinge.

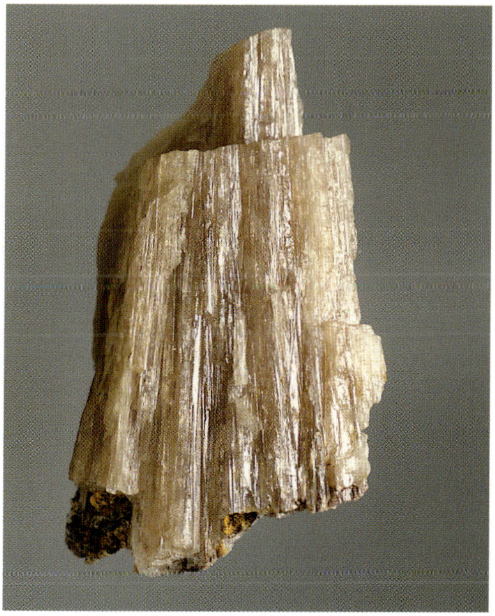

Schutzstein für Schwangere: Zoisit.

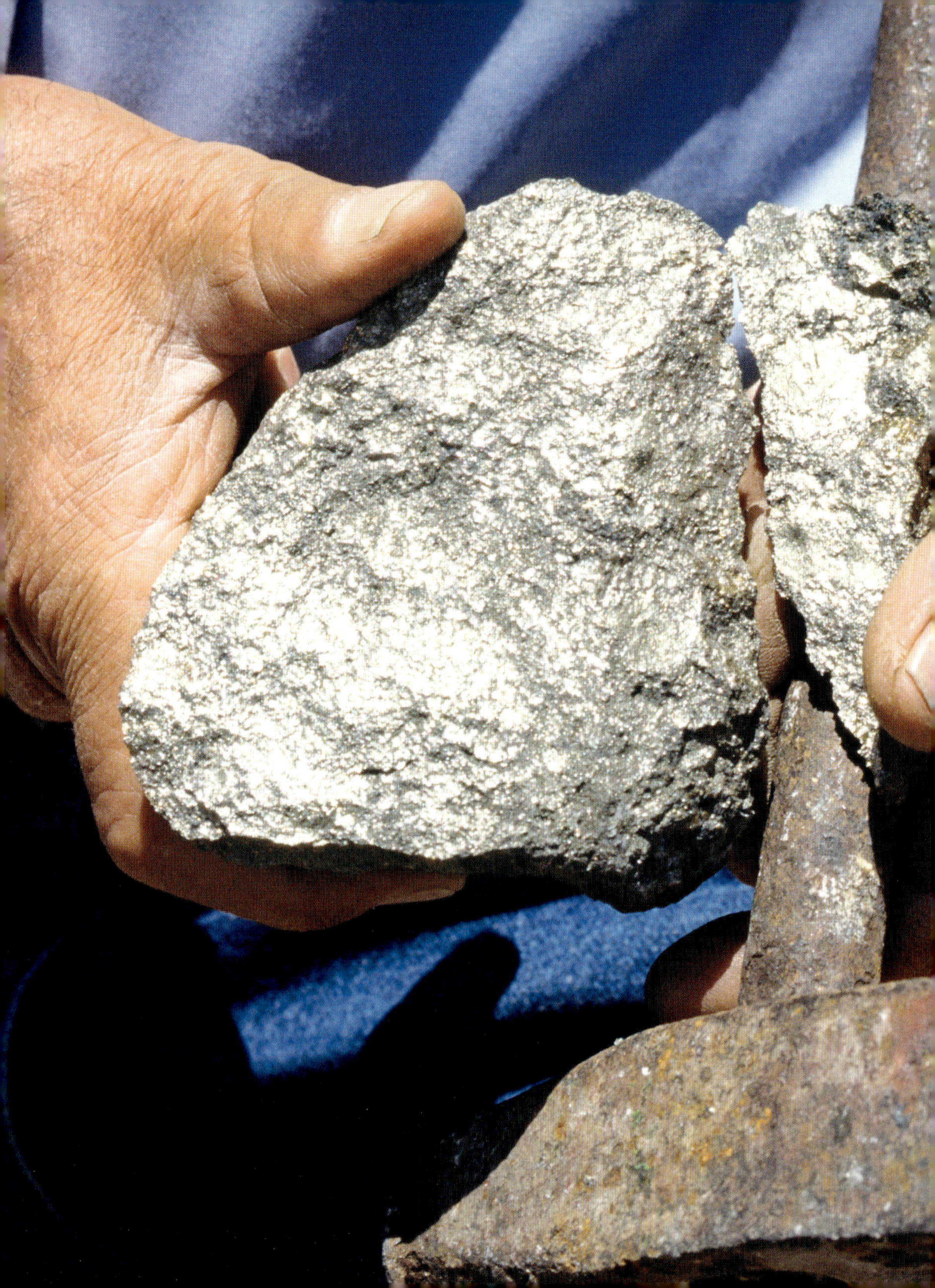

Weitere Heilsteine und heilende Metalle

Wahrhaft steinalt sind die meisten Steine und doch gibt es einige, von deren Existenz wir noch nicht lange wissen. So wurde z. B. der Hilutit erst 2004 auf Sri Lanka entdeckt. Seine Zusammensetzung aus Pyrop, Zirkon, Goethit sowie Quarz und die oft rotbraunen Töne könnten u. a. ein Indiz für einen anregenden Einfluss auf Herz und Kreislauf und eine Hilfe bei Erschöpfung sein. Jedoch müssen hier erst Erfahrungen gesammelt werden.

Genauso alt wie die magische Beziehung zwischen Mensch und Stein ist die zu den kostbaren Metallen. Weil es als »Sonnenmetall« galt, hieß es früher zum Beispiel, Gold bewahre vor jedem Schadenszauber. In der indianischen Mystik hingegen spielte schon immer Silber eine herausragende Rolle, insbesondere in Kombination mit Türkis.

Heute stehen die edlen Metalle Silber, Gold und Platin unverändert hoch im Kurs. Und sie gelten als heilsam für Körper und Seele, sei es in Form von Schmuck oder von homöopathischen Aufbereitungen.

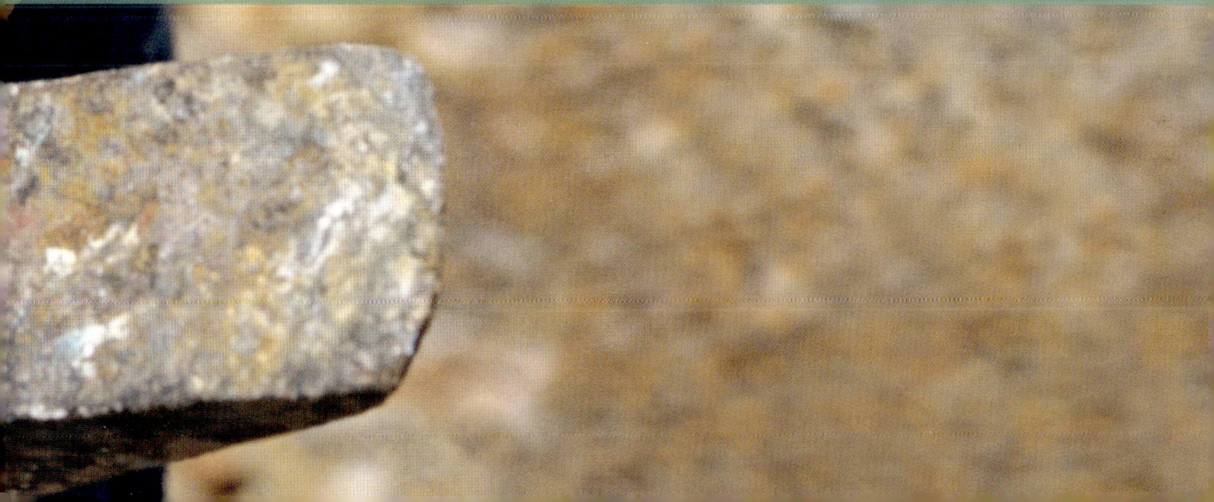

50 weitere Heilsteine im Überblick

Die folgende Übersicht enthält Steine, die weniger bekannt sind, von Edelstein-Therapeuten nicht oft eingesetzt werden oder nur schwer zu bekommen sind.

Heilsteine und deren Wirkung

Edelstein/Mineral	Farbe	Heilwirkung (durch Auflegen bzw. Tragen, z. B. als Schmuck)
Alunit (Alaunstein)	Weiß, grau, gelblich grau, rötlich grau, gelblich weiß; durchscheinend bis opak	Alunit befeuchtet man mit dem eigenen Speichel und berührt mit ihm dann entzündete Stellen (z. B. bei Hautausschlägen), denn er soll blutstillend und entzündungshemmend wirken. Gegen innerliche Entzündungen kann man ihn auf das Sonnengeflecht oder das Wurzelchakra auflegen.
Ammolith (Korit)	Erdtöne; opak	Ammoniten sind Weichtiere, die bis zum Ende der Kreidezeit die Meere bevölkerten. Ihre Versteinerungen lassen ein spiralförmig eingerolltes Gehäuse erkennen. Wobei die versteinerte Schale wunderschön schimmert (opalisiert). Man bezeichnet sie als Ammolith. Ammolith besteht stofflich zum Großteil aus Aragonit (siehe auch dort) und soll heilsam/normalisierend auf Herz (Herzrhythmus, Puls), Stoffwechsel und Blut wirken.
Astrophyllit	(Gold)gelb, braun; durchscheinend	Der Astrophyllit soll stoffwechselanregend und verdauungsfördernd wirken. Man legt ihn auf das Wurzelchakra auf oder trägt ihn in der Hosentasche bei sich.
Augit	Schwarz, bräunlich, grünlich; opak	Der Augit kann insbesondere bei Rückenschmerzen und Verdauungsbeschwerden helfen, die durch seelische Belastung entstanden sind. Denn er verleiht Sicherheit und Stärke. So kann seelischer Druck abgebaut bzw. negativer Einfluss von außen abgewehrt werden.
Australischer Amulettstein	Beige mit dunklen Linien; opak	Seltener Stein. Fundort nur am Ayers Rock. Der australische Amulettstein soll den Stoffwechsel anregen und das Blut reinigen. Er gilt als heilsam bei Hauterkrankungen (Ausschläge, Ekzeme) und nervösen bzw. wetterbedingten Leiden wie Magenschleimhautentzündung, Kopfschmerzen und Migräne.

Edelstein/Mineral	Farbe	Heilwirkung (durch Auflegen bzw. Tragen, z. B. als Schmuck)
Blauquarz	Blau; durchscheinend	Der Blauquarz soll die Abwehrkräfte stärken und hilfreich sein bei: fiebrigen Erkältungen, Atemwegserkrankungen (stärkt Lunge und Bronchien), Kopfschmerzen (aufgrund von Verspannungen usw.), Migräne und Depressionen. Man legt ihn auf das Halschakra auf oder trägt ihn dort als Kette bzw. Anhänger.
Boji-Stein	Metallisch graubraun; opak	Boji-Steine »leben«, d. h., sie besitzen äußerst starke Schwingungen. Man sollte immer 2 Steine (einen »männlichen« – mit stacheliger Oberfläche – und einen »weiblichen«) auf sich wirken lassen bzw. sie oft in der Hand halten. Frauen tragen das »Weibchen« links und das »Männchen« rechts. Bei Männern ist es umgekehrt. Boji-Steine sollen viel positive Energie spenden und Krankheiten vorbeugen. Außerdem sollen sie zugleich »bodenständig« und selbstbewusst machen.
Bornit (Buntkupferkies)	Braun bis schwarz und bunt anlaufend; opak	Bornit legt man auf das Sonnengeflecht oder das Sakralchakra auf. Der Stein soll den Körper »entgiften« und gegen Übersäuerung helfen. Auch soll er den Knochenaufbau stärken.
Chloromelanit	Jadeit-Varietät; genauer: das Gemisch aus Jadeit, Diopsid und Ägirin; grün mit schwarzen Flecken; opak	Wie Jadeit (siehe »Jade«) allgemein kann auch diese Jadeit-Varietät bei Blasen- und Nierenbeschwerden helfen. Gegebenenfalls direkt auf den entsprechenden Körperbereich auflegen. Außerdem soll Chloromelanit die Nerven stärken und die Toleranz sowie das gesunde Vertrauen fördern.
Chrysanthemenstein	Grau; opak	Der seltene Chrysanthemenstein besteht aus Dolomit, Kalk, gipshaltigem Lehm oder Porphyrit und hat einen schalenartigen Überzug aus Calcit/Andalusit. So ergibt sich eine Oberflächen-Zeichnung, die an Chrysanthemen erinnert. Der Stein wirkt beruhigend, entspannend und stabilisierend auf Körper und Geist. Deshalb kann er auch psychosomatische Organ-Beschwerden lindern und eine positive Lebensführung fördern. Außerdem soll er die Knochen stärken.
Chyta	Gelblich bis grün mit dunklen Einlagerungen; opak	Chyta soll Milz, Galle und Nieren sowie den Stoffwechsel insgesamt anregen (auf das Sonnengeflecht auflegen).

Edelstein/Mineral	Farbe	Heilwirkung (durch Auflegen bzw. Tragen, z. B. als Schmuck)
Covellin	Dunkelblau; opak	Covellin soll das Zellwachstum und die Verdauung anregen und damit den Körper »entgiften« sowie Haut und Bindegewebe günstig beeinflussen. Außerdem lässt er die eigenen Grenzen erkennen und stärkt die Toleranz gegenüber anderen. Man legt den Covellin auf das Herz- oder das Wurzelchakra auf.
Creedit	Farblos, weiß bis rosa; durchsichtig oder durchscheinend	Der Creedit ist ein seltener Stein. Er soll allgemein das Zellwachstum und speziell die Leber stärken. Zu Heilzwecken wird er auf das Sonnengeflecht aufgelegt.
Cuprit (Rotkupfererz)	Rot bis schwarz; durchsichtig bis durchscheinend	Cuprit soll blutreinigend und blutbildend wirken, die Abwehrkräfte stärken sowie Regelschmerzen dämpfen. Man legt Cuprit auf das Herz- oder das Wurzelchakra auf.
Danburit	Farblos, weiß, rosa, gelbbraun; durchsichtig bis durchscheinend	Danburit soll Leber und Galle stärken und auf diese Weise den Körper »entgiften«. Außerdem kann er Mut zur Veränderung verleihen. Er wird auf das Sonnengeflecht aufgelegt.
Diaspor	Farblos, weiß, hellbeige; durchsichtig oder durchscheinend	Diaspor kann vor allem bei Sodbrennen und Magenleiden sowie Übersäuerung allgemein helfen.
Dioptas (Kupfersmaragd)	Smaragdgrün; durchsichtig bis durchscheinend	Dioptas soll zur Kräftigung des Herzens beitragen und Kreativität, Intuition und Ausgeglichenheit fördern.
Eldarit (Nebula-Stein oder Kambamba-Jaspis)	Verschiedene Grüntöne; opak	Der gefleckte oder gebänderte Eldarit soll Lebenskraft, Mut und Abwehrkräfte stärken, Akne bekämpfen, die Schutzfunktion der Haut verbessern und die Produktion der Schweißdrüsen normalisieren. Auch gilt er als guter Schutzstein (vor Verwünschungen usw.).
Erdbeerquarz	Blassrosa; durchscheinend bis opak	Der Erdbeerquarz soll die Abwehrkraft stärken, beginnende Infektionen stoppen und den Kreislauf stabilisieren können. Man legt ihn auf das Herzchakra auf oder trägt ihn an einer Kette über dem Herzbereich.
Euklas	Farblos, blau oder grün; durchsichtig bis durchscheinend	Der Euklas wird auf das Herz- oder das Wurzelchakra aufgelegt und soll Krämpfe lösen und Schmerzen lindern können. Auch soll er Blutgefäße erweitern und Schwellungen abklingen lassen.

Edelstein/Mineral	Farbe	Heilwirkung (durch Auflegen bzw. Tragen, z. B. als Schmuck)
Girasol-Opal	Nahezu farbloser Edelopal mit einem bläulichen Lichtschein; nicht opalisierend; durchsichtig	Der Girasol hilft unzufriedenen Menschen, sich aus ihrem Alltagstrott zu lösen, neue Wege zu beschreiten und endlich zum erträumten Erfolg zu kommen. Sei es durch einen Arbeitsplatzwechsel oder durch eine neue Partnerschaft usw. Körperlich wirkt der Girasol insbesondere auf die unteren Verdauungsorgane. Er soll Leber, Galle, Magen und Darm sowie die Bauchspeicheldrüse stärken und den Stoffwechsel positiv beeinflussen.
Hornblende	Grünschwarz bis schwarz; durchscheinend bis opak	Die Hornblende ist dem Stirn- und dem Halschakra zugeordnet und soll die Vitamin- und Mineralstoffaufnahme bzw. -verarbeitung im Körper verbessern sowie entzündungshemmend wirken (insbesondere bei Mittelohrentzündung). Außerdem soll Hornblende bei psychosomatischen Erkrankungen helfen. Hornblende ist oft in anderen Mineralien eingelagert.
Howlit	Weiß und grau marmoriert; durchscheinend bis opak	Howlit soll den Stoffwechsel anregen sowie gegen Sodbrennen, Übersäuerung und Darmbeschwerden helfen. Und er soll das gesunde Abnehmen unterstützen. Aufgrund seines Calciumgehaltes soll Howlit außerdem auf Zähne, Haut, Knochen und Gelenke positiven Einfluss nehmen. Auf Menschen, die zu Aggressionen neigen, kann er ausgleichend wirken. Zu Heilzwecken wird er auf das Sonnengeflecht oder das Sakralchakra aufgelegt.
Hypersthen	Schwarzgrün oder -braun; durchscheinend bis opak	Hypersthen gilt als hilfreich bei Verspannungen und damit einhergehenden Schmerzen, Sodbrennen und vielen anderen Magenbeschwerden. Er soll Gelassenheit und Heiterkeit schenken. Man legt ihn auf das Sonnengeflecht auf.
Imperial-Jade	Smaragdgrün; opak, an den Kanten durchscheinend	Die durch Chrom smaragdgrün gefärbte Imperial-Jade aus Myanmar gilt als die beste Jadeit-Qualität überhaupt. Und sie wirkt zuweilen noch ein bisschen intensiver als normaler Jadeit (siehe »Jade«).
Kupferkies (Chalcopyrit)	Messinggelb mit grünem Schimmer; opak	Kupferkies ist ein wichtiges Kupfererz. In der Edelstein-Heilkunde findet Kupferkies Anwendung bei Verdauungsproblemen: Er unterstützt die gesunde Darmtätigkeit. Außerdem soll Kupferkies Neugier, systematisches Denken und damit das Verständnis für die Zusammenhänge im Leben fördern. Man sollte das Mineral jedoch nicht ständig bei sich tragen, da es zu innerer Unruhe führen kann.
Kyanit (Cyanit, Disthen)	Bläulich weiß bis grünlich; durchsichtig bis durchscheinend	Der Kyanit verleiht positive Energie. Er kann die geistige Beweglichkeit und die Nerven stärken. Dabei soll er auf die Sinne wirken und das Reden (Eloquenz), Sehen, Hören und Riechen positiv beeinflussen. Er wird auf das Halschakra aufgelegt oder dort an einer Kette getragen.

Edelstein/Mineral	Farbe	Heilwirkung (durch Auflegen bzw. Tragen, z. B. als Schmuck)
Larimar (Atlantisstein)	Meist hellblau, manchmal leicht grünlich; opak	Larimar kann den Knochenaufbau stärken und allgemein auf Knochen und Gelenke (inklusive Entzündungen) heilsam wirken sowie bei Hexenschuss und Ischiasbeschwerden helfen. Er soll das Selbstbewusstsein stärken und neues Denken und Handeln ermöglichen. Larimar wird auf das Halschakra aufgelegt oder an einer Kette im Halsbereich getragen.
Lavendelquarz	Violett wie Lavendel; durchscheinend	Ein sehr seltener Stein, der ähnlich wie der Amethyst (siehe dort) Stress, Verspannungen und Kopfschmerzen lindern kann. Und weil er allgemein dabei hilft, seelischen Druck abzubauen und den Hormonhaushalt zu regulieren, wirkt er sich auch positiv auf Nerven, Herz, Wirbelsäule und Gelenke aus. Außerdem schenkt Lavendelquarz mehr Lebensfreude.
Lazulith (Blauspat)	Blauweiß bis blaugrün; durchsichtig bis opak	Der Lazulith soll innere Ruhe und Kraft verleihen, denn er kann den Hormonhaushalt regulieren, die Nerven stärken und im positiven Sinne nachdenklich machen. Er wird auf das Stirnchakra aufgelegt.
Mawsitsit	Wunderschönes, meist schwarz gebändertes Grün; opak	Der stark chromhaltige Mawsitsit, ein Jadealbit, ist ein Verwandter von Jadeit und wird nur in dem gleichnamigen Dorf im nördlichen Myanmar gefunden. Seine Heilwirkungen sind mit denen von »normalem« Jadeit (siehe »Jade«) zu vergleichen. Außerdem gehört Chrom zu den wichtigen Mineralien für den Gehirn-Stoffwechsel. Mawsitsit kann daher auch bei der Alzheimer Krankheit unterstützend angewendet werden.
Meteorit (Meteorstein/ Aerolith und Meteoreisen/ Siderit)	Meteorite (griech. für »Himmelserscheinung«) sind dunkelbraun, dunkelgrau oder schwarz; opak	Meteorite kommen aus dem Weltraum auf die Erde. Die meisten sind winzig klein und verglühen beim Eintritt in die Atmosphäre. Die wenigen riesigen Meteorite hingegen haben beim Aufprall auf die Erde große Krater geschlagen. Doch es gibt auch Meteorite in Schmeichelstein-Größe. Man unterscheidet: *Steinmeteorite* (Meteorstein, Aerolith) – in ihrer Zusammensetzung Gesteinen auf der Erde recht ähnlich. *Eisenmeteorite* (Meteoreisen, Siderit) – Legierungen von Eisen mit Nickel sowie etwas Kobalt und Kupfer. Und die seltenen *Stein-Eisen-Meteorite* – wie der Name schon sagt ein Gemisch. Meteorite sollen vor den Folgen von Erdstrahlen und Wasseradern schützen (unters Kopfkissen legen). Auch die Strahlung von Fernseher und PC können sie »neutralisieren« (neben das Gehäuse platzieren). Bei Eisenmangel sollte man einen Eisenmeteorit bei sich tragen. Meteorite sollen bei Verspannungen und Krämpfen helfen sowie Verstand und Verständnis für Mensch, Tier und Natur stärken.

Edelstein/Mineral	Farbe	Heilwirkung (durch Auflegen bzw. Tragen, z. B. als Schmuck)
Moldavit (Abart des Tektits; S. 143)	Grün oder grünbraun; durchsichtig bis opak	Moldavit ist ein Meteorit, der besonders abwehrstärkend (u. a. auf die Atemwege) wirken soll und auch bei Anämie angewandt wird. Außerdem kann er dabei helfen, Ängste zu bewältigen und sich für außersinnliche Wahrnehmungen zu öffnen. Er kann auf das Stirn- oder das Halschakra aufgelegt werden.
Moosachat	Farblos bis durchscheinend mit grünen Einlagerungen	Der Moosachat ist ein Chalcedon (kein Achat), dessen Einlagerungen an Moos erinnern. Ihm wird eine beruhigende Wirkung auf Körper und Augen zugeschrieben. Und Moosachat soll die Verbundenheit mit und das Verantwortungsbewusstsein gegenüber der Natur stärken.
Moqui Marbles	Grau, sand- oder erdfarben (leicht metallisch); opak	Die runden Moqui Marbles wirken ähnlich wie Boji Steine (s. o.). Hier hat der »männliche« Stein allerdings einen »Äquator« und ist meist größer als der »weibliche«. Außerdem sollen Moqui Marbles die Blutreinigung und das Immunsystem stimulieren sowie die Durchblutung und die Vitalität fördern. Moqui Marbles sind »anstrengende« Steine und daher nicht für jeden geeignet: Schließlich soll man sie eigentlich nie wirklich zur Seite legen, sondern sie sooft wie möglich in den Händen halten oder auf das Wurzelchakra auflegen.
Ozeanjaspis (Kugelrhyolith)	Kommt in vielen Farben und Musterungen vor, erinnert aber stets an Unterwasserwelten; opak	Der Ozeanjaspis soll die Gelassenheit, Regeneration nach Krankheiten und das positive Lebensgefühl fördern. So hilft er auch gegen Schlafstörungen. Außerdem fördert er die Verdauung und damit die Entgiftung des Körpers. Besondere Wirkungen werden ihm auf die Zellerneuerung und die Abwehrkräfte nachgesagt. Er soll bei Erkältungen, Hauterkrankungen/-allergien und bei Tumoren helfen.
Paraiba-Turmalin	Sehr begehrt ist der neonblau leuchtende Paraiba-Turmalin; durchscheinend	Extrem selten und daher auch teuer sind die Paraiba-Turmaline. Ursprünglich nur in einem Ort des Bundesstaates Paraiba (Brasilien) gefunden, kommen jetzt auch Exemplare aus Nigeria und Mosambik auf den Markt. Der kupferhaltige, neonblau gefärbte Paraiba-Turmalin gilt als guter Meditationsstein. Er hilft dabei, allen Geschöpfen mit Liebe zu begegnen. Er stimuliert Gehirn, Nerven, Leber und Hormonproduktion. Nur kurzzeitig anwenden.
Petalit	Farblos, weiß, gelblich weiß, rosa; durchsichtig bis durchscheinend	Petalit soll dabei helfen, verdrängte Probleme und Konflikte wieder ins Bewusstsein zu holen und sie zu lösen. Zuweilen wird ihm sogar eine heilsame Wirkung bei Augenleiden und Krebserkrankungen zugeschrieben. Petalit wird auf das Scheitelchakra oder das Sonnengeflecht aufgelegt.

Edelstein/Mineral	Farbe	Heilwirkung (durch Auflegen bzw. Tragen, z. B. als Schmuck)
Pietersit	Bräunlich gelb oder schwarzblau; opak	Pietersit kann bei stressbedingten Erkrankungen wie nervösen Herz-Kreislauf-Problemen und Magenleiden helfen. Außerdem sorgt er für einen »klaren Kopf« und innere Gelassenheit. Man legt ihn auf das Stirn- oder das Wurzelchakra auf.
Prasem	Verschiedene Grüntöne; durchscheinend	Prasem soll Fieber senken und gegen Schmerzen (z. B. bei Verspannungen) helfen sowie allgemein die Abwehrkraft und die Durchblutung fördern. Und er soll gegen Kurzsichtigkeit und grauen Star sowie Glaukom wirken (nicht ohne ärztlichen Rat einsetzen!). Man legt ihn auf das Herzchakra bzw. bei Augenleiden auf die geschlossenen Augen auf.
Prasiolith (Grünquarz)	Lauchgrün; durchsichtig bis durchscheinend	Der Prasiolith (griech. »lauchgrüner Stein«) kommt nur äußerst selten natürlich vor. Oft wird er durch Brennen von violetten oder gelben Quarzen »künstlich« hergestellt. Prasiolith wirkt auf das Herzchakra, sorgt für innere Ruhe und Harmonie und wirkt sich daher positiv auf alle inneren Organe aus. Auch soll er Enzyme und Hormone aktivieren und gegen entzündliche Hauterkrankungen (Akne usw.) sowie Allergien helfen.
Prehnit	Graugrün, gelbgrün; durchsichtig bis durchscheinend	Prehnit soll den Fettstoffwechsel bzw. den Fettabbau günstig beeinflussen und vorzeitiger Alterung vorbeugen. Außerdem kann er Niere und Blase stärken, die Wahrnehmungsfähigkeit vertiefen und »realistisch« stimmen. Man legt ihn auf das Sakral- oder das Wurzelchakra auf.
Pyrolusit	Grau bis grauschwarz; opak	Pyrolusit ist ein selten angebotener Stein. Er soll Herz und Galle stärken und allgemein die Enzymverwertung im Körper günstig beeinflussen.
Schwefel	Gelblich; durchscheinend	Schwefel ist ein sehr weiches Mineral. Wenn man seine feste Form erhalten will, darf es nicht mit Wasser oder direkter Sonneneinstrahlung konfrontiert werden. Man kann Schwefel auf das Sonnengeflecht auflegen. Er wirkt verdauungsfördernd und »entgiftend« und kann insbesondere bei Hauterkrankungen helfen. Das gilt auch für schwefelhaltiges Wasser.
Septarie	Zitronengelb mit Grau und Braun; opak	Der Septarie soll vor Übersäuerung schützen und Geschwulste abheilen lassen. Dazu legt man ihn auf das Wurzelchakra auf bzw. klebt ihn mit einem Pflaster über der erkrankten Stelle auf.

Edelstein/Mineral	Farbe	Heilwirkung (durch Auflegen bzw. Tragen, z. B. als Schmuck)
Speckstein	Weiß, gelblich, rötlich, grünlich, grau; opak	Speckstein ist sehr weich. Daher wird er vor allem in Pulverform als Hautpflegemittel eingesetzt (als Puder oder Bestandteil von Salben usw.). Er soll z. B. gegen allergische Hautausschläge, Akne und Sonnenbrand helfen sowie verjüngend wirken.
Tektit	Dunkel bis schwarz; opak	Tektit entstand nach Meteoriteneinschlag auf der Erde. Er schwingt sehr stark und ist deshalb nicht für jeden geeignet: Es können z. B. Schwindelgefühle auftreten, wenn man ihn in Händen hält. Durch seine Wirkung auf das Blut soll der Tektit jedoch die Abwehrkräfte fördern und Anämie bekämpfen. Und er kann zugleich gegen Leistungsschwäche helfen. Außerdem soll er von Ängsten befreien und »hellsichtig« machen.
Tugtupit	Rosarot bis dunkelrot; opak	Tugtupit ist ein sehr seltener Edelstein aus Grönland/Russland. Sein Name ist von »tugtup«, dem Rentier, abgeleitet. Tugtupit soll Immunsystem, Herz und Nieren stärken und gegen Erschöpfung wirken. Er hilft dabei, Selbstmitleid bzw. Neid- und Hassgefühle zu überwinden und ein gesundes Selbstbewusstsein aufzubauen.
Ulexit	Farblos bis weiß; durchsichtig	Ulexit ist ein sehr weicher Stein. Er wird insbesondere gegen Ermüdungserscheinungen der Augen (durch Computerarbeit, langes Fernsehen oder Lesen) empfohlen. Dazu legt man jeweils 1 Stein auf die geschlossenen Augen bzw. auf das Stirnchakra auf.

Heilende Metalle und Edelmetalle

Nicht nur die Schwingungen der schönen Edelsteine haben ihren Einfluss auf unser Wohlbefinden. Auch Metalle wie Eisen und Kupfer sowie die Edelmetalle Silber, Gold und Platin können sich gesundheitlich positiv auswirken, indem man sie beispielsweise als Schmuck trägt oder sie in Form von homöopathischen Mitteln einnimmt. Homöopathische Mittel werden in einem komplizierten Verfahren aus pflanzlichen, tierischen oder mineralischen Auszügen durch mehrfaches, extrem starkes Verdünnen und Schütteln hergestellt. Dabei wirken (schwingen) sie umso stärker, je stärker sie verdünnt sind. Man spricht in diesem Zusammenhang von Potenzierung. Die jeweilige Potenz erkennt man bei diesen Mitteln am Zusatz aus Buchstabe und Zahl. Die Potenz D6 oder C6 etwa ist relativ niedrig und wirkt dank der niederen Schwingung eher auf der körperlichen Ebene bzw. bei akuten Erkrankungen. Die Potenzen D30 sowie C30 und darüber hinaus gelten dagegen als relativ hoch und wirken eher auf der seelisch-geistigen Ebene bzw. bei chronischen Erkrankungen. Entsprechend handelt es sich bei D12 und C12 (bis D30/C30) um mittlere Potenzen, die auf körperlicher und auf seelisch-geistiger Ebene wirken bzw. sowohl bei akuten als auch bei chronischen Erkrankungen. Konkrete Beispiele entnehmen Sie bitte den folgenden Porträts.

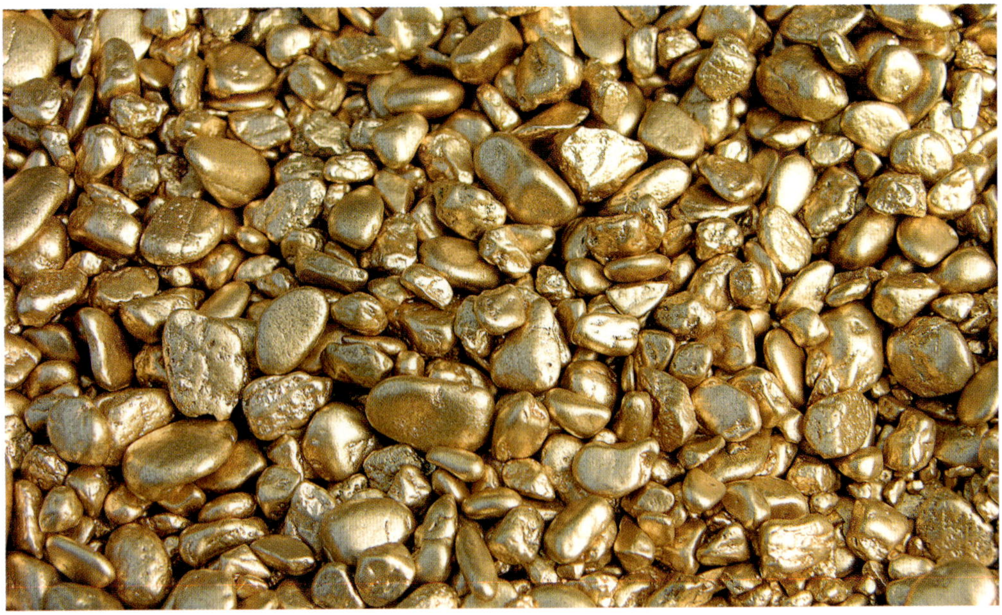

Gold hat die Menschen zu allen Zeiten fasziniert.

Eisen

Härte: 4–5 **Dichte:** 7,3–7,9
Symbol: Fe (lat. Ferrum)

Farbe: Metallisch grau.

Verwendung: Eisen ist nach Aluminium das zweithäufigste Metall der Erdkruste. Und es wird überall gebraucht. Moderne Bauwerke, Industrieanlagen, Autos, Kochtöpfe, Bestecke … all das und vieles mehr ist ohne Eisen bzw. den daraus hergestellten Stahl kaum denkbar. Stahl ist ein Mischmetall, also eine Legierung, und entsteht durch das Zusammenschmelzen mehrerer Stoffe. Überwiegend enthält es jedoch Roheisen, das wiederum aus Eisenerz gewonnen wird.

Heilkraft: Beim menschlichen Körper ist Eisen als Mineralstoff unentbehrlich für die Blutbildung und spielt eine wichtige Rolle beim Zellstoffwechsel. Durch die natürlichen Blutverluste sind vor allem Frauen von Eisenmangel bedroht. Folgen können Müdigkeit, Anämie und Herz-Kreislauf-Beschwerden sein. Eisen nehmen wir in der Regel über die Nahrung auf. Dabei ist Eisen aus tierischen Produkten meist leichter verwertbar als pflanzliches Eisen. Letzteres sollte man daher mit Vitamin C kombinieren.
Außerdem zu beachten: Ein reichlicher Kaffee- oder Teegenuss hemmt die Eisen-Aufnahme im Körper. Und eine zu hohe Eisendosierung kann den Dickdarm schädigen.
Die Heilwirkung von Eisen – aber z.B. auch von Schwefel – erkannte schon Paracelsus (1493–1541). Bis heute fließen seine Erkenntnisse in die Homöopathie ein. Dieses Heilverfahren beruht aber vor allem auf den Erfahrungen des Arztes Samuel Hahnemann (1755–1843), der belegte, dass man »Ähnliches mit Ähnlichem heilen« kann. Das homöopathische Eisen-Mittel »Ferrum metallicum« (metallisches Eisen) etwa soll in der Potenz D6 u.a. bei Anämie (Blutarmut) und Infektneigung, ab der Potenz D12 bei Willensschwäche helfen. Weiterhin wird »Ferrum metallicum« bei entzündlichen Magen-Darm- oder Leber-Erkrankungen, Rheuma und Durchblutungsstörungen angewandt. Und »Ferrum phosphoricum« (phosphorsaures Eisen) kann bei Nasenbluten, Entzündungen – z.B. Mittelohrentzündung – und grippalen Infekten im Anfangsstadium Abhilfe schaffen.

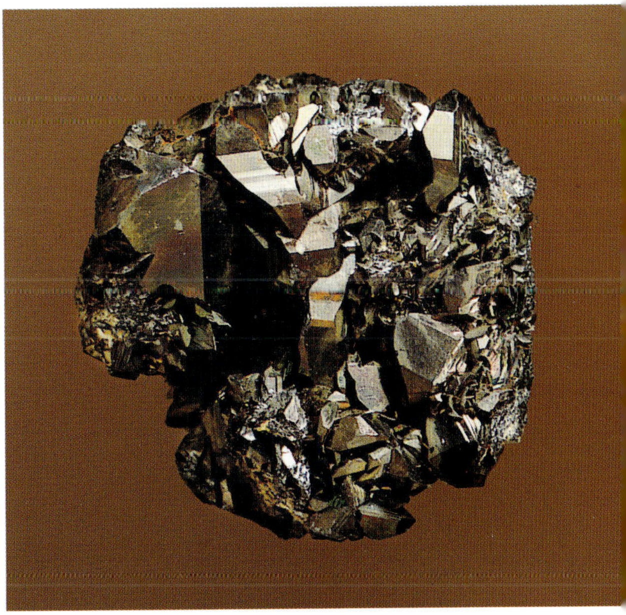

Eisen wird aus Eisenerz gewonnen.

Allgemein kann die Eisen-Aufnahme über die Nahrung durch Einnahme von »Ferrum metallicum« und das Tragen von Edelstahlschmuck bzw. eisenhaltigem Edelsteinschmuck sinnvoll ergänzt werden. Der Paradestein in dieser Hinsicht ist der Hämatit. Wegen seines hohen Eisen-III-Oxid-Gehaltes wird er auch Blutstein oder Roheisen-Stein genannt. Er ist für die Rotfärbung vieler Gesteine verantwortlich. Magnetit, Markasit und Pyrit enthalten ebenfalls große Mengen Eisen. Andere Steine hingegen führen es nur in Spuren mit sich. Das gilt zum Beispiel für Achat, Amethyst, Apophyllit, Calcit, Chrysokoll, Citrin, Granat, Heliotrop, Jade, Jaspis, Karneol, Malachit, Mondstein, Obisidian, Onyx, Opal, Orthoklas, Peridot, Prasem, Rosenquarz, Saphir, Staurolith, Tigerauge und -eisen, Topas und Türkis.

Kupfer

Härte: 2,5–3,0 **Dichte: 8,5–9,0**
Symbol: Cu (lat. Cuprum)

Farbe: Kupferrot (metallisch); kann anlaufen.

Verwendung: Aufgrund seiner Biegsamkeit und seiner Fähigkeit als guter Wärme-/Elektrizitätsleiter hat Kupfer eine große industrielle Bedeutung. Auch für die Bronze- und Messingherstellung ist es ein wichtiges Rohmaterial, denn Bronze ist eine Kupfer-Zinn-Legierung und Messing eine Kupfer-Zink-Legierung. Außerdem wird Gold bzw. Silber, das zu Schmuck verarbeitet werden soll, in der Regel mit Kupfer legiert, um die Festigkeit zu erhöhen.

Heilkraft: Kupfer ist als lebensnotwendiges Spurenelement wichtig für die Bildung bestimmter Enzyme. Es fördert die Aufnahme von Eisen (Blutbildung). Und Antikörper mit Kupferkern bekämpfen gefährliche Krankheiten wie Infektionen und Rheuma. Außerdem ist es ihre Aufgabe, das Wachstum von Tumoren zu bremsen. Kupfer soll die Bildung von »gutem« HDL-Cholesterin anregen, vor Arteriosklerose und Osteoporose schützen, bei der Regulierung des Blutzuckerspiegels mitwirken, Bindegewebe und Haut festigen sowie die Nerven stärken. Auch unterstützt Kupfer die Funktionen des Gehirns. Ferner soll es die Zähne vor Karies schützen und Krampfzustände (z.B. starke Menstruationsbeschwerden) lindern.

Kupfer ist u.a. in verschiedenen Getreidearten, Gemüsen (z.B. Gurken) und in Nüssen enthal-

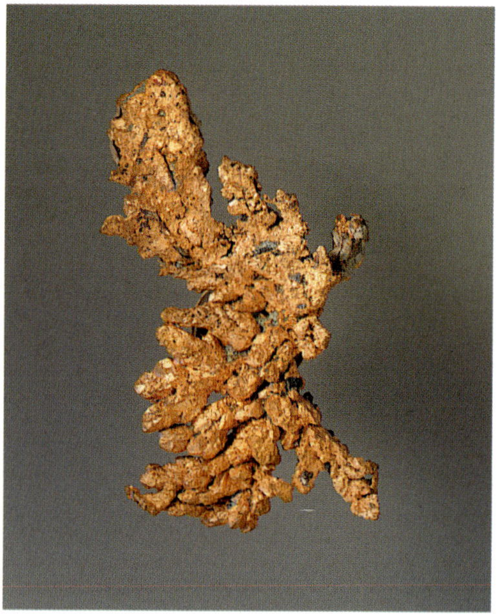

Kupfer: auch ein wichtiges Spurenelement.

ten. Das homöopathische Mittel »Cuprum metallicum« (metallisches Kupfer) kann gegen Asthma, Magen-Darm-Koliken und Krämpfe in Fingern und Zehen helfen.
Als wirkungsvolle Ergänzung zur Einnahme von Kupfer über bestimmte Lebensmittel oder Medikamente wird oft zum Tragen von Kupfer-Armbändern geraten. Diese Armbänder geben ihre Energieschwingung und offensichtlich auch winzigste Kupferspuren über die Haut an den Körper ab. Sie verbessern auf diesem Weg den Stoffwechsel und stärken das Immunsystem.
Es gibt die Armreifen – auch am Fußgelenk zu tragen – aus purem Kupfer oder mit einer dünnen Silberschicht.
Bei den gegen Schnupfen empfohlenen Kupferspiralen handelt es sich zwar nicht um Schmuck, aber auch sie sollen sehr heilsam sein. Ist man erkältet, führt man diese Spezial-Spiralen in die Nasenlöcher ein. So wird der Schnupfen wirksam bekämpft; dazu bitte die Packungsbeilage beachten bzw. den Apotheker befragen

Bei entsprechend veranlagten Personen kann Kupferschmuck jedoch allergische Hautreaktionen auslösen. In diesem Fall sollte man sich ersatzweise einem Edelstein mit Heilwirkung zuwenden. Und auch Goldschmuck mit einem Goldgehalt von 585, der gut 11 % Kupfer enthält (vgl. S. 149), wird übrigens von fast jedem Allergiker vertragen. Edelsteine, die Kupfer enthalten, sind zum Beispiel Azurit, Chrysokoll, Dioptas, Malachit und Türkis.

Besondere Wirkungen auf Seele und Geist:
Kupfer führt zu rücksichts- und liebevoller Offenheit und soll den Sinn für Gerechtigkeit und Schönheit schärfen.

Silber

Härte: 2,5–3,0 **Dichte: 9,6–12,0**
Symbol: Ag (lat. Argentum)

Farbe: Silbergrau (metallisch); kann anlaufen.

Verwendung: Silber ist sehr begehrt für die Münzherstellung und als relativ preiswerter Schmuck. Außerdem ist es ein wichtiges technisches Metall.
Silber, das zu Schmuck verarbeitet werden soll, wird übrigens in der Regel mit bis zu 20 % Kupfer legiert, um seine Festigkeit zu erhöhen. Der Silberanteil von Schmuck wird in Tausendteilen angegeben (100 % Silber = Feingehalt 1000).

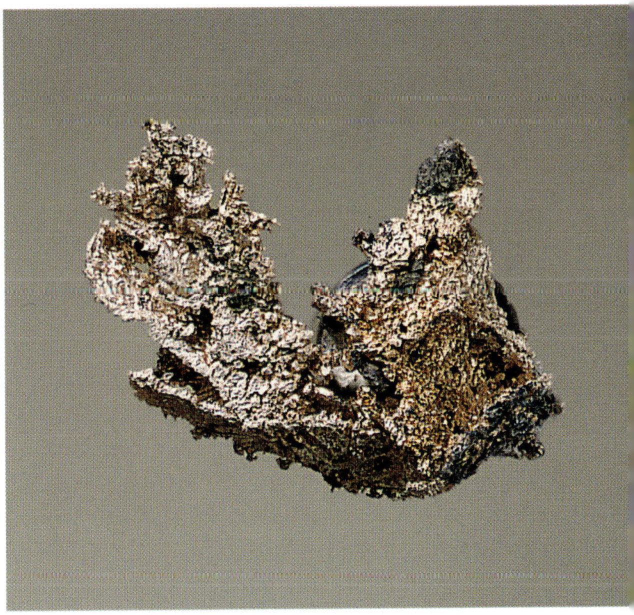

Silber stoppt Bakterien.

Besonderheit: Insbesondere die Heilwirkung des Edelsteins Türkis (siehe dort) soll durch eine Silberfassung noch verstärkt werden.

Heilkraft: Silber soll gegen Erschöpfung und eine etwaige Übersäuerung des Körpers helfen und sich günstig auf Schleimhäute im Allgemeinen, auf Magen (z.B. bei Magengeschwüren), Darm, Nervensystem und Keimdrüsen auswirken. Das homöopathische Mittel »Argentum metallicum« (metallisches Silber) beispielsweise kann in der Potenz D6 eine Unterfunktion der Eierstöcke beheben. Höhere Potenzen sollen gegen Ängste und Phobien wirken. Letzteres gilt auch für das homöopathische Mittel »Argentum nitricum« (Silbernitrat). In der Potenz D12 kann es bei Prüfungsangst mit nervösem Durchfall helfen. Medikamente mit Spuren von Silber werden auch gegen Hautkrankheiten eingesetzt, denn Silber stoppt Bakterien.
Daneben soll das ständige Tragen von Silberschmuck bei neuralgischen Beschwerden und Prellungen im Bereich von Händen, Armen und Schultern heilsam wirken. Schließlich werden Kupfer-Armbänder (siehe S. 147) als bekannte »Gesundmacher« nicht nur aus optischen Gründen häufig mit einer dünnen Schicht Silber überzogen.
Gegen Allergien und auch die so genannte Sonnenallergie wird Silber ebenfalls empfohlen. Bei entsprechend veranlagten Personen kann Silberschmuck jedoch allergische Hautreaktionen auslösen. In diesem Fall sollte man sich ersatzweise einem Edelstein mit Heilwirkung zuwenden. Und auch Goldschmuck mit einem Goldgehalt von 585, der rund 30 % Silber enthält (vgl. S. 149), wird übrigens von fast jedem Allergiker vertragen.

Die antibakterielle Wirkung von Silber hat mittlerweile auch die Textilindustrie erkannt. Sie fertigt Bekleidung und Bettwäsche aus Textilfasern, die dauerhaft mit Silber ummantelt sind. Diese »Silber-Textilien« eignen sich insbesondere für Neurodermitiker, bei denen sich entzündlich gerötete, stark juckende Knötchen auf der Haut bilden. Die »Silber-Fasern« – vorausgesetzt, sie liegen direkt auf der Haut – bekämpfen die verantwortlichen Bakterien. So können die Entzündungen schneller abheilen.

Gold

Härte: 2,5–3,0 **Dichte: 15,5–19,3**
Symbol: Au (lat. Aurum)

Farbe: Goldgelb (metallisch).

Verwendung: Gold dient als Währungsgrundlage (Goldreserven) und wird vor allem für die Herstellung von Münzen, Goldbarren, Schmuck und Zahnersatz verwendet.

Besonderheit: Weißgold ist eine Goldlegierung mit dem Effekt der Silber-Optik. Rotgold enthält besonders viel Kupfer.

Heilkraft: Das homöopathische Mittel »Aurum metallicum« (metallisches Gold) findet u.a. bei Depressionen, Arteriosklerose und Durchblutungsstörungen, Herzerkrankungen, Kopf-, Rücken-, Gelenkschmerzen sowie Rheuma Anwendung.
Wer Goldschmuck trägt, nimmt die Energieschwingung des Edelmetalls über die Haut auf.

Und Gold schützt die Gelenke. So fanden britische Forscher Ende des letzten Jahrhunderts heraus, dass die Patienten, die ständig Goldringe (z.B. Ehering) trugen, im Durchschnitt bedeutend weniger Gelenkerkrankungen aufwiesen als Patienten, die auf Goldschmuck verzichteten.

Außerdem soll Goldschmuck gemeinsam mit Lapislazuli oder Rosenquarz sogar bei Multipler Sklerose helfen. Überhaupt soll die Heilwirkung einiger Edelsteine durch eine Goldfassung noch verstärkt werden.

Aufgrund seiner relativen Weichheit wird Gold, das zu Schmuck verarbeitet werden soll, mit anderen Metallen legiert (hauptsächlich mit Kupfer und Silber; siehe jeweils dort). So wird der Schmuck nicht nur fester, sondern auch enorm haltbar und je nach dem Anteil des Fremdmetalls natürlich entsprechend preiswerter als reines Gold. Wer also besonderen Wert auf die Heilwirkung des Goldes legt oder auf andere Metalle empfindlich reagiert, sollte bei seinem Schmuck auf einen möglichst hohen Gehalt an reinem Gold achten. Der Goldanteil wird in Tausendteilen oder Karat angegeben: 100% Gold = Feingehalt 1000 = 24 Karat. Üblich sind bei Goldschmuck folgende Gehalte an reinem Gold: 333 (8 Karat), 375 (9 Karat), 585 (14 Karat) und 750 (18 Karat). 333er Gelbgold beispielsweise enthält also nur 33% reines Gold, aber ca. 45% Silber und ca. 22% Kupfer. Bei 585er Gelbgold sind es 58,5% reines Gold und ca. 30% Silber sowie ca. 11,5% Kupfer.

Goldschmuck ab einem Goldgehalt von 585 wird von fast jedem Menschen gut vertragen. Er ist daher sogar für die meisten Allergiker geeignet.

Insbesondere Gold-Füllungen in Zähnen sind allerdings umstritten, denn auch sie können nach Auffassung von Experten u.a. aufgrund der gebräuchlichen Legierungen verschiedene Allergien auslösen und gesundheitliche Schäden nach sich ziehen.

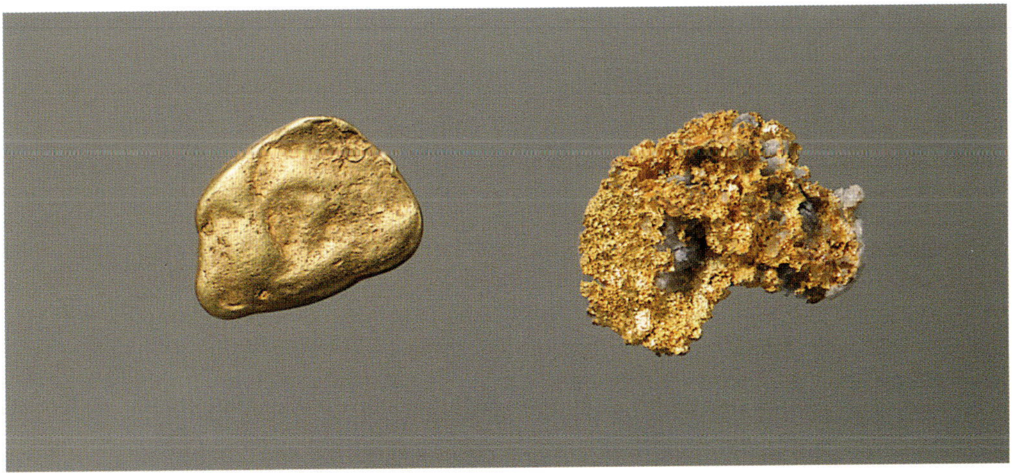

Gold-Nugget (links) und Gold auf Quarz (rechts).

Platin

Härte: 4–4,5 **Dichte: 21,45**
Symbol: Pt (lat. Platinum)

Farbe: Metallisch grau.

Verwendung: Da Platinerz neben Platin weitere Metalle wie Iridium, Osmium, Palladium, Rhodium und Ruthenium, aber auch Nickel, Kupfer, Silber und Gold enthält, kann aus 10 Tonnen Erz durchschnittlich nur 1 Unze (31,1 Gramm) reines Platin gewonnen werden. So stehen jährlich insgesamt nur wenige Tonnen reinen Platins für die Schmuckherstellung zur Verfügung. Platinschmuck hat meist einen Reingehalt von 950, besteht also zu 95 % aus dem kostbaren Metall. Die restlichen 5 % sind in der Regel Kupfer, Palladium oder Iridium. Zum Vergleich:

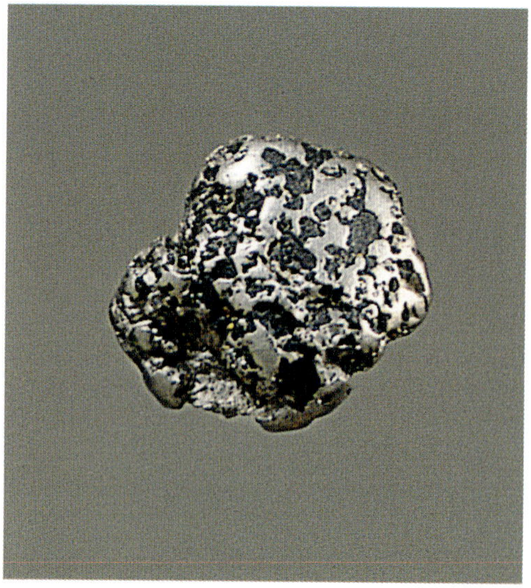

Platin: die kühle Schönheit.

Bei Goldschmuck findet man in der Regel nur Reingehalte von 333 bis 750. Außerdem ist Platin härter, zäher und schwerer als Gold und Silber. Es trägt sich nicht ab, schwärzt nicht die Haut und ist überhaupt meist sehr hautverträglich.
Übrigens kannten schon die alten Ägypter und die Indios Platin, hielten es aber oft nur für »unfertiges« Gold oder Silber. Erst ca. 1750 stellten englische Wissenschaftler fest, dass es sich bei Platin um ein eigenständiges Edelmetall handelt. Und Ende des 19. Jahrhunderts begann der erste Siegeszug von Platinschmuck. Denn man erkannte zu jener Zeit, dass kein anderes Metall sich besser eignet, um Diamanten zu fassen und sie zum Funkeln zu bringen. Später geriet Platin zwar wieder in Vergessenheit, doch seit ein paar Jahrzehnten gilt es erneut als die Königin unter den Edelmetallen.
Das harte Platin stellt besondere Ansprüche an die Schmuckmacher. Wohl deshalb herrschen moderne, klare Formen bei Platinschmuck häufig vor, aber natürlich auch, um der kühlen Seite dieses Edelmetalls gerecht zu werden. Der praktische Vorteil: Während Goldschmuck sich mit der Zeit abnutzt und damit einen Teil seines Wertes verliert, trägt Platin – wenn überhaupt – höchstens ein paar Kratzer davon. Und diese kann der Juwelier wegpolieren.

Interessant: Mattiertes Platin – sagt man – wird von Menschen bevorzugt, denen Understatement wichtig ist, poliertes Platin dagegen symbolisiert Luxus.

Auch auf medizinischem Gebiet spielt Platin eine große Rolle. So findet es zum Beispiel bei der Herstellung von Herzschrittmachern Verwendung, denn Platin besitzt eine gute Leitfähigkeit und wird vom Körper in der Regel gut angenommen.

Heilkraft: Platin – zum Beispiel in Form von ständig getragenem Platinschmuck – soll die Lebertätigkeit anregen, bei Stoffwechsel- und Verdauungsproblemen sowie Hautunreinheiten und gegen Kurz- und Weitsichtigkeit helfen. Außerdem soll Platin beruhigend wirken, selbst bei cholerisch veranlagten Menschen. Und es soll Selbstsicherheit und Weisheit stärken sowie vor Geisteserkrankungen bewahren.
Wenn sich eine Mutter nach der Niederkunft nicht so recht über ihr Kind freuen mag, soll ebenfalls Platin (oder Gold) helfen. Diese Erkenntnisse nutzt auch die Homöopathie. So kann zum Beispiel das homöopathische Mittel »Platinum metallicum D30« (metallisches Platin) bei Verwirrung und Bösartigkeit helfen. Und »Platinum metallicum C3« soll übermäßigen Geschlechtstrieb dämpfen können.

Überhaupt wird Platin in der Homöopathie hauptsächlich zur Behandlung des zentralen und peripheren Nervensystems und der Sexualfunktionen eingesetzt. Und das hat lange Tradition. Schon Samuel Hahnemann, Begründer der Homöopathie, experimentierte mit Platin-Mitteln.

Ein weiteres Beispiel für die medizinische Verwendung von Platin sind Akupunktur und Ohr-Akupunktur. Hier sollen Krankheiten durch Auslösen von Heilreflexen an bestimmten Akupunkturpunkten geheilt werden. Dazu benutzte man früher Nadeln aus Silber, Gold oder sogar Platin, die nach Gebrauch sterilisiert und wieder verwendet wurden. Das energetische Potenzial und damit Heilpotenzial von Platinnadeln galt dabei als besonders hoch. Heute, im Zeitalter von HIV/AIDS und Hepatitis, werden in der Regel sterile Einmal-Akupunkturnadeln – z. B. aus rostfreiem Edelstahl – eingesetzt, um Krankheitsübertragungen zu vermeiden. Es gibt jedoch Heiler, die immer noch auf die geheime Kraft der Platin-Akupunkturnadeln schwören … eine äußerst kostspielige Angelegenheit bei nur einmaligem Gebrauch bzw. dem auf eine einzelne Person beschränkten Einsatz.
Zu beachten: Platin ist in der Regel nicht gesundheitsschädigend. Seine Verbindungen aber können hochtoxisch sein. Das gilt nur dann nicht, wenn man sie in kleinsten Mengen anwendet: So werden die Platin-Verbindungen »Cisplatin« oder »Carboplatin« zur Chemotherapie bei Krebserkrankungen eingesetzt. Sie gelten u. a. als besonders wirksam gegen Bronchial-/Lungen- sowie Gebärmutterkrebs, sind aber selbst dann nicht nebenwirkungsfrei.

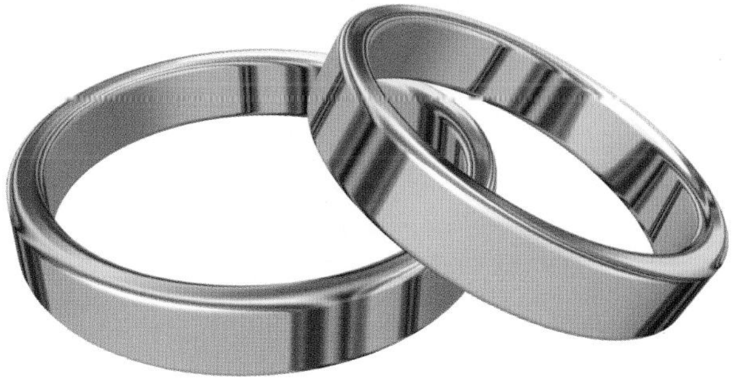

Schlichter Luxus, der Unvergänglichkeit symbolisiert: Eheringe aus Platin.

Wichtige Fachbegriffe

Cabochon: Bezeichnung für einen gewölbt geschliffenen Edelstein (kuppelförmiges Oberteil, flache oder etwas gewölbte Unterseite).

Chemische Formel: Die Zusammensetzung chemischer Stoffe wird mit Hilfe chemischer Formeln ausgedrückt. Grundlage dieser Formeln sind die Abkürzungen für die chemischen Elemente. Diese Abkürzungen bestehen meist aus den Anfangsbuchstaben der wissenschaftlichen Bezeichnungen: wie H für Hydrogenium (Wasserstoff) und O für Oxygenium (Sauerstoff). Daraus setzt sich u. a. die chemische Formel H_2O für Wasser zusammen. Für die in diesem Buch aufgeführten Minerale werden in der Fachliteratur z. T. unterschiedliche chemische Formeln genannt, da die Zusammensetzung bestimmter Minerale z. B. je nach Fundort variieren kann.

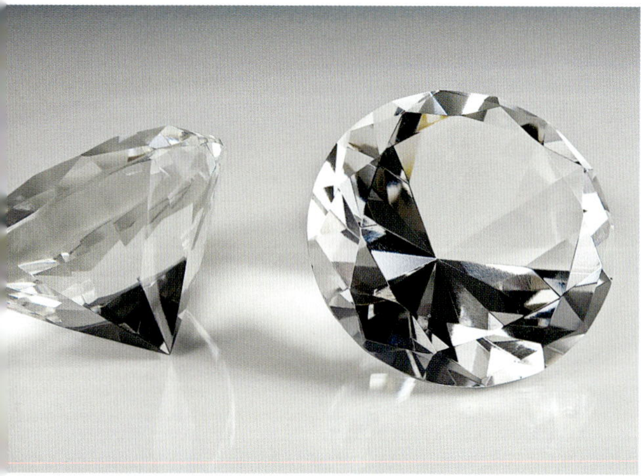

Bringt Diamanten zum Funkeln: Facettenschliff.

Dichte: Dichte ist das Verhältnis der Masse m eines Körpers zu seinem Volumen V, also m/V (kg/m^3). Wobei – analog zu den chemischen Formeln – die Dichte von gleichen Mineralien je nach Fundort variieren kann und daher auch die Angaben zur Dichte von bestimmten Mineralien in der wissenschaftlichen Literatur differieren.

Edelstein – Schmuckstein – Heilstein: Im engeren Sinn sind Schmucksteine relativ preiswerte und in großen Mengen vorhandene Mineralien, die zu Schmuckstücken verarbeitet werden. Die Edelsteine bilden eine eigene Gruppe, da sie sich durch besondere Härte (über 7) und zum Teil auch durch einen sehr hohen Wert auszeichnen. Im weiteren Sinn ist »Schmuckstein« aber auch der Überbegriff für alle Steine, die zu Schmuckzwecken verarbeitet werden – inklusive der Edelsteine sowie auch Perlen, Bernstein und Korallen. In der Edelstein-Therapie und in der Esoterik-Literatur verhält es sich jedoch genau umgekehrt: Dort versteht man unter dem Begriff Edelstein auch die Schmucksteine: »Edelstein« wird also als Oberbegriff benutzt. Edel- oder Schmucksteine, die zu Heilzwecken verwendet werden, nennt man auch Heilsteine.

Erz: So bezeichnet man Minerale oder Mineralgemenge, die ein Metall (wie zum Beispiel Eisen) enthalten.

Facettenschliff: Schliff, bei dem mehrere kleine glatte Flächen (Facetten) entstehen.

Der bekannteste Facettenschliff ist wohl der Brillantschliff. Ein Facettenschliff mit kantenparallelen, stufenartigen Facetten heißt Treppenschliff.

Feldspat: Ein sehr weit verbreitetes Mineral, das Kieselsäure und Tonerde sowie Calcium, Kalium oder Natrium enthält. Feldspate gehören entweder dem monoklinen oder dem triklinen Kristallsystem an. Feldspat-Schmucksteine sind z. B. Amazonit, Labradorit, Mondstein, Sonnenstein.

Härte: Maß des Widerstands gegenüber Abnutzung, meist festgelegt nach der Mohs'schen Härteskala von 1 bis 10: 1 – Talk, 2 – Gips, 3 – Calcit, 4 – Fluorit, 5 – Apatit, 6 – Orthoklas, 7 – Quarz, 8 – Topas, 9 – Korund, 10 – Diamant. Mit jedem Mineral größerer Härte kann man alle Mineralien geringerer Härte ritzen.

Kristall: Mineralform, die sich durch die gesetzmäßige Anordnung von Atomen, Molekülen bzw. Ionen auszeichnet. Von griech. »krystallos« = Eis.

Mineral: Minerale (oder Mineralien) sind feste – meist anorganische – Naturstoffe, die jeweils chemisch und physikalisch gleichartig sind und deren jeweilige Zusammensetzung sich mit einer chemischen Formel ausdrücken lässt. Zu den organisch gebildeten Mineralen gehören z. B. Bernstein, Korallen und Perlen.

Quarz: Ein sehr weit verbreitetes Mineral. Chemisch: SiO_2 (Siliciumdioxid; wasserfreie Kieselsäure). Es kommt in Magmatitgestein (z. B. Granit oder Porphyr), metamorphem Gestein (Glimmerschiefer, Gneis) und Sedimentgestein (Sandstein) vor. Viele Quarzvarietäten werden zu Schmuck verarbeitet: Chalcedone, Amethyst, Bergkristall, Citrin, Rosenquarz usw.

Rohstein: Der Rohstein ist ein naturbelassener Stein – aus dem gewachsenen Stein herausgebrochen.

Schmeichelstein/Trommelstein: Rohsteine, die zum Beispiel zusammen mit Wasser und Sand in einer Trommel bewegt werden, bis ihre Kanten abgeschliffen, also abgerundet sind. Da sich diese glatten Steine – je nach Größe – auch sehr angenehm in der Hand halten lassen, eignen sie sich oft als Schmeichelsteine oder Handschmeichler.

Varietät: So nennt man die jeweiligen Abarten (»Spielarten«) eines bestimmten Minerals.

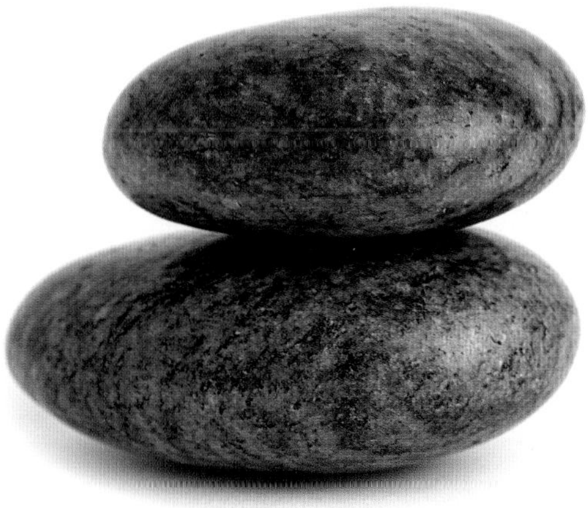

Liegen gut in der Hand: Schmeichelsteine.

Literaturhinweise

Bode, Rainer: »Mineralien«, Stuttgart 1992

Breindl, Ellen: »Das große Gesundheitsbuch der heiligen Hildegard von Bingen«, Augsburg 1983

Bruder, Bernhard: »Geschönte Steine«, Saarbrücken 1998

Burka, Christa Faye: »Kristall-Energien«, München 1987

Chocron, Daya Sarai: »Heilen mit Edelsteinen«, München, 11. Auflage, 1994 (hrsg. von Margit und Rüdiger Dahlke, übersetzt von Karl. F. Hörner)

Florek, Reinhard: »Heilende Edelsteine«, Aitrang, 5. Auflage, 1994

Gienger, Michael: »Die Heilsteine der Hildegard von Bingen. Das Hausbuch der Steinheilkunde«, München 1997

Gienger, Michael: »Die Heilsteine Hausapotheke«, Saarbrücken, 7. Auflage, 2004

Heider, Sonja: »Handbuch der Heilsteine«, Darmstadt 2001

Hertzka, Gottfried, und Strehlow, Wighard: »Die Edelsteinmedizin der hl. Hildegard«, Freiburg i. Br. 1987

Hildegard von Bingen: »Hildegard – Heilkraft der Edelsteine«, München 1993

Hl. Hildegard: »Heilkraft der Edelsteine«, Augsburg 1995 (hrsg. von Rosel Termolen)

Hofmann, Antje und Helmut G.: »Die Botschaft der Edelsteine«, München, 6. Auflage, 1993

Hochleitner, Rupert: »Edelsteine und Schmucksteine«, München 1994

Jedicke, Leonie: »Mineralien und Gesteine«, München 1999

Keyte, Geoffrey: »Die geheimnisvolle Kraft der Edelsteine und Kristalle«, München 1995

Klinger-Raatz, Ursula: »Die Geheimnisse edler Steine«, Aitrang, 8. Auflage, 1990

Labacher, Julia: »Heilsteine«, München, 2. Auflage, 2003

Matthes, Siegfried: »Mineralogie«, Berlin 2000

May, Maria: »Powerbeads: Die Macht der Steine«, Köln 2000

Peschek-Böhmer, Dr. Flora/ Schreiber, Gisela: »Heilsteine von Amethyst bis Zirkon«, München 2002

Portmann, Marie-Louise (Hrsg.): »Hildegard von Bingen: Heilkraft der Natur – ›Physica‹«, Freiburg/Basel/Wien 1997

Raphaell, Katrin: »Heilen mit Kristallen«, München 1988

Schumann, Walter: »Edle Steine«, München, 2009

Schumann, Walter: »Edelsteine und Schmucksteine«, München, 14. Auflage, 2008

Schumann, Walter: »Der große BLV Steine- und Mineralienführer«, München, 8. Auflage, 2009

Sharamon, Shalila, und Baginski, Bodo J.: »Edelsteine und Sternzeichen«, Aitrang, 21. Auflage, 1994

Silby, Uma: »Heilkraft der Kristalle«, München 1988

Svenek, Jaroslav: »Minerale«, Hanau/Praha 1987 (übersetzt von Jürgen Ostmeyer)

Woodward, Christine, und Harding, Roger: »Edelsteine«, München, Wien, Zürich 1994

Stichwortverzeichnis

Seitenzahlen mit * verweisen auf Abbildungen.

Bildnachweis

Archiv für Kunst und Geschichte: Seite 8
Eisenbeiss: Seite 54, 55 l., 55 r., 56 r., 58, 59, 62, 63 l., 63 r., 66 r., 67, 68, 70, 71, 73 l. und r., 76 l., 77, 80 l. und r., 81, 83, 85, 87, 89, 90, 91, 92, 93, 98 l., 99, 101, 102, 103, 106, 107, 112, 113, 114, 120, 121, 122 r., 124, 128, 129, 130, 133, 145, 146, 147, 149, 150
Eitel: Seite 76 r., 82, 98 l., 104, 123
Fotolia: Seite 79, 151
Funke: Seite 117
Hart: Seite 16
Hartmann/Diaverleih Sachs: Seite 12, 50, 51, 53, 56 l., 61, 65, 66 l., 69, 72, 86, 96, 100, 109, 111, 116, 125, 127, 132
ICA Gem Bureau Europe: Seite 9, 14 l. und r., 15, 28, 29, 75, 97, 110, 118, 119, 122 l.,
Medenbach: Seite 57, 60, 74, 84, 95, 105
Redeleit, Benjamin: Seite 134/135
Reusse: Seite 1, 6/7, 10, 30, 31, 33, 35, 36, 38, 39, 40, 41, 42, 45
Sahlmann/Mineralienhandel: Seite 115 o.
Bildagentur Waldhäusl: Seite 2/3, 48/49, 78, 144, 152, 153
Wikipedia: Seite 131

Die Amethyst-Druse auf dem Foto Seite 30 wurde freundlicherweise zur Verfügung gestellt von: Firma Kristalldruse, München, www.kristall-druse.de

Der Verlag dankt Herrn Prof. Dr. Walter Schumann, dass er Mineralien aus seiner Sammlung für das Anfertigen von Fotos zur Verfügung gestellt hat.

Hinweis

Die Autorin hat die in diesem Buch beschriebenen Heilanwendungen und sonstigen Inhalte sorgfältig recherchiert. Trotzdem können Fehler (z. B. durch ungenaue Überlieferungen oder Erfahrungsberichte) und Irrtümer nie ganz ausgeschlossen werden. Die Autorin und der Verlag übernehmen daher keine Haftung für etwaige falsche Angaben und deren Folgen sowie für Schäden, die aus dem richtigen oder falschen Gebrauch der dargestellten Anwendungen und der Umsetzung sonstiger Hinweise entstehen können.

Die Anwendung von Edelsteinen und Edelmetallen kann sehr hilfreich sein, sie ist aber kein Ersatz für eine schulmedizinische Behandlung und für Medikamente, die vom Arzt verordnet werden. Konsultieren Sie in jedem Krankheitsfall Ihren Arzt oder Apotheker.
Für neue Anregungen und Verbesserungsvorschläge sind Autorin und Verlag stets aufgeschlossen.

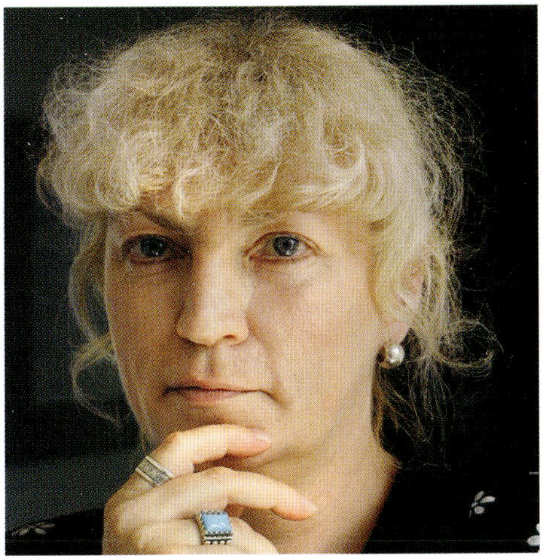

Über die Autorin

Sigrid E. Günther hat viele Jahre als verantwortliche Lektorin die Bereiche Gesundheitswesen und Ernährung in einem Fachbuchverlag betreut. Heute arbeitet sie u.a. als freie Redakteurin und Autorin. In ihren Artikeln und praxisnahen Büchern beschäftigt sie sich intensiv mit Ernährungsfragen und mit alternativen Heilmethoden, Schwerpunkt Heilsteine. Denn: »Steine sind so faszinierend wie wirksam«, weiß Sigrid E. Günther aus langjähriger Erfahrung.

Impressum

Bibliografische Information der Deutschen Nationalbibliothek

Die Deutsche Nationalbibliothek verzeichnet diese Publikation in der Deutschen Nationalbibliografie; detaillierte bibliografische Daten sind im Internet über http://dnb.d-nb.de abrutbar.

3., überarbeitete Auflage, Neuausgabe

BLV Buchverlag GmbH & Co. KG
80797 München

Umschlaggestaltung: Kochan & Partner, München
Umschlagfotos:
Vorderseite: Flora Press/Emotive Images
Rückseite: Reusse

Lektorat: Dr. Friedrich Kögel, Katharina May
Redaktion: Redaktionsbüro Wolfgang Funke, Augsburg
Herstellung: Ruth Bost
Satz+Layout: Uhl+Massopust, Aalen

Gedruckt auf chlorfrei gebleichtem Papier

Printed in Germany
ISBN 978-3-8354-1146-3